儿童抽动障碍必读

王 华 主编

辽宁科学技术出版社

沈 阳

图书在版编目（CIP）数据

儿童抽动障碍必读/王华主编. —沈阳：辽宁科学
技术出版社，2017.3（2024.4 重印）
ISBN 978-7-5591-0007-8

Ⅰ.①儿… Ⅱ.①王… Ⅲ.①小儿疾病-神经系统疾
病-诊疗-问题解答 Ⅳ.①R748-44

中国版本图书馆 CIP 数据核字（2016）第 279245 号

出版发行：辽宁科学技术出版社
　　　　　（地址：沈阳市和平区十一纬路 25 号　邮编：110003）
印 刷 者：辽宁新华印务有限公司
幅面尺寸：170mm×240mm
印　　张：15.5
字　　数：300 千字
出版时间：2017 年 3 月第 1 版
印刷时间：2024 年 4 月第 8 次印刷
责任编辑：寿亚荷　唐丽萍
封面设计：翰鼎文化/达达
版式设计：袁　舒
责任校对：李淑敏

书　　号：ISBN 978-7-5591-0007-8
定　　价：45.00 元

联系电话：024-23284370
邮购热线：024-23284502
邮　　箱：syh324115@126.com

主　编　王　华

副主编　刘智胜　韩　颖　霍　亮

参编人员 (以姓氏汉语拼音为序)

曹庆隽　邓　瑶　方　莉　范玉颖

官文征　郭廷宜　胡春辉　黄金影

金玉子　姜春颖　冀笑冰　李　宁

李　春　李春飞　李　慧　刘雪雁

孟祥芝　孟湘沂　滕紫藤　吴保敏

吴　琼 (大)　吴　琼 (小)

王　丹　王龙飞　王明旭　王桂丽

于　涛　于　航　于　程　杨凤华

杨加尉　赵　骋　赵亚娟　张俊梅

周晓薇

序

现如今，儿童抽动障碍的发病明显增多并且引起了社会的广泛关注。抽动障碍是以某种形式的不随意、快速、重复的非节律运动或（和）无明显目的、突发性发声抽动为特点的一种复杂的、慢性神经精神障碍，主要发生在儿童和青少年时期。根据 ICD-10 与《美国精神障碍诊断和统计手册》（DSM-Ⅴ），抽动障碍主要分为 3 类：一过性抽动障碍（TT）、慢性运动性抽动或发声抽动（CMVT）、发声与多种运动联合抽动障碍（TS）。儿童抽动障碍虽不是危重疾患，但病情容易反复，不易控制，部分患儿的病情可延续至成年，严重影响患儿的学习、生活和社交能力，给患儿及家长带来沉重的心理负担。20 世纪最卓越的儿童文学家、教育学家苏斯博士（Dr. Seuss）说："树不能说话，所以我要为它代言。"患有抽动障碍（TD）的儿童正在默默地忍受着它所带来的痛苦，这些孩子迫切地需要我们儿科医生的帮助。所以，当得知王华教授主编的这本有关儿童抽动障碍的书要出版发行时，我非常高兴。

作为一名儿科医务工作者，经常会遇到抽动障碍的患儿，也时常被疾病的诊治方法及家长的大量问题所困扰，所以，我很期待这本书能给儿科临床医生帮上忙。王华教授是中华医学会小儿神经委员会成员，是东北三省小儿神经委员会主任委员，她还参与了我国《儿童抽动障碍专家共识》的编写工作。现在她将自己 30 多年的临床工作经验、基础理论学习知识与大量国内外文献阅读心得相结合，编写了这本关于儿童抽动障碍的书。本书在理论联系实际的基础上以知识问答的形式展开，囊括了抽动障碍的基础知识介绍、临床表现、诊断与鉴别诊断以及治疗等大量内容，提供了儿童抽动障碍诊治过程中出现的几乎所有问题的对策。本书不单单是对临床经验的提炼浓缩，同时还注入了很多国际前沿的新进展，字里行间流露出满满的智慧，读之使人如沐春风。我推荐此书，期望它的出版能推动儿童抽动障碍知识的普及，加深人们对儿童抽动障碍防治的认识，提高全社会对儿童抽动障碍医疗工作的关注，使儿科临床医生、患儿及家属从中受益。

2016 年 1 月 16 日

前　言

临床工作中，小儿神经内科医生经常会遇到伴有抽动症状的患儿，由于此病不被人们所广泛认识，往往是极易被误诊的神经系统疾病之一。由于它具有复杂性、多样性以及严重性等特征，不仅给专科医生的诊治带来困难，给患儿、家长和老师也带来了极大的麻烦。

我作为一名小儿神经科的专科医生，在从医的 30 多年时间里，已经诊断和治疗的多发性抽动症患儿不计其数。然而我对我职业生涯中遇到的第一个抽动障碍患儿仍然记忆犹新，那时是在 20 世纪 90 年代，一个 9 岁的男孩因为他怪异的表现而被误诊为精神分裂症，同学们都排斥他，老师和父母也开始嫌弃他，他变得自卑、叛逆、孤僻，然后被退学了，他一直在精神病院煎熬地度过每一天，直到他的神经系统症状被正确诊断和治疗。我很清楚在那个年代，这个孩子的遭遇并不是个例，即使是今天，无论是老师、家长，甚至一些医疗专业人员，对很多神经系统疾病的症状表现仍很难识别和理解。

对于遇到过多发性抽动症的人来说，可能都会产生一些疑问，例如"儿童多发性抽动症是什么病?""抽动障碍是如何发生的""抽动障碍会遗传吗?""凭什么就给诊断成抽动障碍啊?""目前治疗抽动障碍有什么好办法吗?""家里有抽动障碍孩子，家长该怎么办?"……虽然随着这几年医学知识的普及，儿童多发性抽动症被越来越多的人知道和了解，但仍然有很多家庭被这种疾病所困扰。以上的种种让我萌发了写有关抽动障碍的书的愿望。本书罗列了有关儿童抽动障碍的相关问题共 400 余问，包括抽动障碍的概念、病因及发病机制、临床表现、共患病、诊断、鉴别诊断、治疗、护理、预防、预后 10 个部分。本书充分结合国内外最新研究及诊治进展，从临床医疗实际出发，故本书具有前沿性、可读性和实用性。期望本书能使各级小儿神经内科医生，尤其是年轻医生受益，能对广大患儿家长、老师们有指导作用。我希望这本书的内容是读者想要知道和了解的。

由于编者的水平和经验有限，书中定有不足之处，敬请读者给予批评指正。

王　华

中国医科大学附属盛京医院

2016 年 8 月于沈阳

目　录

病因和发病机制篇

临床表现篇

共患病篇

诊断篇

鉴别诊断篇

治疗篇

护理篇

预防篇

预后篇

概述篇

1. 什么是抽动障碍？

抽动（tic）一词是从法语 Tique 演变而来，原意为扁虱，是指扁虱叮咬牛马时出现的急促的皮肌收缩的现象，用于形容原发性三叉神经痛时所伴随的面肌痉挛。抽动与抽动障碍不同，它是一个形象的概念，并不是一个疾病的名称，有许多神经和精神病学者如 Meige 和 Feindel（1903 年）等，很早就开始研究"抽动"，但迄今仍很难完善、肯定和清楚地阐明"抽动"这一现象的本质。"抽动"这一现象在西欧等国家十分多见，并被重视。国内在 20 世纪 70 年代后也开始日益重视这方面的研究，并发现抽动病人并不少。Boncour（1910 年）估计儿童抽动的发病率为 23.6%。Lapouse 等（1964 年）报道纽约的 Buffalo 区内，6~12 岁的儿童有 12%患过抽动。Pringle 等（1966 年）报道在 7 岁以前的儿童中，有抽动史者约 5%。近年来，我国儿童患有抽动的比例有所增加，据不完全统计，发病率为 10%~20%，儿童抽动不容忽视。

抽动被认为是固定或游走性的身体任何部位肌肉群出现不自主、无目的、重复和快速的收缩动作。与其他运动障碍不同，抽动是在运动功能正常的背景下发生的且非持久地存在。抽动可以发生于身体某一部位的某一组肌肉，也可同时或先后出现在多个部位的多组肌肉；可以是连续性地天天出现，也可以是间断性发作。每一次抽动动作均急速完成，可重复出现，其表现十分类似。抽动有时可带有阵挛性，但无强直。其累及范围和频率因人而异，可以有急速挤眉、瞬目、噘嘴、转颈、耸肩等，也可以有躯干的急速抖动或扭转，喉部的抽动出现如清喉时发出"哼"音、其他怪声或秽语。在一定时间内，如注意力集中、意志控制时，抽动可减少或短时间消失。这种意志控制的时间并不长，一旦意志忽视，抽动可重复出现。有些病人可假扮抽动动作为"自然"动作，显得"若无其事"的样子。

抽动具有多变性的特点，表现在解剖部位的改变，即抽动并不固定在一个部位，如运动性抽动的分布通常起始于头面部肌肉，可出现眨眼、摇头、扮鬼脸等动作。随着病情的进展，抽动逐渐累及身体各部位，分布的模式不同，也无一定规律性。抽动的多变性还表现在情绪变化方面，当情绪紧张、焦虑时，可使抽动频率增加，强度增大。抽动变化与时间也有关系，一年中的不同季节或一天中的不同时间都可影响抽动的频率和强度。

2. 多发性抽动症的由来？

多发性抽动症（multiple tics，MT）又称为抽动—秽语综合征、Tourette 综合征（Tourette syndrome，TS）或 Gilles de la Tourette 综合征。本病的名称还有进行性抽搐、多动秽语综合征、多发性抽动秽语综合征、图雷特病（Tourette's disorders）、慢性多发性抽动（chronic multiple tics）、全身性抽动合并语病（generalized tics with coprolalia）、发声与多种运动联合抽动障碍、多种抽动症、多种抽动综合征、冲动性抽动症（impulsive tics）、全身抽动症（general tics）以及冲动性肌阵挛（myospasm impulsiva）等。台湾地区将本病称为妥瑞症、妥瑞综合征、托雷氏综合征、土瑞综合征等。多发性抽动症是一种以慢性、波动性、多发性运动性抽动，伴有不自主发声为特征的遗传性神经精神疾病。

虽然本病的名称为"抽动—秽语综合征"，但秽语（脏话、痞话）的发生率还不足 1/3，秽语症状并非诊断本病所必须具备的条件，而且秽语本身带有很大贬义。因此，有关专家认为过去国内常用的抽动—秽语综合征这一病名欠妥，建议更改名称为"多发性抽动症"。孙圣刚等学者在《临床内科杂志》2000 年第 2 期上撰文建议将本病的汉语命名改用"多发性抽动发声综合征"，他们认为将"秽语"改为"发声"一方面可避免患者及家属由此产生的不良心理影响，另一方面也更符合临床实际。目前我国大多数学者主张将本病称为多发性抽动症或 Tourette 综合征较为妥当。

中医历代文献无多发性抽动症病名的记载，但其相似症状可见描述。如《证治准绳·幼科·慢惊》描述："水生肝木，木为风化，木克脾土，胃为脾之府，故胃中有风，瘛疭渐生，其瘛疭症状，两肩微耸，两手下垂，时复动摇不已，名曰慢惊。"根据中医五行学说及脏腑辨证观点，历代中医学者多把本病归于瘛疭、慢惊风、抽搐、筋惕肉瞤、肝风证、风痰证范畴，也有将本病归于颤震、痉风、心悸、怔忡、胸痹、梅核气、郁证范畴，目前尚无统一病名。

3. Tourette 综合征是怎么回事？

Tourette 综合征（TS）也称 Gilles de la Tourette 综合征（GTS），因法国神经

病学家 Gilles de la Tourette 于 1885 年首次对该综合征做了详细报道而得名，又称为多发性抽动—秽语综合征、慢性多发性抽动等。GTS 是儿童期发生的一种神经精神疾病，临床以反复发作的不自主多部位抽动、声音（语言）抽动为主要特点，常有共患症，以行为障碍最常见，其中又以强迫症（obsessive-compulsive disorder，OCD）和注意缺陷多动障碍（attention deficit hyperactivity disorder，ADHD）多见。某些患者其行为障碍比抽动症状更突出。GTS 的发病率为（0.5~1）/10 万，患病率 0.005‰~0.8‰。发病机制尚未阐明，可能为一种影响突触的神经递质（如多巴胺）代谢障碍疾病，多数呈常染色体显性遗传，有可变的外显率。近 20 年来，很多研究已除外 GTS 的多种候选基因，至今仍未有准确的基因定位。GTS 的危险因素是男性、年轻人、有家族史。病理表现为皮质—纹状体—丘脑环路的去抑制状态，同时伴随尾状核功能的过度活跃，导致不自主抽动与行为紊乱。也有人认为 GTS 可能由链球菌感染后所产生的抗体与中枢神经元发生交叉免疫反应所致。GTS 常缓慢进展，可持续至成年，药物治疗能控制或缓解者见于一半患者，仍有许多患者的症状波动，长期不愈，其智力和寿命一般不受影响。

4. 什么是 Tourette 综合征？

Tourette 综合征属于抽动障碍较为严重的一种临床亚型，特征包含：①抽动：为慢性、波动性、多发性的运动肌快速抽动。抽动是指身体某部位肌肉或某些肌群突然、快速、不自主、反复地收缩或运动。这种抽动可发生于身体多数部位的骨骼肌。②发声：不自主地发声，表现为喉鸣音、吼叫声，可逐渐转变为刻板式咒骂、陈述污秽词语等。个别患儿表现为语言障碍。日常生活中有很多小孩经常莫名其妙地面部、头部或肢体反复抽动，又是眨眼皱眉，又是努嘴嗅鼻，还可能摇头、点头、耸肩、干咳、嘴里则不停地花样翻新地讲脏话，这种孩子就可能患了抽动—秽语综合征。有时家长和老师以为孩子是学坏了，而不认为是病态，往往耽误病情。遇到这样的孩子时一定要尽快到医院正规就诊。

5. 按照病因分类，抽动障碍分哪些类型？

按病因分类：从病因学的角度来讲，抽动障碍可以被分为原发性和继发性，但这种分类其实是有点武断，因为我们尚不能肯定它们的病理生理和发病机制。其中继发性抽动障碍与各种神经疾病相关联。

（1）**原发性抽动障碍**：包括小儿急性短暂性抽动、慢性运动性抽动障碍、多发性抽动症、成人起病的抽动障碍、老年抽动障碍等。

（2）**继发性抽动障碍**：分为以下几种类型。

1）遗传性：包括染色体异常（如唐氏综合征、脆性 X 综合征及其他染色体病）、亨廷顿舞蹈病、肌张力障碍（如 Meige 综合征）、Hyperekplexias 等。

2）发育性：包括 Rett 综合征、静止性（static）脑病（如缺氧等）、全面发育延迟（pervasive developmental delay）等。

3）变性病：包括神经棘红细胞病、进行性核上性麻痹（progressive supranuclear palsy）等。

4）精神性：包括精神分裂症、强迫障碍等。

5）中毒—代谢性：包括一氧化碳中毒、低血糖等。

6）药物性：包括精神抑制药（致迟发性抽动）、兴奋剂、抗惊厥药、左旋多巴（L-dopa）等。

7）感染性：包括风湿性舞蹈病、脑炎、脑炎后帕金森综合征、克—雅病、Rubella 综合征等。

8）习惯性身体动作（habitualbody manipulations）：包括吸吮手指、咬指甲、擦眼睛、触摸耳朵、挖鼻孔、触摸外生殖器等。

9）刻板动作（stereotypies）：包括点头或击头、摇动身体、手臂抽动（arm jerking）等。

6. 按照抽动的性质，抽动障碍如何分类？

根据抽动部位的不同，抽动被分为运动性抽动（motor tics）和发声性抽动（vocal tics）。运动性抽动是指头面部、颈肩、躯干及四肢肌肉的不自主、突发、快速收缩运动。发声性抽动实际上是累及呼吸肌、咽肌、喉肌、口腔肌和鼻肌的抽动，这些部位的肌肉收缩通过鼻、口腔和咽喉的气流产生发声。

7. 根据抽动的复杂程度，抽动障碍如何分类？

根据抽动的复杂程度可分为简单抽动及复杂抽动，运动性抽动或发声性抽动均可分为简单和复杂两类；但严格来讲，有时简单与复杂抽动之间的界限是不易分清的。简单运动性抽动（simple motor tics）是指突然、迅速、孤立和无意义的运动，如眨眼、摇头、点头、皱额、皱鼻、噘嘴、张口、歪颈、耸肩、腹肌抽动、臂动、手动、腿动或脚动等。复杂运动性抽动（complex motor tics）是指突然、似有目的性、协调和复杂的运动，如"做鬼脸"、拍手、挥舞上臂、弯腰、扭动躯干、眼球转动、嗅、下蹲、跺脚、蹦、跳、扔、敲打、打自己、修饰发鬓、走路转圈或突然停下来、重复触摸物品或身体某部分等。复杂运动性抽动还包括模仿行为（echopraxia）和猥亵行为（copropraxia）。简单发声性抽动（simple vocal tics）是指抽动累及发声器官，表现为频频发出不自主的、无意义的、单调的声音，如"喔、噢、啊、嗯……"或者吸鼻声、犬吠声、清嗓子声、咳嗽声、咕噜声、吐唾沫、尖叫声、喊叫声、吹口哨声、吸吮声、动物叫声、鸟叫声等。复杂发声性抽动（complex vocal tics）是由有意义的单词、词组或句子组成，表现为与环境不符的不自主地发出音节、单字、词组、短语、短句、唠叨、秽语（coprolalia）、重复言语（palilalia）和模仿言语（echolalia）等。其中秽语是指说脏话或无故骂人，重复言语是重复自己的发声或词句，模仿言语是重复所听到的别人的词或短句。可见，抽动的表现复杂多样。

8. 按照临床特征和病程，抽动障碍如何分类？

根据临床特点、病程长短和是否同时伴有发声性抽动的不同，抽动障碍分为短暂性抽动障碍（transient tic disorders）、慢性运动性或发声性抽动障碍（chronic motor or vocal tic disorders）和Tourette综合征（Tourette syndrome，TS）3种类型。短暂性抽动障碍是最多见的一种类型，病情最轻；而Tourette综合征又称多发性抽动症（multiple tics），是病情相对较重的类型；慢性运动性或发声性抽动障碍的病情介于两者之间。短暂性抽动障碍可向慢性运动性或发声性抽动障碍转化，而慢性运动性或发声性抽动障碍也可向Tourette综合征转化。这是人为的分类，三者之间具有连续性，属同一类疾病，只是病情程度和病程长短不同而已，可以认为三者为同一疾病的不同临床表型。这种分类方法是国内外目前比较公认的分类。

9. 抽动障碍如何按照生理性和病理性分类？

生理性抽动障碍：如矫揉造作。
病理性抽动障碍包括：
（1）原发性
1）散发性：①短暂性运动性抽动或发声性抽动（病程少于1年）；②慢性运动性抽动或发声性抽动（病程超过1年）；③成年期起病（晚发的）抽动障碍；④Tourette综合征。
2）遗传性：①Tourette综合征；②亨廷顿舞蹈病（Huntington's chorea）；③原发性肌紧张不全；④神经棘红细胞病（neuroacanthocytosis）。

（2）**继发性**：抽动障碍可继发于以下各种原因。

1）感染性：如脑炎、风湿性舞蹈病（rheumatic chorea）、神经梅毒等。

2）药物性：某些药物可诱发或加重抽动，如中枢兴奋剂（哌甲酯、匹莫林、安非他明和可卡因）、抗精神病药、抗抑郁药、抗组胺药、抗胆碱药、阿片制剂、抗癫痫药（卡马西平、苯巴比妥和苯妥英钠）、左旋多巴等。

3）中毒性：如一氧化碳中毒。

4）发育性：如见于染色体异常、先天性代谢缺陷、精神发育迟滞、Asperger综合征（属于全面发育障碍亚型）等。

其他：见于脑卒中、精神分裂症、神经皮肤综合征、颅脑外伤等。

10. 什么是原发性抽动障碍？

原发性抽动障碍包括 Tourette 综合征、慢性多形性动作性抽动障碍、慢性多形性发声抽动障碍、慢性单纯性动作性抽动障碍、慢性单纯性发声抽动障碍、短暂性抽动障碍等。

11. 什么是继发性抽动障碍？

继发性抽动障碍包括：

（1）**很多神经科疾病**：如亨廷顿舞蹈病、神经棘红细胞病、扭转痉挛、染色体异常和其他遗传性疾病等都可引起抽动，这些情况属于继发性抽动障碍。与原发性抽动障碍不同的是，这些继发性抽动障碍伴发其他运动障碍，如舞蹈、肌张力障碍（dystonia）等。

（2）**获得性**：药物性（左旋多巴、抗精神病药物、抗惊厥药）、外伤性引发的抽动障碍，脑炎、风湿性舞蹈病、皮质纹状体脊髓变性等感染性疾病，发育异常，精神发育异常，孤独症，卒中（中风），累及基底节的变性病如帕金森病、进行性核上性麻痹，中毒（如一氧化碳中毒）等。

12. 什么叫抽动障碍附加症？

抽动障碍附加症是指除有抽动障碍外，还可伴有注意缺陷多动障碍、强迫障碍或自残自伤行为等。此外，抽动障碍伴有严重抑郁、焦虑、性格改变，适应社会和学校生活困难，甚至有反社会行为者，也可列入此类。此型在儿科病例中并不少见，提出抽动障碍附加症作为一种分型对指导临床全面治疗，并在一定程度上满足家长或患儿求治渴望是有帮助的。例如单纯抽动障碍用多巴胺受体阻滞剂氟哌啶醇等，通常能取得满意疗效；对于抽动障碍伴有注意缺陷多动障碍者，宜同时使用其他药物（如可乐定等）；伴有强迫障碍者，同时使用利培酮等会有帮助。

13. 什么是短暂性抽动障碍？

短暂性抽动障碍，又称为暂时性抽动障碍、一过性抽动障碍、抽动障碍或习惯性痉挛，是指表现有一种或多种运动性抽动和（或）发声性抽动，可以仅有运动性抽动或发声性抽动，也可以二者相继出现，病程在 1 年之内。短暂性抽动障碍是抽动障碍中最多见的一种类型，也是最轻的一种。

14. 什么是慢性抽动障碍？

慢性抽动障碍，又称为慢性运动性或发声性抽动障碍（chronic motor or vocal tic disorders），是指仅表现有运动性抽动或发声性抽动，二者不兼有，病程在 1 年以上。抽动形式可以是简单抽动或复杂抽动。抽动部位可以是单一的，也可以是多种的。有人将慢性抽动障碍分为保持不变型和慢性波动型，前者抽动症状刻板不变，可持续多年甚至终生；而后者抽动症状此起彼伏，部位多变。若短暂性抽动障碍症状迁延不愈，病程超过 1 年，即转变成了慢性抽动障碍。

15. 什么叫儿童习惯性痉挛？

抽动—秽语综合征按其临床症状和病程可分为 3 种类型，其中暂时性抽动障碍又称为儿童习惯性痉挛，是抽动障碍中最多见的一种类型，也是最轻的一种。表现为一种或多种运动性抽动和（或）发声性抽动，可以仅有简单运动性抽动或发声性抽动，也可以两者相继出现，通常局限于头、颈、上肢，病程持续时间不超过 1 年。儿童习惯性痉挛多起病于 3~10 岁，其中 4~7 岁为最多，但也可早到 2 岁。

16. 什么叫难治性抽动障碍？

难治性抽动障碍又称为难治性抽动—秽语综合征，是近些年来精神科临床逐渐形成的新概念。用于描述经过常规药物（氟哌啶醇、泰必利等）治疗效果不好，病程迁延不愈的抽动障碍患者。此概念和诊断标准国内郑毅已与耶鲁儿童研究中心的著名学者 James F. Leckman 教授达成共识，并正逐渐得到学术界的认同，但目前国内外相关的统计学资料较少。难治性抽动障碍通常具有以下一般临床特征：发病年龄小；病前多有社会心理学诱因；病程长；以颜面部为首发部位者所占比例较低，而合并秽语者所占比例较高；抽动严重程度较重；多有母孕期、围产期的异常等；智力结构上可能有明显的缺陷。

17. 什么叫耐药性抽动障碍？

这里的耐药性是指部分患儿与药物多次接触后，对药物的敏感性下降甚至消失，致使药物对该患儿的疗效降低或无效，造成相同剂量却不如当初有效的情况。人体对药物的耐药是普遍现象，但不一定每个人都一样，因人而异。很多家长经历孩子患抽动障碍后开始服药的过程，虽然一开始抽动次数减少了，一些孩子运气好的话还真就吃药吃好了，但是后期孩子会出现不良反应或产生药物耐药性等，提醒家长药物治疗抽动障碍一定要谨慎，耐药性的机体对于抽动障碍的孩子来说尤其不宜选择，因此药物治疗抽动障碍并不是唯一的策略，家长选择要谨慎。

18. 多发性抽动症的命名是如何演变的？

法国医生 Itard 曾在 1825 年描述了一位法国贵族年轻女人的病情：7 岁时开始出现头部及手臂的不自主抽动，然后逐渐累及面部和肩部。当时并未命名。1885 年法国医生 George Gilles de la Tourette 再次报告了 8 例相似病例，并对疾病症状及疾病本质进行了更深入的描述和阐述，所以后人称此病为 Tourette 综合征。根据其多组肌群抽动的特点，又称为多发性抽动症或慢性多发性抽动症。其抽动、发音多为爆发性突然发作，又称冲动性肌痉挛。随着病程的延长，部分病例出现秽语特点，故称为抽动—秽语综合征。虽然本病的名称为"抽动—秽语综合征"，但秽语（脏话、痞话）的发生率还不足 1/3，秽语症状并非诊断本病所必须具备的条件，而且秽语本身带有很大贬义。因此，有关专家认为过去国内常用的抽动—秽语综合征这一病名欠妥，建议更改名称为"多发性抽动症"。孙圣刚等学者在《临床内科杂志》2000 年第 2 期上撰文建议将本病的汉语命名改用"多发性抽动发声综合征"，他们认为将"秽语"改为"发声"一方面可避免患者及家属由此产生的不良心理影响，另一方面也更符合临床实际。《中国精神障碍分类与诊断标准》第 3 版（CCMD-3）称为发声与多种运动联合抽动障碍。目前我国大多数学者主张将本病称为多发性抽动症或 Tourette 综合征较为妥当。

19. 什么样的孩子易患抽动障碍？

根据研究一般认为有以下因素的孩子容易患抽动障碍。

1）遗传因素：家庭中如有抽动障碍患者则发生本病的机会要比没有者明显增高，故认为与家族遗传有关，遗传方式倾向于常染色体显性遗传伴不完全外显。

2）围产期损伤：母孕期高热、难产、产时窒息、新生儿高胆红素血症、剖腹产等病史的儿童。母亲孕期抽烟可以增加抽动障碍的严重程度，并使合并强迫症的发病风险较普通人群增加。

3）感染因素：呼吸道感染、扁桃体炎、腮腺炎、鼻炎、咽炎、水痘、各型脑炎、肝炎等各种感染后，特别是链球菌感染可能导致严重抽动的突然起病，因此本病又有伴链球菌感染相关的儿童自身免疫性神经精神障碍（英文缩写为 PANDAS）之称。

4）精神因素：争强好胜求完美、性格内向不善表达、胆小的孩子易患抽动障碍。惊吓、情感激动、忧伤、儿童学习负担过重、长期焦虑不安、看惊险电视、小说及刺激的动画片、受惊吓等。

5）家庭因素：父母关系紧张、离异、训斥或打骂孩子、家长对小孩管教过严、不良家庭环境等。

6）药源性因素：儿童长期服用抗精神病药或中枢兴奋剂者。

7）脑部受损：癫痫、脑外伤或各种原因所致轻微脑功能障碍等。

8）饮食因素：长期食用含有食品添加剂或防腐剂的食品。血铅含量高易患抽动障碍。

9）易患年龄与性别：大多数抽动障碍起病于 2~15 岁，学龄前和学龄期儿童为高发人群。90% 在 10 岁以前起病，以 5~9 岁最为多见。男性明显多于女性，至少要多 3 倍以上。

20. 抽动障碍的好发年龄是多大？

多发性抽动症的起病年龄为 1~21 岁，平均起病年龄为 6~7 岁。男性明显多于女性，至少要多 3 倍以上。大多数多发性抽动症起病于 2~15 岁，学龄前期和学龄期儿童为发病高峰人群。90% 在 10 岁以前起病，以 5~9 岁最为多见。

就多发性抽动症本身而言，发声性抽动通常比运动性抽动出现得要晚，平均发病年龄为 11 岁。而秽语的起病年龄通常又比简单发声性抽动要晚，平均起病年龄为 13~14.5 岁，并且病程中大约 1/3 的患儿秽语症状可以自然消失。

多发性抽动症是儿科疾病，好发于儿童和青少年，少见于成人。通常把 21 岁以后起病的多发性抽动症称为晚发性或成人多发性抽动症。晚至成人发病的病例报道很少。国内韩吉香等于 1996 年和刘红军等于 1999 年分别在国内报道 2 例成人多发性抽动症，并认为成人发病机制同样还不十分清楚，可能与遗传、中枢神经递质系统异常及精神因素有关。

21. 抽动障碍孩子的性格特点是什么？

抽动障碍的患儿由于抽动障碍的表现常常会被同学嘲笑、奚落，使患儿自卑、性格孤僻，久而久之孩子变得孤独，不愿与人接触，甚至对嘲笑者产生报复、敌视心理，这样很容易使孩子走上犯罪道路。有研究曾利用艾森克人格问卷（EPQ）对 300 例抽动障碍患儿进行测试分析，结果表现，内向人格和心理防御水平偏高是抽动障碍患儿的主要人格心理特征。内向型性格既是抽动障碍成因之一，又是此病心理进程中演化的结果，内向人格者往往比外向人格者有更大心理压力，由于这种差异的存在，前者积累的心理能量得不到适当宣泄，从而转换途径，改由各类运动性抽动强迫症状，以及抽动而发泄出来，以维持潜意识的心理平衡。随着病情的发展，其承受的压力也就更大，患儿不能被别人理解和同情，反遭训斥、惩罚、厌恶，甚至敌视，患儿产生并加剧了自卑心理，自我强调、自我注意的程度也逐渐加大，纠正抽动症状动机强烈，结果适得其反，人格心理更趋内向化。

专家表示 4~12 岁是儿童自我意识形成，从"自然人"向"社会人"发展的重要时期，这个阶段儿童心理发育的特点是：在与成人和同伴的交往中，其自我意识有所发展，对自我形成某种看法和评价，如自己是聪明的还是笨的，是漂亮的还是丑的等。年龄较小的儿童缺乏独立评价自己的能力，这种自我评价大多来自外界，如老师、同伴和家长。这一时期来自外界的积极或消极的评价，会对儿童自我意识和个性的形成产生重要影响。如果在这一阶段经常受到家长责骂、老师批评、同学嘲笑，会对儿童身心发展产生巨大的伤害。而儿童期形成的个性心理特征和个性倾向，是一个人个性的核心成分，会影响人的一生。所以抽动障碍患儿如得不到及时、有效的心理干预，不但难以建立自尊、自信，形成健全的人格，而且很容易产生反社会心理。部分患儿到了青少年时期即发展成为品行障碍。

22. 患多发性抽动症孩子的家庭有什么特点？

近年来的调查发现多发性抽动症与过严家教有关。我国现行的家庭结构以独生子女居多，在早期教育过程中，家长对儿童过于严厉和苛刻，上学后又给儿童增加过重的学习负担，过多地限制他们的活动，家长对孩子的期望值过高，加上学校对学生的要求过严，使儿童生活在紧张与恐惧的环境中，情绪得不到放松，不能获得温暖，致使外界压力与患儿心理承受能力产生偏差而可能导致发病，这种偏离常态的管制式教育被认为可能是多发性抽动症的致病因素之一。有学者于1999年对多发性抽动症患儿的家庭状况调查还发现，半数以上的患儿被采用了打骂和体罚的管教方式，源于家长对患儿出现的抽动症状认识不清，误认为患儿不听话而采用不恰当的管教方式。采用这种打骂和体罚的管教方式，会使本病的抽动症状进一步加重。

23. 抽动障碍的发病率如何？

发病率（incidence rate）是指在一定人群中，一定时期内发生某病新病例的频率，通常用每10万人中每年发生新患者的数目来表示。抽动障碍的年发病率为（0.5~1）/10万。但由于流行病学研究的现场、对象、方法或地区等的不同，抽动障碍的发病率也有低于0.5/10万的报道，如1982年Lucas等人的研究，所有病例均来源于1968—1979年到美国明尼苏达州罗切斯特的梅奥诊所就诊过的患者，结果发现Tourette综合征的发病率为4.6/10万，所以认为，抽动障碍是一种特别少见的疾病。由于这项研究依赖于回顾性资料（医疗记录）来诊断，得到确认的只是患病后寻求治疗的那些患者，临床医生也只是大致地根据文献记载的抽动障碍症状来进行诊断，但往往有一大部分的慢性抽动障碍患者没有寻求治疗，加之临床内科医生误诊抽动障碍患者的情况也比较普遍，只有那些病情严重的病例才被确诊，这就低估了抽动障碍的实际发病率。此研究是为数不多的有关发病率的研究。近些年来，抽动障碍的发病有明显增多的趋势，其原因尚不明确，可能与对本病的认识提高加上环境因素及心理因素的影响有关。

24. 抽动障碍的患病率如何？

患病率（prevalence rate）也称现患率，是指某特定时间内总人口中，某病新旧病例所占比例。流行病学调查时，常用调查当时新旧病例数与调查人口数相比求得某病的患病率。患病率的高低和发病率呈正比，和病程长短也呈正比。患病率≈发病率×平均病程。在做流行病学调查结果分析时，发病率常常作为反映病因强度和预防效果的指标，而患病率不仅反映预防，同时也反映治疗、康复的效果。

总体患病率：关于Tourette综合征的患病率，由于本病的诊断标准不同，加上调查对象、方法、年龄范围以及地区的差异等因素，文献报告的调查结果相差悬殊，在0.0005%~3.83%不等；而儿童抽动障碍的患病率为0.035%~8.02%。早期研究报道的患病率较低，近期报道的患病率较高，这与认识水平提高有一定的关系。Robertson等总结了世界各国对420 312名儿童的调查资料，结果有3989名儿童患有Tourette综合征，得出Tourette综合征患儿的患病率为0.949%（接近1%）。Tourette综合征的患病率其实存在着年龄和性别的差异，年幼患儿的患病率要比年长患儿高，男性患儿的患病率要比女性患儿高。Shapiro认为Tourette综合征患儿的患病率估计为0.1%~0.5%。男孩患病率为0.049%~1.05%，女孩患病率为0.0099%~0.13%。有关学龄期Tourette综合征患儿的患病率，美国报道为0.3%~0.8%，瑞典报道为0.15%~1.1%，并且发现大约有2/3的患儿伴有行为障碍（如注意缺陷多动障碍等）。

加拿大Knight等（2012年）对1985—2011年35个流行病学研究资料进行了系统综述，结果表明Tourette综合征患儿的患病率为0.77%，其中男孩高于女孩，分别为1.06%和0.25%；而短暂性抽动障碍患儿的患病率高达2.99%。成年人抽动障碍的患病率明显低于儿童，大约为儿童患病率的1/10，并且有相当一部分抽动障碍成年患者是由儿童期迁延不愈延续至成年的。成人Tourette综合征的患病率为0.05%。一般认为，短暂性抽动障碍、慢性运动性或发声性抽动障碍和Tourette综合征的患病率分别为5%~7%、1%~2%和0.3%~1.0%。

抽动障碍的实际患病率比目前报道的要高，也就是说，目前对本病的患病率估计过低，原因在于：大多数抽动障碍为轻症患者，不需要进行药物治疗，而这些轻症患者常常被漏诊；一些患病的患者未能意识到他们自己患有抽动障碍以及医务人员对于本病的认识不够造成误诊或漏诊等。

25. 城市、农村及乡镇抽动障碍的患病率有何差别？

国外文献报道抽动—秽语综合征患病率为0.1%~0.5%。近年来国内报道病例逐有增多，但流行病学调查资料较少。我国尚无多发性抽动障碍的全国性流行病学调查资料，仅见有少数地区性流行病学调查资料。所有这些结果表明，不同的人群、不同的地理环境、不同的种族、不同的社会经济状况都有相当比例的学龄儿童患有抽动障碍。根据包头医学院第一附属医院对包头地区城乡 32 所小学 147 424 人的调查研究结果表明，农村患病率明显高于城市，主要是由于社会环境因素影响的结果。据统计，我国现有 18 岁以下儿童及青少年抽动障碍患病率与发病率呈逐年上升趋势，而且近几年研究发现由于城市孩子比较孤单，过多依赖于电视和电脑，看电视、玩游戏时间过长，看惊悚片等因素造成城市儿童抽动障碍发病的可能性大大增加。

26. 抽动障碍的发病与季节有关系吗？

临床发现有些多发性抽动症患儿因过敏季节的到来而出现症状加重的表现。症状恶化的第一个时期与学校九月开学相关；第二个时期一般在寒假开始一直持续到二月，常常直到返校的几周后；第三个时期开始于春季，可持续整个四月，一直到五月。随着抽动症状的加重，伴发的行为障碍也出现恶化。另外，季节交换期，尤其是春、秋季为感冒高发期，应注意患儿的脱、穿衣，谨防感冒，因为感冒也极易引起患儿症状复发或加重。

27. 抽动障碍的发病与性别有关系吗？

多发性抽动症在男性的发病明显多于女性，文献报道的研究结果差异较大，男女之比从 1.6∶1~10∶1。据 Staley 等于 1997 年对多发性抽动症的跨文化研究的综合资料显示，本病多见于男性，男女发病之比为 3∶1~4∶1，平均起病年龄为 7 岁，典型病例起病于 2~15 岁，不同文化背景的患儿，在临床特征、家族史、伴发症状和治疗结果等方面甚为相似，这可能是因为该病具有相同的生物学和遗传学基础的缘故。一般认为多发性抽动症发病的男女比例为 3∶1~5∶1，这是一个多数学者都比较公认的数字。多发性抽动症在伴随行为问题方面的表现也随性别而不同，在男性病人中更多的是伴有注意缺陷多动障碍（ADHD），而在女性病人中更多的是伴有强迫障碍（OCD）。Kurlan（1992 年）推测多发性抽动症的这种性别差异，可能是缘于中枢神经系统在早期发育过程中受性激素的影响所致。

28. 我国儿童抽动障碍的流行病学状况如何？

国内对儿童抽动障碍（TD）流行病学的研究起步较晚，而且多为局部研究，调查对象均以学龄期儿童为主，且主要局限在城市。由于研究方法、诊断标准与时段等不同，TD 及各临床分型的患病率差别很大。朱焱等对 6~15 岁学龄儿童进行调查，发现 TD 时点患病率为 6.78%，终身患病率为 12.90%。其中短暂性抽动障碍（TTD）、慢性抽动障碍（CTD）和 Tourette 综合征（TS）的终身患病率分别是 7.70%、4.72% 和 0.37%。刘永翼等对学龄儿童的调查得出的结果是 TD 总患病率为 2.26%，TTD、CTD 和 TS 的患病率分别是 1.05%、0.73% 和 0.47%。冷丽梅等以莱阳市城区及农村的 4~16 岁儿童作为调查对象，排除了假阳性病例，结果发现 TD 患病率为 1.70%，男性患病率高于女性，男女患病率比为 2.45：1。城区和农村儿童患病率差异无统计学意义。TD 平均发病年龄为 7.52 ±2.73 岁。6~11 岁 TD 组男性患儿抑郁、强迫、社交退缩、多动、攻击、违纪等方面明显高于同年龄、同性别正常儿童，差异有统计学意义；6~11 岁 TD 组女性患儿抑郁、社交退缩、多动、攻击方面也高于同年龄、同性别正常儿童，差异均有统计学意义。提示 6~11 岁 TD 患儿存在多种心理、行为异常，其中注意缺陷多动障碍 ADHD 共患率为 33.33%，以注意缺陷型为主。因此，在对 TD 儿童进行治疗的同时，必须重视伴发的行为问题，并给予合理治疗。

病因和发病机制篇

1. 抽动障碍发病的相关因素有哪些？

抽动障碍的病因和发病机制尚未完全明了，可能与遗传、感染、免疫、社会心理等因素有关。

1）遗传因素：大量家系调查发现，抽动障碍具有明显的家族易感性，在抽动障碍先证者的家族成员中，多发性抽动症的发病率较普通人群要高。一项641例抽动障碍患者的家族研究，发现35%的抽动障碍患者的一级亲属有抽动。对抽动障碍双生子的研究发现，抽动障碍的一致性在单卵双胎是53%，在双卵双胎是8%。多项研究结果表明多发性抽动症与遗传因素密切相关。

虽然已证实遗传因素具有重要作用，但本病的遗传方式以及基因定位尚未明确。通过家系研究和分离分析，发现抽动障碍的遗传方式包括常染色体显性遗传伴外显不完全、杂合子的外显度低于高危纯合子外显度的附加模式、主基因传递效应、遗传印迹以及多基因遗传模式等。母系传递对先证者复杂运动性抽动症状具有显著影响，而父系传递的先证者更容易表现为注意力问题；由母系传递先证者的发病年龄早于父系传递的先证者；父系传递与母系传递的抽动障碍存在差异表达。

2）免疫因素：临床发现抽动障碍患儿感冒之后抽动症状会加重。大量研究报道认为发病与感染后自身免疫病理损害有关，其中以研究继发于 A 组溶血性链球菌的感染为多见，也有研究报道认为与肺炎支原体感染、巨细胞病毒感染有关。

对抽动障碍患儿外周血 T 淋巴细胞亚群、自然杀伤细胞活性和体液免疫检测结果显示：抽动障碍患儿主要存在细胞免疫功能紊乱，$CD8^+T$ 细胞增高，$CD4^+T$ 细胞、$CD4^+/CD8^+$ 比值和 NK 细胞活性降低，推测细胞免疫紊乱可能与本病发病有关。

3）微量元素：大量临床观察发现，多发性抽动症患儿体内的血铅高于正常儿童，铅中毒的发生率也明显升高。经排铅药物治疗后，不但血铅水平明显减低，抽动症状也有好转。实验表明铅暴露能对基因产生影响，特别是对脑、骨髓、肺、肝细胞的影响较为明显。目前多认为铅首要沉积并损害大脑皮质的额前区、海马回和小脑，而丘脑基底神经核、海马回、额叶皮层、肢体运动中枢是多发性抽动症主要病变部位，因此高血铅可能是抽动障碍发病的一个危险因素。分别检测多发性抽动症患儿与健康儿童的血清铁水平，并进行比较分析。结果发现多发性抽动症患儿组的血清铁低于健康对照组，低铁血症发生率为42%，高于对照组。其机制可能是血清中铁元素的缺乏会导致单胺氧化酶的活性受到抑制，从而影响多巴胺、5-羟色胺和去甲肾上腺素等单胺类神经递质的异常和失衡。抽动障碍患儿空腹血清锌浓度与正常儿童相比，血清锌浓度较低，差异有统计学意义。锌元素作为酶、激素、核酸的组成成分，参与基因表达、免疫、细胞再生和清除自由基等生命活动过程。同时锌被认为是中枢神经系统的一种神经递质，海马含量最高，白质含量最低。锌缺乏可导致中枢神经系统功能紊乱，推测缺锌可能与本病发病有关。

4）围产期异常因素：对抽动障碍相关因素的调查发现，抽动障碍儿童组母孕期精神受刺激、情绪不稳定、出生时窒息、羊水吸入、难产等情况明显高于健康儿童。怀孕前3个月，为胎儿神经系统发育的关键时期，若此时母亲出现先兆流产、情绪紧张、受到惊吓、营养不良等，都会影响胎儿大脑发育。而早产、过期产、难产、脐带绕颈等围产期异常均会造成患儿窒息缺氧、大脑损伤，也会影响大脑的发育。

5）过敏因素：一些研究者认为抽动障碍患儿的症状与变态反应有关。虽然没有证据表明变态反应是本病的病因，但在临床上可观察到多发性抽动症症状的加重常与季节性变态反应、生活中接触过敏原、使用治疗变态反应的药物有关。

6）社会心理因素：情绪激动、受到惊吓、忧伤、心理压力大、看惊险刺激的恐怖电视或动画片等精神因素会使患儿精神过度紧张，导致症状加重，而通过心理治疗可以使抽动症状缓解。家庭的物质环境、情绪气氛、父母养育方式和家庭结构等对儿童心理发展、个性形成往往产生巨大影响。如家庭教育存在误区，对子女期望过高、溺爱过度、干涉过多等，对子女性格塑造、情绪稳定性的不良影响较大。多发性抽动症患儿的家庭成员常会表露出愤怒情绪、攻击倾向、相互之间缺乏尊重、自信心不足等。

而家庭环境直接影响儿童的身心健康，简单粗暴的严厉型家庭教育方式、家庭关系不和睦、家长的期望值过高、过重的学习负担使儿童精神处于高度警觉状态，儿童常会表现出紧张、压抑、焦虑、自卑等不良情绪，长此以往容易诱发抽动的发生。同时，一旦确诊为多发性抽动症，家长多处于焦虑的状态，这样使患儿精神更加紧张，又会加重抽动症状，从而形成"恶性循环"。

综上所述，以上任何一种相关因素都不能完全解释本病的发病机制以及临床表现，而且对本病的诊断也不具有特异性，可能是遗传与环境或非遗传因素共同发挥作用所致。

2. 目前抽动障碍的发病机制有哪些？

目前，抽动障碍的发病机制尚不完全清楚，其发病与遗传因素、神经递质失衡、心理因素和环境因素等诸多方面有关，可能是多种因素在发育过程中相互作用所引起的综合征。

1）遗传因素：经过研究证实遗传因素与 Tourette 综合征发病有关，但遗传方式不清。通过家系调查发现 10%～60% 的抽动障碍患者存在阳性家族史。单卵双生的同病一致率为 75%～90%，双卵双生的同病一致率为 8%～23%。家系调查还发现，在各种抽动障碍的亲属当中，强迫症、多动症患病率明显增高。另有研究认为 Tourette 综合征与强迫症是基因的不同表现形式。

2）神经生化因素：多巴胺假说认为 Tourette 综合征与多巴胺过度释放或突触后多巴胺 D_2 受体的超敏有关。采用氟哌啶醇、匹莫齐特（哌迷清）等多巴胺受体拮抗剂可以减轻抽动症状。内源性阿片与抽动障碍、强迫障碍均有关，有证据显示阿片受体拮抗剂纳曲酮能够减轻 Tourette 综合征的抽动和注意缺陷症状。5-羟色胺（5-HT）假说依据是 Tourette 综合征患者色氨酸羟化酶活性低下。而5-HT再摄取抑制剂对 40% 的 Tourette 综合征患者有效，说明 Tourette 综合征与强迫症可能在病因方面存在联系。有研究认为本病与中枢去甲肾上腺素能系统功能亢进有关，其依据是应激情况下抽动症状加重，脑脊液中去甲肾上腺素的代谢产物 3-甲氧基-4-羟基苯乙二醇（MHPG）水平增高，降低中枢去甲肾上腺素能活性的药物苯胺咪唑啉（苯氨咪唑啉）对本病有治疗效果。近些年来，随着对脑内阿片肽研究的深入，特别是基底神经节含脑啡肽神经元和含强啡肽神经元的发现，使之成为近年来多发性抽动症发病机制研究的热点。另外，钠钾 ATP 酶活性的改变可能也是多发性抽动症的发病机制之一。

3）社会心理因素：儿童在家庭、学校、社会遇到各种心理因素，以及生活中的重大事件，都能引起紧张、焦虑情绪，都可能诱发抽动症状。家庭教育不良，管教过严，过于挑剔、苛刻，学校及家长要求超过了实际水平，均可造成孩子的紧张与焦虑，进而导致抽动障碍。

3. 儿童 Tourette 综合征的发病原因有哪些？

1）与脑内大脑皮层，尤其是额顶叶解剖发育及功能异常和大脑基底神经节发育及功能障碍有关；

2）与精神及环境因素、遗传因素、胚胎发育及感染、生化代谢、服药不当等多种因素有关；

3）长期居住在不良的家庭和社会环境中，孩子精神处于紧张状态，从而导致心理和神经调节功能障碍；

4）性格孤僻、争强好胜、胆小敏感、精神紧张、心理压力、长时间玩电子游戏等原因也有可能导致此病。

4. 抽动障碍的诱发因素有哪些？

抽动障碍的诱发因素比较多，有的患儿由于某些部位的不适感，产生保护性或习惯性的动作而固定下来，如眨眼，可因眼结膜炎或异物进入眼引起；挤眉、蹙额，可因戴帽过小或眼镜架不适合引起；摇头或扭脖，可因衣领过紧等引起；嗓子不自主发声，可因咽炎产生咽部不适引起。以上原因去除后，动作本身虽已失去合理性，可是由于在大脑皮层已形成了惰性兴奋灶，因而可反复出现抽动动作。此外，长期焦虑不安、精神紧张、精神创伤、情绪波动、受惊吓、不良家庭环境、家庭生活事件、学习负担过重等心理应激因素以及模仿别人的类似动作，也可以诱发本病。

5. 多发性抽动症病情严重程度的相关因素有哪些？

多发性抽动症是一种儿童及青少年期起病的慢性神经精神障碍性疾病，临床症状复杂多变，且轻重不一。学者们在广泛收集临床抽动障碍病例的基础上，结合对患儿血清多巴胺（DA）、去甲肾上腺素（NE）等单胺类递质及谷氨酸（Glu）、γ-氨基丁酸（GABA）等氨基酸类递质的检测，分析了影响抽动障碍患儿病情程度的相关因素。结果发现，心理社会因素与抽动障碍的严重程度有相关性。抽动障碍的加重因素包括学习压力过大、焦虑、愤怒等导致患儿情绪不安，患儿家庭过严的家教现象使患儿长期生活在紧张与恐惧中，皮质醇分泌水平增高。饮食因素研究中发现，抽动程度较重的患儿多嗜食或饮用含有咖啡因的食物，如巧克力、咖啡、可乐饮料等。因该类食物摄入后，刺激患儿活动过度的多巴胺系统，产生更多的 DA，因此可加重抽动症状。食用膨化食品也可能导致抽动症状加重。研究结果还发现，抽动障碍的严重程度与患儿血清 DA 含量呈正相关。抽动障碍的发病还可能与 NE 功能失调有关；随着病情程度的加重，患儿血清 NE 含量呈递增趋势。另有研究发现，Glu 浓度的高低与患儿抽动的严重程度亦呈正相关。随着抽动程度的加重，患儿血清 GABA 含量呈减少趋势，推测 GABA 水平降低可能与抽动的发病相关。目前研究普遍认为：长期焦虑等心理应激因素及不合理的饮食结构，血清 DA、Glu、NE 含量增高，血清 GABA 含量降低可使抽动障碍患儿的病情加重。关于多发性抽动症病情严重度的其他相关因素尚需进一步深入研究。

6. 减轻抽动症状的因素有哪些？

有多种因素可以减轻抽动障碍患儿的抽动症状，其中以注意力集中、放松、情绪好等比较常见。抽动障碍患儿完全专心于某一行为上时，抽动常会暂时消失，例如弹钢琴、玩电脑游戏、观看感兴趣的录像或电视节目时。抽动障碍患儿在学校或在诊室里的抽动比在家里要少。患儿生活的变化也可能影响抽动，如假期抽动减轻。还有一些患儿抽动症状呈现季节性波动。用意志控制可在短时间内暂停发作。部分病例可有周期性缓解，短者一周左右，长者达数月之久。

既往认为抽动在睡眠时消失，但近年来的研究表明睡眠时有部分患儿抽动症状不消失，只是不同程度的减轻而已，这可能与睡眠时 γ-氨基丁酸（GABA）的代谢水平改变有关。有研究发现多发性抽动症与其他舞蹈样运动性疾病（如亨廷顿舞蹈病）一样，睡眠时血浆 γ-氨基丁酸水平呈现生理性增加，此时抽动次数通常减少或消失。Jankovic 等于 1987 年对 34 例多发性抽动症进行了多导睡眠描记研究，结果发现在睡眠期间出现运动性抽动 23 例，出现发声性抽动 4 例。徐书珍等于 1997 年对 98 例多发性抽动症患儿的临床表现进行了分析，其中有 3 例患儿在睡眠时仍有肢体抽动。另外有学者对 39 例多发性抽动症患儿的调查发现，睡眠时抽动症状消失者 33 例（85%），另有 6 例（15%）在睡眠时仍有抽动出现，但抽动明显减轻。

7. 加重抽动症状的因素有哪些？

对抽动障碍患儿来讲，有多种因素可诱发抽动加重或复发，其中以紧张、焦虑、情绪低落、生气、惊吓、过度兴奋、过度疲劳等比较常见。人多的环境中、有人注意或被他人提醒时，抽动明显加重。此外，受到批评、指责、睡眠不足、疼痛刺激、突然停药等因素也都可以使抽动症状加重。伴发躯体感染性疾病，如感冒发热时，抽动症状也会出现加重。内源性过程，如女性月经期间或其他内分泌变化，可能使抽动症状加重。当然，抽动也可能自发地加重或减轻。就多发性抽动症的应激敏感性（stress sensitivity）而言，当面临紧张的生活事件时，抽动症状有加重的倾向，这一现象在临床实践中经常被观察到。抽动症状对焦虑刺激、失望或创伤事件极度敏感，并且能够通过心理上的或生理上的刺激事件（如疲劳、激动、感染、医疗过程和应用兴奋剂）加重。有关多发性抽动症病人对应激反应的生物学研究显示，有一个多发性抽动症病人亚组可能对下丘脑—垂体—肾上腺轴具有高反应性。另外，通过应激反应的介导，能够增加脑内神经递质系统的活性，包括关键的神经肽物质促肾上腺皮质激素释放因子（corticotrophin releasing factor，CRF）。有许多制药公司目前正在积极地研究促肾上腺皮质激素释放因子拮抗剂，以用于治疗抑郁、焦虑和与紧张有关的疾病。当临床上可以得到这类药物时，便可以用于预防性地调节抽动症状的应激敏感性，并且在整个长期的疾病过程中产生一种保护性的疗效。对严重的、治疗无效的多发性抽动症病人，促肾上腺皮质激素释放因子拮抗剂也可以发挥辅助治疗作用。

8. 多发性抽动症患儿发病的家庭环境因素有哪些？

对多发性抽动症患儿的家庭环境因素进行调查分析，了解多发性抽动症患儿家庭中主要的致病危险因素，对其有效预防和治疗提供帮助。家庭环境直接影响儿童的身心健康，家庭不和睦、家长对小孩管教过严、儿童学习负担过重、长期焦虑不安、受惊吓和家庭生活事件等因素可能诱发多发性抽动症发病。我国学者对多发性抽动症危险因素的病例对照研究发现，打骂体罚的教育方式和抽动障碍家族史等是多发性抽动症发病的重要危险因素。一项国内研究结果显示：①多发性抽动症儿童的家庭情况：多发性抽动症患儿中有围产期不良因素 41.8%，既往有神经系统疾病 23.6%，父母教育方式过分严厉 61.8%，希望要考上大学 94.5%，既希望考上大学又希望生活独立 81.8%，父母关系不和睦 70.1%，单亲家庭 9.1%，领养儿 1.8%，近亲中有抽动障碍家族史者 50.9%；②家庭教育方式、家庭氛围与多发性抽动症的关系：教育方式严厉者占 55%，溺爱者占 55%，民主者占 25%，家庭关系不和睦者占 70.1%。

多项研究结果提示：多发性抽动症的发病频率与父母的期望、父母的教育方式和家庭氛围有关。父母的期望值越高、教育方式越严格、家庭氛围越紧张，多发性抽动症的发病频率就越高。父母对儿童期望越高，要求就越严格，他们的过分严厉，会导致家长经常动用武力对待这些患儿，使这些患儿的自尊和自信受到伤害。在这些环境中，儿童的精神常常处于紧张、压抑、恐惧、不安和矛盾状态，出现神经兴奋性异常和功能紊乱等。因此，多发性抽动症患儿的家庭成员常会表露出愤怒情绪、攻击倾向，相互之间缺乏尊重，自信心不足等。

家庭环境对多发性抽动症的影响不容忽视，只有家庭成员都具备足够的信心和爱心，各家庭成员之间又能够彼此关心、互相帮助、相互协作，在安排家庭活动时能做到有条不紊又灵活多样，才能营造一种融洽、平和、温馨、鼓励奋斗、乐观向上的家庭环境，培养患儿战胜疾病的信心，减轻其各种内心冲突和压力，减少抽动的发生。

9. 自主神经系统对儿童多发性抽动症有何影响？

目前抽动产生的中枢神经机制仍不是十分明确，但研究表明"皮质—纹状体—丘脑—皮层"回路活动异常对多发性抽动症患儿具有一定的影响。越来越多的证据表明，交感及副交感神经活动对抽动均有一定的作用。自主神经传入纤维携带几乎所有器官的内脏信息并传递给迷走神经及脊髓。这样外周传入的信息就能传入中枢神经系统，并能产生感觉。传入内脏神经的直接感受最终传递给孤束核、臂旁核或丘脑，信息再进一步传递给基底节及皮层。在额叶皮层、基底节及丘脑内的回路对运动控制的协调性起到了非常重要的作用。基底节内皮层下神经元由上至下将运动控制转换为丘脑上的纹状体及苍白球的抑制活动，纹状体及苍白球再将信息进一步反馈给大脑皮层。最近研究显示，相对于健康对照组，虽然抽动患者扣带回、尾状核及顶叶皮层活动显著减少，但运动活动整体增加，表明运动控制的抑制作用发生了缺陷。

10. 心理因素与抽动障碍发病有什么关系？

儿童抽动障碍是由很多原因造成的，其中心理因素是非常重要的一个方面。湖南医学院精神病学教研组李雪荣教授等对 814 例抽动障碍患儿进行研究后发现，其中 12.4% 的患儿有家庭环境不良，如父或母死亡、离婚或不和等。48.5% 的患儿父母对儿童的教育方法不当，如溺爱、冷淡、粗暴、歧视等。48.7% 的患儿老师对儿童的教育方法欠妥，如厌弃、放任自流等。总之，不良的社会环境、家庭不和、父母性格不良或有其他心理障碍者、长期寄养于不良条件的家庭、学习负担过重、过度紧张、精神压力等均可成为本病的诱因。

另外，儿童抽动障碍发作时行为异常，令患儿常常遭受到同伴及周围人的讥笑，使他们变得自卑与恐惧、情绪多变、焦虑、抑郁、易怒，并且容易出现学习困难及心理方面的问题。所以，心理因素对抽动障碍发病的病情轻重有一定影响，因此在治疗用药的同时，心理治疗也是必不可少的，并且随着心理治疗后患儿性格及行为逐渐好转，抽动症状也会相应地好转。

11. 多发性抽动症发病与什么样的精神刺激有关？

现认为惊吓、情绪激动、忧伤、看惊险恐怖电视或刺激性强的动画片致精神过度紧张等精神因素，都可能与多发性抽动症的发病有关。

12. 每个抽动障碍患儿均患有心理精神异常吗？

抽动障碍是儿童期发生的一种神经精神疾病，临床以反复发作的不自主多部位抽动、声音（语言）抽动为主要特点，常有共患症，以行为障碍最常见，其中又以强迫症（obsessive-compulsive disorder，OCD）和注意力缺乏/多动障碍（attention deficit hyperactivity disorder，ADHD）多见。Wand 等于 1993 年分析 245 例多发性抽动症病人，发现有抑郁、焦虑、恐怖情绪等占 21%。还有研究表明在抽动障碍患儿中，30%～50%伴破坏性行为障碍，15%～75%伴心理障碍，8%～30%伴焦虑障碍等。以上研究说明，只有部分多发性抽动症患儿会表现有心理情绪异常，即常伴有抑郁和焦虑情绪，所以不是每个抽动障碍患儿都会患有心理精神异常。

13. 小儿抽动障碍与神经递质有关吗？

目前大多数学者认为抽动障碍存在着中枢神经递质失衡，多种中枢神经递质的异常在本病的发病过程中起着重要作用，其中主要是与多巴胺、5-羟色胺和去甲肾上腺素等单胺类递质异常有关。一般来讲，多巴胺、5-羟色胺和去甲肾上腺素共同参与机体平衡系统的调节，抽动障碍患儿由于遗传缺陷导致了多巴胺突触后受体系统的超敏感，代偿性的突触前多巴胺释放降低，当这种代偿不足以维持多巴胺能系统平衡时，5-羟色胺和去甲肾上腺素能系统将参与调节以维持平衡，这时患儿可能不会表现抽动障碍症状或症状轻微，当遗传、发育或环境因素的影响，5-羟色胺和去甲肾上腺素不能发挥其代偿性功能或代偿不足时，将出现较为明显的抽动障碍症状。基底神经节和相关结构中的各种神经递质的相互作用是非常复杂的，近年来有学者认为抽动障碍代谢缺陷的基础可能是神经递质的神经内分泌功能失调所致。

14. 多发性抽动症与兴奋性氨基酸有关吗？

内源性神经兴奋性物质包括氨基酸类兴奋性神经递质，如谷氨酸、天冬氨酸等。兴奋性氨基酸广泛存在于哺乳动物的中枢神经系统中，兴奋性氨基酸的神经通路是丰富的，大多数通路涉及基底神经节和边缘系统。在脑发育中，兴奋性氨基酸从神经末梢释放出来就具有营养特性，参与神经通路和细胞结构的发育。兴奋性氨基酸在某些神经元中调节轴突的生长及树突派生，并在发育中依靠突触的可塑性调节活性效应。已证明 N-甲基-D-天冬氨酸（NMDA）在分离的脊髓培养中有促进神经元成活的作用。兴奋性氨基酸的过度活化能激起细胞内一系列的生化反应，从而导致神经元损害，这个过程称为"兴奋毒"。红藻氨酸（kainic acid）为典型的外源性神经兴奋物质，试验动物体内注射这种物质后，注射区神经细胞体和树突变性、坏死，而周围的轴突相对完整。与非特异性毒物造成的灶状坏死不同，这一病理改变被认为是兴奋性毒性物质所特有。在中枢神经系统的发育过程中，兴奋性氨基酸对同一脑区不同时期的影响可能是不同的，发育的早期阶段为神经营养作用，在脑发育的后期或病理状态时则为兴奋毒作用。如红藻氨酸对成人脑是一种强的神经毒性剂，而对未成熟脑则无毒性。

多发性抽动症存在着基因的缺陷，将影响着与生殖行为有关的、促进基本运动、发声、情绪的基底神经节和边缘系统的发育过程。在性激素的影响下，并通过兴奋性氨基酸的介导，导致在脑发育早期，由于过度的营养作用，造成神经元数目的不适当增加以及神经元突触的过度派生，从而在临床上表现出不自主的抽动。多发性抽动症患者在青春期或青春后期，性激素的分泌出现较大变化，在变化了的性激素的影响下，通过兴奋性氨基酸的介导，导致这些以前不适当增加的神经元及过度派生的神经元突触间形成一个兴奋毒环境，从而部分或全部消除这些神经元及突触异常变化的结果，临床上表现为多发性抽动症症状的改善，这可以解释多发性抽动症患者青春期后抽动症状减轻或消失的倾向。近年来有学者发现 5 岁的多发性抽动症患儿和 40 岁的多发性抽动症患者脑内兴奋性氨基酸受体的位点结构有显著的差异，支持这种观点。还有研究认为兴奋性氨基酸在脑发育期的"兴奋毒作用"，可以引起兴奋性神经元持续去极化，致使细胞内钙离子超载，这与多发性抽动症的发病可能也有一定的关系。

15. 兴奋性氨基酸在多发性抽动症患儿发病中的作用是什么?

兴奋性氨基酸在多发性抽动症患儿发病中的作用机制可能是兴奋性氨基酸大量释放使细胞过度去极化引起钾离子外流，氯离子及钠离子内流，引起神经元过度兴奋，甚至变性死亡，即兴奋神经毒性；此外，兴奋性氨基酸水平升高可促使 N-甲基-D-天门冬氨基酸（NMDA）受体—闸门型钙通道和电压—依赖型钙通道开放，钙离子大量内流，导致钙超载，继之激活磷酸酯酶 A2、磷脂酶 C 及中性蛋白酶而引起迟发性的神经细胞损害。

16. 多发性抽动症患儿神经递质有何变化？

神经生物化学研究结果显示多发性抽动症患儿体内确实存在神经递质比例失衡。γ-氨基丁酸能细胞存在于大脑皮层及基底节各区，属于中枢抑制性神经元。脑内存在着两条 γ-氨基丁酸能神经元通路，即苍白球—黑质 γ-氨基丁酸能通路和小脑—前庭外侧核 γ-氨基丁酸能通路。γ-氨基丁酸能神经元突触占脑全部突触的 30% 以上。γ-氨基丁酸受体有两种亚型，即 γ-氨基丁酸 A（GABA-A）受体和 γ-氨基丁酸 B（GABA-B）受体。GABA-A 受体与苯二氮䓬（BZ）受体的关系非常密切，由含有 GABA-A 受体两个 B 亚单位和含有苯二氮䓬 α 受体的亚单位和一个氯离子通道共同构成超大分子糖蛋白复合物，γ-氨基丁酸、苯二氮䓬和氯离子与这个复合物相互作用而发挥其生理效应，激活 GABA-A 受体可立即出现对神经元的抑制作用。GABA-B 受体与钾离子通道和钙离子通道相耦联，对细胞膜上的腺苷酸环化酶有抑制作用。

有研究表明氯硝西泮能改善一些多发性抽动症患者的症状，这可能是通过增强 γ-氨基丁酸能系统活动产生的。因为心理因素如紧张、焦虑与某些多发性抽动症症状有关，所以 γ-氨基丁酸能系统的作用可能比较重要。Mondrup 等于 1985 年报道，应用一种新型 γ-氨基丁酸受体激动剂氟柳双胺治疗 4 例多发性抽动症患者，其中 2 例不自主运动减少 25% 以上。氟柳双胺进入脑组织后转变为 γ-氨基丁酸，它能通过抑制多巴胺能、5-羟色胺能、胆碱能神经元而对锥体外系产生复杂的作用，由此可见氟柳双胺可能影响锥体外系的运动功能，进一步证明 γ-氨基丁酸与多发性抽动症的发生有关。推测由于脑内 γ-氨基丁酸的抑制功能降低，从而引起皮层谷氨酸能兴奋性增加，这可能是导致多发性抽动症发病的因素之一。存在多巴胺（DA）、5-羟色胺（5-HT）、去甲肾上腺素（NE）等单胺类中枢神经递质及谷氨酸（GLU）、天冬氨酸（ASP）、γ-氨基丁酸（GABA）等氨基酸类递质的分泌与代谢紊乱，除以多巴胺为代表的单胺类中枢神经递质之外，兴奋性及抑制性氨基酸含量与比值的变化也与多发性抽动症的发生有关。

17. 多发性抽动症时胆碱类递质如何变化？

在中枢神经递质中，胆碱类递质主要是指乙酰胆碱（acetylcholine，Ach）。乙酰胆碱的前体胆碱来源于食物，在胆碱乙酰转移酶（AchT）的作用下，胆碱接受乙酰辅酶 A 上的乙酰基形成乙酰胆碱，而后者失去乙酰基成为辅酶 A。乙酰胆碱在乙酰胆碱酯酶（AchE）的作用下降解而失去活性。基底前脑胆碱能通路是最重要的中枢乙酰胆碱通路，这一系统的胆碱能神经元发出广泛的神经纤维，向大脑皮层、海马、嗅球、杏仁核以及脑间核投射。乙酰胆碱对中枢神经系统似有兴奋、抑制双重作用，但以兴奋作用为主。乙酰胆碱与多发性抽动症之间的关系尚未完全阐明。自从在帕金森病和亨廷顿舞蹈病中发现纹状体多巴胺能系统和胆碱能系统显示相互对抗的作用以来，有学者认为多发性抽动症也存在着这两大系统的平衡失调，即中枢神经系统内多巴胺能系统活性增强，而胆碱能系统活性降低。γ-氨基丁酸是脑内主要的抑制性神经递质，在中枢的含量非常高，在中枢各部位的浓度相差较大，其中在黑质含量最高，其次为苍白球、下丘脑、四叠体、纹状体和舌下神经核。

18. 小儿抽动障碍与哪些致病基因有关？

迄今有关本病的致病基因尚无明确结论，有学者报道抽动障碍的基因定位可能在18号染色体长臂2区2带1亚带（18q22.1）裂点附近。有人发现多抽动障碍病人在22号染色体长臂1区2带至1区3带（22q1.2-3）有脆性位点；9号染色体短臂（9p）也可能存在本病的缺陷基因。另外，有学者采用限制性片段长度多态性（RFLP）方法研究发现，多巴胺 D_2 受体（DRD2）基因位点与多发性抽动症致病基因之间可能存在连锁关系，多巴胺 D_4 受体基因位点与多发性抽动症之间存在非复制连锁失衡。虽然目前抽动障碍基因定位尚未完全明确，但利用分子生物学技术不仅能够进行基因诊断，而且还可能从危险人群中检出携带者。预计在不久的将来，抽动障碍的致病基因将会被找到。

19. 小儿抽动障碍发病有家族性吗？

大量家系调查表明，多发性抽动症先证者的亲属表现有多发性抽动症病史，在本病的家族成员中，抽动障碍的发生率为40%～50%。通过对有多发性抽动症先证者的家庭成员进行遗传流行病学调查，能够发现多发性抽动症和慢性抽动障碍的发病率较普通人群要高，表明多发性抽动症有明显的家族遗传倾向。

20. 多发性抽动症能遗传吗？

多发性抽动症是一种于儿童期起病，具有明显遗传倾向的神经精神性疾病。已从家系调查、双生子研究、分离分析、连锁分析、基因组印迹、候选基因等方面，对本病的遗传学问题进行了比较多的研究工作。但迄今有关本病的致病基因尚无明确结论。大量家系调查表明，多发性抽动症先证者的亲属表现有多发性抽动症病史，在本病的家族成员中，抽动障碍的发生率为40%～50%，这提供了多发性抽动症与遗传有关的证据。

依据美国多发性抽动症协会的报告，多发性抽动症的遗传是由带有致病基因的双亲（单亲或双亲都有）传递至其后代子孙，男、女皆有可能，且其表现的方式及程度也许不同代间会有不同的差异。双亲之一是多发性抽动症基因携带者，则约有50%机会生出的小孩也有抽动，但并不是每一个拥有多发性抽动症基因的小孩都会显露症状。通常抽动的表现程度男女有别，且不同的人亦会有不同的表现方式。

21. 饮食对多发性抽动症发病有何影响？

临床发现，抽动障碍的发病及加重与饮食有关。食用含有咖啡因、精制糖、甜味剂成分的食品与抽动障碍病情恶化存在正相关关系。食用色素、食物添加剂和含咖啡因的饮料可能加重抽动症状，原因可能为食物中某些成分消化吸收后，能与多巴胺能和5-羟色胺能系统相互作用，导致脑内神经递质平衡失调。以往有报道，经常进食西式快餐与膨化食品也与抽动症状有关，考虑可能与这些食品中铅含量高有一定关系。衣明纪等于2013年探讨了Tourette综合征患儿的饮食行为与抽动症状之间的关系，结果表明西式快餐、水果蔬菜、奶油食品、辛辣食品等饮食行为影响Tourette综合征患儿抽动症状。西式快餐多采用烹调工艺，在120℃以上易产生丙烯酰胺，该物质具有神经毒性，可导致行为、认知功能异常。奶油食品多含甜味剂、色素等人工添加剂，此类物质与抽动症状的严重程度呈正相关。进食辛辣食物，体内可产生大量的内啡肽，而该类神经递质分泌异常可致抽动障碍的发生。至于水果蔬菜显示是抽动症状的危险因素，可能源于近年来市场上大棚反季节水果蔬菜较多，使用农药、激素后的残留及环境污染致水果蔬菜中重金属蓄积等因素的影响。不过，一般认为饮食因素在抽动障碍发病中所起的作用不大，只对抽动的严重程度有一定影响。

22. 颈椎因素与多发性抽动症的发病有关系吗？

近年来有学者提出抽动障碍与颈椎损伤特别是上颈段损伤有直接关系。颈椎支撑头颅，保护脊髓血管神经，当颈椎关节韧带肌肉受到损伤以后必然会影响到周围的组织，包括脊髓神经血管及交感神经，会出现颈部不适、脊髓症状、神经根症状、脑缺血损害及交感症状。儿童上颈段损伤（多为寰枢椎损伤），由于儿童关节柔韧性好，血管神经代偿能力强，所以短期内多不出现症状，但由于长时间的关节错位，肌肉韧带的张力异常，必然出现颈部不适，刺激了颈上交感神经节会出现眼部及五官各部的不适症状，且长时间的寰枢椎位置异常导致颈段甚至整个脊柱的力学紊乱和功能异常，从而出现躯干及四肢的不适，这样过多的本体觉传入及刺激交感神经使已疲劳的肌肉的收缩频度增加，改变肌肉组织的状态，加强对运动神经的敏感性，必然刺激中枢形成异常兴奋灶，这些兴奋传出后引起人体相应部位的肌肉收缩或抽动，来减轻颈面部不适，表现为摇头、耸肩、挤眼、努嘴、嗅鼻、发哼声、清嗓音等。

长时间的交感神经兴奋导致纹状体多巴胺系统亢进，经传导纤维致运动皮层达本体觉异常兴奋灶时出现相应不自主肌肉抽动。多巴胺系统亢进投射到边缘系统，可以出现类似于性行为的不自主言行，如触摸、摩擦、舔、吸吮、嗅、骨盆挺伸、喉鸣、喊叫、喘气声、秽语和猥亵行为等。抽动障碍可能是儿童期的本体觉及交感神经兴奋导致多巴胺系统亢进和性激素分泌旺盛，作用于中枢才出现的锥体外系病变综合征。

抽动障碍可能是脊柱源性疾病的一种复杂表现。主要是由于外伤致上颈段，尤其是寰枢椎移位，导致颈头面部肌肉的张力改变和交感神经节刺激产生适应性反应，出现肌肉收缩或抽动；进而在交感神经兴奋、多巴胺系统亢进基础上产生一系列复杂的生物力学和神经调节、内分泌变化，在中枢产生异常兴奋灶，出现不随意言行。通过调整颈椎关节和软组织，恢复力学平衡，消除不适感和本体觉的过度兴奋，就能控制感觉性抽动，如颈部不适等；阻断了异常兴奋传导，恢复多巴胺系统及内分泌的平衡状态，不自主抽动将自然消除。

23. 哪些药物能诱发抽动障碍？

长期或大剂量地应用中枢兴奋剂（如利他林）、抗精神病药物（如氯氮平）、左旋多巴、卡马西平及氨茶碱等，均可能诱发多发性抽动症或使抽动症状加重。

中枢兴奋剂不仅能诱发多发性抽动症，而且可以加重多发性抽动症的抽动症状。有关中枢兴奋剂能引起抽动，最初由 Golden 于 1974 年提出。自此已证明，中枢兴奋剂如利他林（methylphenidate）、右旋苯异丙胺（dextr-oamphetamine）和匹莫林（pemoline）等，能够加重易感个体的抽动或引起抽动。采用中枢兴奋剂治疗时，27%~50%的多发性抽动症患儿抽动加重。但是，当利他林（哌醋甲酯）和氟哌啶醇（haloperidol）联合应用时，这种影响被掩盖。

有研究资料表明，服用中枢兴奋剂的注意缺陷多动障碍（ADHD）患儿可以继发抽动症状。Denckla 等采用中枢兴奋剂治疗 1520 例注意缺陷多动障碍患儿的一项研究表明，1.3%的患儿出现肌肉抽动，在停用利他林后只有 1 例患儿仍有持续性抽动。这些药物虽然引起抽动的危险性相对较低，但如果被广泛或大量地应用，则有可能引起较多小儿发生多发性抽动症。

氯氮平是通过选择性阻断中脑边缘神经递质通路从而起到抗精神病治疗作用，同时也可能选择性增强纹状体多巴胺功能活动，从而引发抽动症状，可导致多发性抽动症的发生，但这仅仅发生在个别人身上，与个体遗传特质有关。

24. 双胞胎能一起患多发性抽动症吗？

多发性抽动症的遗传易感性可以在双生子研究中反映出来。对双胎之一患有多发性抽动症的 16 对单卵双生子研究发现，多发性抽动症的一致性（一对孪生个体出现某一相同遗传性状）是 56%，当任何抽动障碍都被包括时，一致性高达94%。Price 等于 1985 年进行了一个大的多发性抽动症双生子研究，包括 43 对相同性别的双生子，其中至少双胎之一患有多发性抽动症，结果表明多发性抽动症的一致性在单卵双胎是 53%，而在双卵双胎是 8%。当诊断标准扩大到包括双胎中任何抽动障碍时，一致性在单卵双胎升高到 77%，而在双卵双胎仅升高到23%。单卵双生子多发性抽动症的一致性显著高于双卵双生子多发性抽动症的一致性，表明多发性抽动症主要由遗传因素决定。除此之外，非遗传因素在多发性抽动症的发病中也起一定的作用。某些围产因素可能导致脑发育障碍，影响多发性抽动症病情的严重性。因此，有人提出一种观点认为多发性抽动症是在脑发育的关键时期（2~15 岁），由遗传的易感性和环境因素共同作用的结果。

25. 多发性抽动症的脑部病理改变有哪些？

通常认为，基底神经节、额叶皮层、肢体运动中枢是多发性抽动症的主要病变部位。多发性抽动症与基底神经节病变或与其相连的神经通路异常有关，大脑其他部位的损害影响到基底神经节功能也可引起多发性抽动症，黑质—纹状体通路的胞突广泛分布于尾核、壳核、苍白球及丘脑和下丘脑，这些部位的病变也可引起多发性抽动症。关于多发性抽动症的神经病理学基础，推测主要集中于基底神经节及其与额叶皮层、扣带回、丘脑等部位的联系。

26. 神经器质性疾病与抽动—秽语综合征的关系？

从以上国内外资料看，抽动—秽语综合征患者大脑的影像学改变主要在基底核。基底神经节的病理性改变可能是抽动—秽语综合征的病因，亦即此病可能合并基底神经节部位的器质性改变。国外学者研究认为，约50%的抽动—秽语综合征患者有肌张力改变或精细运动缺损等轻微的神经系统体征，脑电图可见非特异性的异常改变，这些均支持本病可能为器质性疾病。而难产、窒息、早产抽搐及头部外伤等造成的儿童器质性脑损伤，可能是导致抽动—秽语综合征发病的危险因素。围产期有损伤病史的儿童发病率亦高，亦支持以上结论。从少数尸解报告（因本病是非致死性疾病，尸解病例很少，多为个案报告）发现在纹状体含多巴胺丰富细胞群中有一种异常的细胞类型，这种异常细胞可能是损伤后的结果，也可能是本病的病理学基础。另有人在尸解中进行精细细胞系统病理学和免疫组织化学检查后发现，抽动—秽语综合征患者苍白球外侧背部完全缺乏dynorphin样阳性绒毛样纤维，腹侧亦很少。因此认为从纹状体纤维投射致苍白球中的dynorphin减少，可能为此病患者的神经病理改变。影像学检查见到，18例抽动—秽语综合征患者全部苍白球明显左侧小于右侧，豆状核平均体积比正常人小，两侧基底节体积不对称。

27. 孩子患抽动障碍就一定有神经系统器质性损伤吗？

既往认为抽动障碍与精神因素、遗传因素、中枢神经递质代谢异常，特别是与多巴胺功能有关。近年来随着神经生理、神经生化、神经内分泌和影像学技术的发展，认为与中枢神经系统的器质性损伤、性激素和兴奋神经递质的作用有关。所以，并不是所有患有抽动障碍的孩子都一定有神经系统器质性损伤。

28. 铅中毒能引起抽动障碍吗？

导致孩子患有抽动障碍的原因有很多种，专家表示近几年来媒体上有关儿童铅中毒的事件屡有报道，专家说这也是导致儿童抽动障碍、多动症多发的一个重要原因。一般认为，儿童铅中毒大部分为慢性过程，长期接触微量元素铅，可以干扰中枢神经介质乙酰胆碱和儿茶酚胺的正常代谢，可使大脑皮质兴奋和抑制过程发生紊乱。

目前全球公认的儿童铅中毒诊断和分级主要依照血铅水平为指标，共分5级：I级小于99μg/L，相对安全；II级100~199μg/L，血红素代谢受影响，神经传导速度下降；III级200~499μg/L，铁锌钙代谢受影响，出现缺钙、缺锌、血红蛋白合成障碍，可有免疫力低下、学习困难、注意力不集中、智商水平下降或体格生长迟缓等症状；IV级500~699μg/L可出现性格多变、易激怒、多动症、攻击性行为、运动失调、视力和听力下降、不明原因腹痛、贫血和心律失常等中毒症状；V级大于700μg/L，可导致肾功能损害、铅性脑病，甚至死亡。当儿童体内血铅水平达到中重度时，孩子就会出现烦躁不安、易冲动、腹痛、食欲下降、注意力不集中、性格改变、反应迟钝、智力下降、记忆力下降等症状。

1983年，Needleman教授发现体内血铅水平增高与儿童智力发育和行为异常有关。2011年河南省儿童医院儿童保健所对180例短暂性抽动障碍患儿及160例正常儿童的血铅测定中发现，抽动障碍患儿的血铅水平明显高于正常儿童（$P<0.05$），且血铅中毒的短暂性抽动障碍患儿在驱铅治疗的同时抽动症状得到相应的改善，因此，儿童抽动障碍与血铅有一定的相关性。

29. 血锌与抽动障碍有什么关系？

目前有学者认为锌缺乏也是引起抽动障碍发生的因素之一。锌参与多种酶的合成，锌缺乏会直接影响到包括乙酰胆碱酶在内的多种酶系统的生理活性，而乙酰胆碱的异常已经被证实是引起抽动障碍的神经生化因素的一种。湛江市妇幼保健院对65例抽动障碍儿童进行了铅锌含量分析，通过动物试验给妊娠大鼠低锌或高锌饲料同时给予铅，结果是低锌饲料更易造成铅中毒，研究证明锌可以减少铅的可获得性结合位点。因此，缺锌是否导致铅中毒间接诱发抽动障碍值得进一步研究。另外，儿童缺锌时可能影响生长发育，从而引起心理因素异常等情况也可以引起抽动障碍的发生。

30. 血清铁与抽动障碍有什么关系？

目前有研究发现缺铁在尚未出现缺铁性贫血之前，即在铁减少期（ID）和红细胞生成缺铁期（IDE），可影响体内含铁酶及铁依赖酶的活性，引起一系列生理生化功能紊乱，导致小儿行为的异常、智力障碍。缺铁影响大脑多巴胺系统功能及突触囊泡内5-HT浓度，从而导致5-HT介导的行为受阻。铁缺乏可引起脑组织能量代谢障碍和神经递质代谢失调，儿茶酚胺代谢途径改变及多巴胺受体功能异常。血清铁降低使体内含铁酶及铁依赖酶活性受到影响，作为铁依赖酶的单胺氧化酶活力降低，导致儿茶酚胺代谢紊乱，使脑组织多巴胺含量升高、5-HT浓度下降及多巴胺受体功能异常，这可能是低铁血症引起抽动障碍的发病机制。此外，血清铁下降使脑细胞内微量元素失衡。从而使儿童出现易怒、不安、注意力不集中等情绪异常，加重抽动障碍的症状。

31. 链球菌感染能引起多发性抽动症吗？

近年来，有研究报道认为 20%～35% 的多发性抽动症发病与感染后自身免疫病理损害有关，其中研究较多的是多发性抽动症与 A 组 β 溶血性链球菌感染的关系。链球菌感染相关的儿童自身免疫性神经精神障碍发病的免疫学机制，可能与抗神经元抗体介导的中枢神经功能紊乱有关，其被认为是多发性抽动症的一个独特的亚型。Swedo 等于 1997 年提出链球菌感染相关的儿童自身免疫性神经精神障碍临床诊断标准为：①儿童期（3 岁以后）起病；②患儿有抽动症状和（或）强迫障碍；③精神运动症状呈发作性病程经过，突然发病或突然加重，发作间期症状显著减轻，甚至偶可完全消失；④症状加重与 A 组 β 溶血性链球菌（GABHS）感染有时序上的联系，即症状出现在 A 组 β 溶血性链球菌感染之后，表现为咽拭子培养 A 组 β 溶血性链球菌阳性和（或）抗 A 组溶血性链球菌抗体滴度升高；⑤可伴有其他神经精神症状，包括多动和舞蹈样动作等。对链球菌感染相关的儿童自身免疫性神经精神障碍患儿有试用青霉素、泼尼松、丙种球蛋白或血浆置换等治疗有效的研究报道，但目前认为遗传易感性是发生链球菌感染相关的儿童自身免疫性神经精神障碍的基础，而链球菌感染只是一种诱发疾病的环境因素。

32. 病毒感染与多发性抽动症发病有关吗？

有研究报道认为多发性抽动症与病毒感染有关，尹公礼等于 1999 年采用改进的酶联免疫吸附测定法（ELISA）对 40 例多发性抽动症患儿及其母亲进行血清巨细胞病毒（CMV）-IgM 抗体检测及临床观察，结果发现多发性抽动症患儿 CMV-IgM 的阳性率为 95%（38/40），正常体检儿童 CMV-IgM 的阳性率为 20%（39/197），两者有显著性差异。患儿母亲 CMV-IgM 的阳性率为 97%（29/30），正常体检妇女 CMV-IgM 的阳性率为 9%（103/1150），两者也有显著差异。患儿组与其母亲组 CMV-IgM 的阳性率呈明显正相关。14 例患儿经抗病毒治疗取得了满意的临床效果。笔者认为，部分多发性抽动症的发病与巨细胞病毒（CMV）感染有关，并提出巨细胞病毒母子间垂直传播或水平传播很可能是多发性抽动症具有家族倾向的原因之一，推测巨细胞病毒感染导致多发性抽动症发病的病理机制与巨细胞病毒感染后诱导的自身免疫病理损害有关，可能是血中巨细胞病毒抗体透过受损的血脑屏障与神经组织上的抗原类似物结合的结果，因而出现神经递质代谢紊乱等现象，并非中枢神经系统的原发巨细胞病毒感染所致。国外文献中曾有报道疱疹性脑炎发生具有抽动症状的病例，称之为脑炎后获得性 Tourette 样综合征，而疱疹病毒与巨细胞病毒之间又有密切联系。孙圣刚等国内学者推测巨细胞病毒感染造成脑内以基底神经节为主的慢性损害，可能是多发性抽动症的病因之一，并提出对于常规用药后疗效不佳、血 CMV-IgM 阳性者，可试用抗病毒药物（如阿昔洛韦、更昔洛韦等）。

33. 上呼吸道感染能诱发抽动障碍吗？

上呼吸道感染等感染因素是引起多发性抽动症的相关因素之一。随着研究越来越深入，不断出现有关上呼吸道感染诱发多发性抽动症的报道。临床可以见到，上呼吸道感染体征消失后，其抽动症状不减轻或加重，经按多发性抽动症治疗后症状才会有所好转，再次上呼吸道感染又可复发。发病机制可能是因为引起上呼吸道感染的病毒影响了纹状体部位的神经递质，从而诱发了原有遗传缺陷人的发病。

34. 咽炎与抽动障碍有关吗？

上面已经提到上呼吸道感染与抽动障碍发生有关，在上呼吸道感染后期，由于上呼吸道感染使孩子咽部发炎，分泌物增加，或反复感染致咽后壁滤泡增生，使孩子咽部有异物感，患儿会感觉咽部不适，导致时时清嗓子，有强迫性或怪异的发音。有试验研究对多发性抽动症患儿进行咽拭子培养证实，患儿咽部感染有溶血性链球菌，并在临床上均有抽动加重、用青霉素治疗后症状减轻的表现。提示这些患儿发病可能与咽部溶血性链球菌感染有关。

但如果孩子没有感冒症状即不断地"吭""吭"有声，清嗓子不停时那就不一定都是咽炎，要注意鉴别。抽动障碍患儿声音高亢有力，有故意放大的感觉，并同时可见眉、眼、鼻、颈等不同部位的异常抽动，不能控制且反复发作，持久不愈。检查咽部没有炎症或炎症不明显，此时应考虑多发性抽动症。

35. 患结膜炎一定会转变为抽动障碍吗？

儿童不讲卫生，用脏手、脏毛巾擦眼睛或感染病毒细菌，均可使患儿罹患结膜炎。由于炎症刺激，感觉眼睛不舒服，而不停地眨眼。多为急性发作，检查见结膜充血、水肿、眼睛分泌物增多，用抗炎眼药水有效。而很多抽动障碍患儿首发症状也是眨眼，故容易被诊断为常见的眼结膜炎。

但是慢性结膜炎造成的眨眼动作，时间长了就成为一种保护性或习惯性的动作，久而久之就固定下来。抽动障碍的诱发因素比较多，有的患儿就是由于眼结膜炎或异物进入眼部位引起的不适感，产生保护性或习惯性的眨眼动作从而固定下来。即使去除发病前常有的如眼结膜炎等诱因，动作本身虽已失去合理性，可是由于在大脑皮层已形成了惰性兴奋灶，因而还是可以反复出现这类抽动动作。所以家长不能轻视儿童结膜炎，因为结膜炎还是有一定概率刺激患儿转变为抽动障碍的。

36. 病毒感染与儿童抽动障碍有哪些联系？

有研究显示巨细胞病毒（CMV）感染可能是引起抽动障碍的一个重要原因。可能的机制为：一是CMV在人体中尤其是儿童中普遍易感、传染性高，侵入人体后通过所谓"偷窃策略"，使病毒感染细胞隐蔽起来，逃避宿主免疫监控，持续潜伏下来。在儿童遭受应激事件时，机体对潜伏病毒的免疫力降低，此时CMV被激活复制，造成中枢神经系统的损害，引起神经内分泌失调从而诱发抽动症状。二是抽动障碍患儿本已存在细胞免疫功能紊乱，CMV感染后，其自身的代谢产物激活CD8$^+$，CD8$^+$活性增强，CD4$^+$/CD8$^+$平衡失调，神经内分泌之间的协调遭破坏而产生抽动症状。也有研究发现，感染微小病毒B19后抽动障碍患儿免疫功能紊乱，使感染反复或迁延不愈，提示抽动障碍患儿与感染微小病毒B19有关并存在着较显著的细胞免疫功能紊乱。可见，部分病毒感染后通过干扰机体免疫系统可能诱发或加重抽动症状，故此在临床治疗中应针对感染病原给予有效抗感染的同时辅以免疫疗法，调节机体免疫功能，增强机体的免疫防御能力，可能会减少抽动障碍的发生，并提高抽动障碍治疗的成功率。

37. 肺炎支原体感染与多发性抽动症有关吗？

人们发现多发性抽动症患儿感染某些病原体后病情加重。国内外的一些研究可以初步证实肺炎支原体感染可能与多发性抽动症的发病存在一定关系。但目前尚无研究证实肺炎支原体感染直接导致多发性抽动症的发生。多发性抽动症患儿的肺炎支原体特异性抗体IgA阳性率明显高于对照组，而IgG和IgM阳性率与对照组无显著差异，提示多发性抽动症与肺炎支原体感染引起的免疫异常有关，与是否存在肺炎支原体的肺内感染无关。这也与临床上多数多发性抽动症患儿并无明显呼吸道肺炎支原体感染病史一致。肺炎支原体感染后可造成部分患儿的长期隐性感染，肺炎支原体的长期存在可以诱导细胞因子的释放，引起神经递质的紊乱；肺炎支原体的隐性感染引起非特异性的多克隆 B 细胞激活，诱导其自身神经节苷脂抗体的产生，引起神经节的损害。目前研究假说认为：肺炎支原体感染并不直接导致多发性抽动症疾病症状的产生，而是通过免疫应答机制导致免疫功能紊乱而诱导多发性抽动症疾病的发生。肺炎支原体感染后影响脑内免疫平衡的可能机制之一：病原微生物以及升高的促炎细胞因子激活了色氨酸代谢途径。目前研究认为肺炎支原体感染与多发性抽动症的疾病严重程度无关。肺炎支原体可能参与多发性抽动症的发病过程，可能为多发性抽动症发病的触发因素之一。

38. 慢性咳嗽可能由抽动障碍引发吗？

慢性咳嗽是指以咳嗽为唯一表现或主要症状，持续 4 周以上且胸部 X 线检查无明显异常者。现今社会，小儿慢性咳嗽的发病率不断提升，而引发慢性咳嗽的因素也变得日益复杂，呼吸道感染、上呼吸道咳嗽综合征、咳嗽变异型哮喘、变应性咳嗽、胃食管反流、多发性抽动等均可引起儿童慢性咳嗽。抽动障碍以多种运动性抽动和（或）发声性抽动为主要表现，发声性抽动可表现为干咳、清嗓、吸鼻等。抽动障碍为慢性咳嗽发病原因之一，临床易误诊。对于此类患儿，多为学龄前期和学龄期儿童，应注意其咳嗽特征及伴随症状。由抽动障碍引发的慢性咳嗽多以清嗓子样干咳为主要表现，熟睡后或注意力转移后消失，单运用常规止咳祛痰治疗咳嗽症状缓解不明显。如患儿存在明显的抽动性运动表现，更有助于诊断。

39. 抽动障碍的发生与机体细胞免疫紊乱有关系吗？

目前较多研究已证实该病的发生与免疫紊乱有关，且以细胞免疫功能紊乱为主。正常情况下，T 淋巴细胞亚群中 $CD4^+T$ 细胞通过分泌细胞因子调节机体免疫，$CD8^+T$ 细胞通过负调节效应抑制免疫应答，两者相互诱导和制约调节细胞免疫和免疫平衡。NK 细胞是淋巴细胞的一个亚类，它能产生细胞毒，对病毒、细菌感染的细胞以及肿瘤细胞具有杀伤作用，是机体重要的第一线防御细胞。研究发现抽动障碍患儿 $CD4^+$ 细胞百分比，$CD4^+/CD8^+$ 比值和 NK 阳性细胞百分比均较正常对照明显降低，而 $CD8^+$ 细胞百分比则较健康对照组儿童明显升高，提示存在 T 淋巴细胞亚群平衡失调的细胞免疫功能紊乱，主要表现为总 T 淋巴细胞（$CD3^+$）百分率、辅助 T 淋巴细胞（$CD4^+$）百分率显著降低，抑制性 T 淋巴细胞（$CD8^+$）百分率升高，$CD4^+/CD8^+$ 比值明显低于正常儿童。

40. 过敏反应在抽动障碍发病中起什么作用？

一些研究者认为有些抽动症状加重与季节性变态反应、食用海鲜及使用易引起过敏反应的物质有关。

Bruun 于 1984 年检查 300 例抽动障碍病人，虽然没有证据表明变态反应是本病的病因，但在临床上可观察到抽动症状的恶化常与季节性变态反应、食物中摄入过敏原及使用治疗变态反应的药物有关。王亚莉、方凤等用生物共振法进行对照研究检测 20 例注意缺陷多动障碍或抽动障碍儿童的过敏原，结果显示多动症或抽动障碍患儿过敏原阳性率高于哮喘儿，但多动症或抽动障碍患儿过敏原的种类相对集中，不像哮喘儿可以有多类过敏原同时阳性。说明过敏原在注意缺陷多动障碍或抽动障碍患儿比较普遍，但孩子并没有表现传统意义上的过敏表现，如喷嚏、咳嗽、喘息等，推测可能存在脑血管过敏，而不表现常态的过敏反应，呈现注意缺陷多动障碍或抽动的系列表现。临床工作中对注意缺陷多动障碍或抽动障碍患儿利用生物共振检测治疗仪脱敏治疗后多动症抽动症状明显改善的病例也提示注意缺陷多动障碍或抽动障碍患儿体内的确有过敏状态。有报道证实生物共振脱敏治疗是注意缺陷多动障碍患儿一项有效的治疗。近年来刘弼臣教授从临床实际出发认为本病与过敏有一定关系，提出多发性抽动症是一种慢性过敏性疾患，属于变态反应性疾病。

41. 哮喘孩子为什么易患抽动障碍？

哮喘是一种表现反复发作性咳嗽、喘鸣和呼吸困难，并伴有气道高反应性的可逆性、梗阻性呼吸道疾病。大部分哮喘患者都存在过敏现象。哮喘是一种严重危害儿童身体健康的常见慢性呼吸道疾病，其发病率高，常表现为反复发作的慢性病程，严重影响了患儿的学习、生活及活动，影响儿童青少年的生长发育。而引起抽动障碍的因素之一就是过敏因素，所以哮喘的孩子更容易患抽动障碍。

42. 围产期异常与多发性抽动症有关吗？

在母孕期或分娩期出现的某些围产异常因素，可能导致脑发育障碍，影响多发性抽动症病情的严重性。就怀孕期母亲的身体状况而言，怀孕的前 3 个月，是胎儿神经系统发育的关键时期，在这个时期如果母亲出现先兆流产、情绪紧张、受到惊吓、极度悲伤、营养不良、为了保胎而活动较少等，都会影响到胎儿大脑的发育。在生产过程中，早产、过期产或难产等问题，造成患儿窒息缺氧、大脑损伤等，也会影响大脑的发育。围产期损害被认为是导致多发性抽动症发病的重要危险因素。曾文英等于 1996 年对 36 例多发性抽动症患儿的围产期异常因素进行了分析，发现有 7 例（19%）患儿在分娩时有异常，包括脐带绕颈、产伤、窒息等；有 6 例（17%）患儿母亲孕期有躯体疾患史，包括重感冒、风疹、腮腺炎、风湿性心脏病、哮喘和惊厥；有 5 例（14%）患儿母亲孕期有重大生活事件，包括丧夫、丧母、离婚和家遭火灾等，这提示围产期异常在多发性抽动症的发病中有一定的作用。文红等于 1997 年对 60 例 5~14 岁多发性抽动症患儿采用 LOGISTIC 回归分析其危险因素发现，出生史异常、早产、过期产、母孕期情绪不良和母孕期各种疾病等因素，与多发性抽动症的发病有明显关系，提示围产期及母孕期有害因素在多发性抽动症的发病中，可作为明显的生物学因素，影响儿童高级中枢神经系统的发育，导致儿童多发性抽动症的发生。

43. 多发性抽动症与注意缺陷多动障碍的发病机制有关联吗？

多发性抽动症与注意缺陷多动障碍之间关系的病理生理机制目前还不清楚。有研究认为多发性抽动症和注意缺陷多动障碍二者在遗传学上可能存在着联系，多发性抽动症基因可仅表现为注意缺陷多动障碍，半数注意缺陷多动障碍病例起因可能是由于多发性抽动症基因的存在。Comings 等于 1984 年调查了许多多发性抽动症家系，发现多发性抽动症病人的遗传缺陷能被注意缺陷多动障碍表达。通过对家族遗传基因的研究，认为多发性抽动症可能有两种形式：一是伴有注意缺陷多动障碍，另一为不伴注意缺陷多动障碍。两者关系可能取决于多发性抽动症基因染色体的位置，在发育过程产生注意缺陷多动障碍的高危性。也有人认为多发性抽动症伴发注意缺陷多动障碍与 5-羟色胺代谢失调有关。Comings 检测多发性抽动症、注意缺陷多动障碍患儿及其父母、近亲与正常人的全血 5-羟色胺、色氨酸浓度，结果发现多发性抽动症患儿及其父母、注意缺陷多动障碍患儿的父母全血 5-羟色胺和色氨酸的浓度水平较正常人为低，而注意缺陷多动障碍患儿仅色氨酸水平降低，故认为多发性抽动症与注意缺陷多动障碍的关系密切，两者可同时存在，其共同的基本缺陷均源于 5-羟色胺代谢失调。但有学者认为多发性抽动症与注意缺陷多动障碍之间的关系尚不能确定，而且不认为两者之间有密切的遗传基因关系。注意缺陷多动障碍的患病率，在同时有多发性抽动症和注意缺陷多动障碍先证者的亲属中比只有多发性抽动症先证者的亲属中要高出 8 倍，提示注意缺陷多动障碍的缺陷基因与多发性抽动症的缺陷基因是两个独立的分离特征，多发性抽动症先证者中注意缺陷多动障碍的存在源于查证法偏倚（ascertainment bias）。Pauls 等于 1986 年调查 27 名多发性抽动症先证者，发现其中 17 名有注意缺陷多动障碍，其家庭成员中 25%（16 名）亦有注意缺陷多动障碍；其余 10 名不伴注意缺陷多动障碍的先证者中共有 14 名家庭成员，但无一名有注意缺陷多动障碍者，他认为多发性抽动症和注意缺陷多动障碍二者各自独立，无病因学上的联系。Golden 等于 1990 年调查发现，多发性抽动症患儿亲属中注意缺陷多动障碍患病率与普通人群中注意缺陷多动障碍患病率相比没有增加，可以推断通常所观察到的注意缺陷多动障碍和多发性抽动症之间的遗传联系可能没有多大意义。注意缺陷多动障碍很可能是一种包括多基因型和一种广谱表型的异质性基因分配。Bradley 等认为，要想详细阐明任何类型的注意缺陷多动障碍与多发性抽动症之间的关系，需要更确切的诊断方法以及解释本综合征的其他进展。

44. 抽动障碍合并注意缺陷多动障碍（ADHD）的原因是什么？

注意缺陷多动障碍（ADHD）与抽动障碍均为儿童少年时期常见的神经精神疾患。在 TCD10、SM-IV、CCMD-3 诊断分类标准中注意缺陷多动障碍和抽动障碍是相互独立的两个疾病单元，均可导致情绪、学习、社会交往等的困难和障碍，发病率日渐提高，且常以共患病的形式出现。临床研究和流行病学研究发现两者的共患率高达 20%~67%。由于注意缺陷多动障碍与抽动障碍的高共患率及两者病情本身的特点，严重影响儿童的生活、学习和心理发育。目前二者共患的发病机制尚不十分明确。

45. 为什么抽动障碍患儿也能患癫痫？

癫痫是一种病因复杂的综合征，它是由于脑神经元异常过度放电，引起阵发性、暂时性脑功能紊乱，临床表现为各种抽搐发作。部分癫痫患儿可伴有多动行为和学习困难、注意力不集中等表现，癫痫与抽动障碍是两种不同的疾病，但临床表现又极为相似。

儿童抽动障碍的刚开始表现为频繁地眨眼、挤眉、吸鼻、噘嘴、张口、伸舌、点头等，往往被家长误认为是做怪动作而加以责备。抽动障碍与癫痫相比，它的症状较复杂。除了以上的表现外，我们还要留意一些会转变为癫痫的症状。如不光发生于头部，还会发生在身体的其他部分，像上肢抽动、下肢与躯干肌抽动、呼吸和消化道抽动等。上肢抽动，表现为手指弹动，手不停地抓紧放松、放松抓紧，或者一阵阵紧握拳头、前臂摆动、耸肩等；呼吸或消化道的抽动症状，常见的表现有呃逆、叹息、哈欠、喷嚏、吹哨性呼吸、深呼吸、打嗝、吮吸、咽嘴、不停地清嗓子等。如果及时控制好儿童抽动障碍，即使他上课会出现注意力不集中或成绩下降，严重时动作和发音影响学习和课堂秩序，抽动障碍也不会引发癫痫的，而由于相同的某些因素导致二者容易共患。

46. 抽动障碍与患儿精神因素有关吗？

早期研究认为抽动障碍是个人愿望被压抑和反抗心理的表现，有些患者遇到伤感的生活事件可突然出现抽动症状，几乎所有的患者精神有压力时抽动症状都会加重，有些用心理疗法可以使抽动症状缓解，因而比较强调精神因素在本病发病过程中的作用。在1900—1965年有关抽动障碍文献中，占优势地位的是精神分析学派。Cilles de la Touretfe（1899年）认为，抽动与多种恐怖、算术躁狂症和广场恐怖有关。Patrick（1905年）描述抽动障碍是一种运动病，并提出"感觉—精神运动性紊乱"（sensori-psychomotor derangement）这一术语。此后，Meige和Feiclel（1907年）指出抽动障碍以精神成分为背景。而Ferenci（1921）则认为许多抽动就像手淫那样会被固定下来，并具有刻板性质，可能与自恋（narcissism）有关。抽动障碍与紧张症有许多相同之处，如模仿现象、刻板行为和做怪相等。而紧张性强直其实是许多数不清的阵挛性、防御性抽动的总和，紧张症只不过是紧张性阵挛的顶峰状态。另外，Ferenczi还把抽动表现比作癔症的转换状态，暗示着过去的创伤，是一种不成熟的、退化的精神发泄。Mahler等认为抽动障碍可能是涉及纹状体苍白球的连接问题，提示本病发生于性心理发育和父母—儿童关系障碍，表现为高度自恋的个体中。他们发现抽动障碍患者在手淫中常持纵容态度，故抽动本身对患者而言就有一种性高潮性质。现认为惊吓、情绪激动、忧伤、看惊险恐怖电视或刺激性强的动画片致精神过度紧张等精神因素，都可能与抽动障碍的发病有关。研究发现，精神创伤（家庭、社会）、精神压力过大（如学习压力、工作任务等）、情绪波动、疲劳与兴奋（如剧烈体育活动、长时间电脑游戏或看电视等）、过度惊吓等均可诱发或加重抽动症状。

47. 抽动障碍是精神病吗？

抽动障碍属于慢性精神病的一种，由于症状复杂甚至怪异而不被理解。比如，不分场合乱叫、骂人、重复别人的语言、爱和人打架、不能和同龄儿童和睦相处等，使人觉得孩子精神不正常，但实际上抽动障碍与我们常讲的小儿精神病还是有区别的。

小儿精神病时有发生，多见精神分裂症，有家族史，受到精神刺激后容易发病。初期症状与多发性抽动症症状有些类似，比如性格改变、不与人交往、孤独、退缩、重复无意义动作，有的不理发、不洗澡、生活懒散，但精神分裂症没有抽动，而必须有精神活动与环境分离，思维情感和行为反应与环境不协调、分裂的表现，以幻视、幻听为常见。患儿可自述看见鬼影，听到鬼叫。有时为了与幻听的声音相回应而说出别人听不懂的话语。这种语言虽然也重复，但不是单调的、刻板的，甚至出现各种荒谬、离奇、脱离现实的妄想。家长怀疑时要找精神科的医生去就诊，以做鉴别诊断。

48. 磁共振扩散张量成像（DTI）对了解多发性抽动症的发病机制有何作用？

病理生理学研究表明，多发性抽动症患儿皮层—纹状体—丘脑—皮层（CSTC）环路功能障碍可能是其发病基础。但常规头 MR 扫描发现异常结果的阳性率不高。近年磁共振扩散张量成像（DTI）为多发性抽动症发病机制的研究提供了新的手段。DTI 是一种描述大脑结构的新方法，是核磁共振成像（MRI）的特殊形式。DTI 是目前可清晰显示人脑内部白质纤维结构的成像技术，具有无创性的优点，并且通过测量组织内水分子弥散方向和速度可检查出多发性抽动症患儿早期脑白质的异常改变。DTI 研究支持多发性抽动症患儿 CSTC 环路存在着结构及功能障碍，多发性抽动症患儿不仅运动通路微观结构发生改变，而且感觉传导通路、边缘系统受累。DTI 是无创伤评估神经疾病的检查方法，但因完成检查有一定难度，图像后期处理复杂，对于儿童疾病尤其是多发性抽动症的研究，国内外尚无大宗病例报道，DTI 在多发性抽动症疾病中的研究还有待进一步拓展。随着 DTI 研究的深入，医学界对多发性抽动症患儿脑微观结构及功能改变将会有更全面的认识。

49. 性激素与抽动障碍的关系是什么？

性激素与神经通路的突触关系，不仅与中枢神经系统的早期发育有关，而且也与发育成熟后的中枢神经系统功能有关。与生殖功能有关的神经元通路的组织结构受雄激素的影响。就雄激素的组织效应而言，不仅与那些具有特殊生殖功能的神经元的数目有关，也影响与类固醇敏感的神经元和相应的"靶"之间的突触关系。动物模型很能说明这个问题。在鼠类，脊髓腰段的神经元数目、感觉神经的传入、运动神经的传出均受雄激素的调节，而这些脊神经不但支配相应的横纹肌，还支配阴茎。因而雌性与雄性鼠之间的脊髓神经元的数目与相互间的连接有显著的差别。在鸟类，歌唱行为为某些雄性所独占。研究发现，在脊椎动物中，控制歌唱的中枢位于中枢神经系统中，而这些神经元有明显的性差异。类似的神经元在数目上的两性差异也发生在多种种族的神经组织中，包括啮齿类动物的下丘脑、上颈神经节，猫的交感神经元，狗和人的脊髓等。而性激素则是造成这种差别的主要因素。哺乳动物的破坏性电刺激研究提示，某些求偶和求爱功能的中枢可能位于基底神经节和相应的区域。Roger 认为，在人类具有基本生殖功能的脑区可能位于基底神经节和边缘系统，这些脑区的发育是在性激素的控制之下，其发育异常可能与抽动障碍的发病有关。抽动障碍患者的某些含性内容的不自主抽动，如触摸、摩擦、舔、吸吮、嗅、骨盆挺伸、喉鸣、喊叫、喘气声、秽语和猥亵行为等，可能是生殖行为的不恰当表现，是过去被压抑的性和攻击性冲动以一种伪装的形式表达出来，即用肌肉活动来表达对情欲的幼稚希望。有研究指出，各种类固醇激素在抽动障碍的症状表达中均可能起一定的作用，其中以雄激素的影响最为突出。

家系研究和流行病学调查均发现抽动障碍于青春期前发病，男性明显多于女性，提示雄激素在本病的发病过程中有一定的作用。睾酮（testosterone）和其他雄激素在胚胎发育早期阶段对大脑发育的影响导致了个体的遗传易感性。睾酮及其活性代谢物二氢睾酮（dihydrotestosterone）和 17-β 雌二醇（17-betaestradiol）能选择性地与神经激素受体结合，从而影响胚胎期的神经元发育及迁移、特异性的细胞表型、轴突的伸展和突触间的联系及随之的细胞程序性死亡，并在青春期前影响神经细胞对性激素的易感性。认识这种理论可以解释抽动障碍的发生、发展的一些现象，并能指导发现有效的防治方法。例如 flutamide 为一种抗雄性激素剂，对抽动障碍的治疗有效。如果可能对抽动障碍的基因携带者在其症状前期就能识别的话，提供早期的神经保护治疗以改善或校正脑发育异常的方法将是可取的。

临床表现篇

1. 什么样的抽动表现属于儿童习惯性痉挛？

儿童习惯性痉挛是不自主的、快速的、重复无目的单一运动，以反复眨眼、努嘴或头颈部其他肌肉抽动最常见。可以有一种或多种运动性抽动和（或）发声性抽动，可以仅有运动性抽动或发声性抽动，也可以二者相继出现。抽动症状能受意志短暂克制，入睡后消失，神经系统检查无阳性体征。

2. 多发性抽动症的首发症状多是什么？

多发性抽动症的首发症状表现为运动性抽动或发声性抽动，可先后出现或同时出现。通常以眼部、面部或头部的抽动作为首发症状，如眨眼、咧嘴动作或摇头等，而后逐步向颈、肩、肢体或躯干发展，可从简单运动性抽动发展为复杂运动性抽动。以眼部抽动作为首发症状者占38%~59%。眨眼被认为是多发性抽动症最常见的首发症状。Lee等于1984年对53例多发性抽动症病人进行了临床分析，结果发现36%的病例是以眨眼为首发症状。Commgs等于1985年的研究报道认为，48%的多发性抽动症病人以眨眼为首发症状。发声性抽动作为多发性抽动症的首发症状占12%~37%，通常由清嗓子、干咳、嗅鼻、犬吠声或尖叫等发声组成，秽语仅占1.4%~6%，其中以清嗓子最为常见。在我们对39例多发性抽动症患儿的临床观察中，32例（82%）是以运动性抽动作为首发症状，其中眨眼占18例（46%），其他依次为张口、点头、耸肩、摇头、噘嘴、耸鼻、眼球转动、伸手臂等；7例（18%）是以发声性抽动作为首发症状，表现为吭吭声、哼哼声、嗯嗯声、秽语等。至于以干咳作为首发症状者，应注意与呼吸系统疾病所致的咳嗽相鉴别。如果干咳在短时间内能够受意志控制而且没有痛苦感，加上在应激下加剧，而在夜间睡眠时干咳消失，则要考虑这种干咳症状是多发性抽动症的发声性抽动表现，同时要追踪随访，观察病程中有无伴发头面部等部位的运动性抽动发生。

3. 短暂性抽动障碍有哪些表现？

本病首发症状大多数为简单运动性抽动，一般以眼、面肌抽动为多见；少数病人的首发症状是简单发声性抽动，如清嗓子、干咳等。抽动形式多种多样，但以头面部的简单运动性抽动最常见。常见表现为反复眨眼、皱眉、皱额、咬唇、张口、噘嘴、摇头、点头、扭颈、耸肩、嗅鼻、清嗓子等。抽动发生时常有突然、快速、刻板重复交替出现的特点。抽动往往无目的性，意识清楚，可以自由控制，动作范围较小。抽动部位多局限于某一组肌肉，也可以是两组以上的多部位肌肉发生抽动。抽动症状此起彼伏，部位多变。在数周或数月内抽动症状波动或部位转移，可向颈部、躯干或上下肢发展。发病初期抽动症状的频率和严重程度通常对患儿日常生活、学习和社会适应能力无明显影响。本病多见于内向、害羞、胆小、遇事敏感、不合群的儿童，当遇到不顺心的事情后就容易产生这类抽动症状。体格检查包括神经系统检查，通常无异常发现。

在短暂性抽动障碍中，抽动可能仅局限于某一部位肌群收缩，即仅累及一组肌肉的简单抽动，表现为一种短暂、孤立的运动，或一种简单、无意义、不连续的发声，诸如眨眼、摇头、嗅鼻、清喉声等，这种反复的单一抽动只是在他人看起来有点别扭，自己不以为然，往往把这种仅局限于某一组肌肉的简单抽动称为习惯性抽动或习惯性抽搐。认为其是由于不良习惯、精神因素或模仿他人等原因所造成的。发病前常有某些诱因，如眼结膜炎、倒睫、咽炎、鼻炎等，以后出现眨眼或咳嗽清嗓子的声音。也可以因衣着不适、皮肤发痒等促发，成为一种保护性或习惯性的动作，久而久之就固定下来。在一定的时间里，大多数习惯性抽动通常可以自然缓解，仅有部分人持续时间比较长，还有少部分病人发展成一个以上部位肌群的抽动。

4. 多发性抽动的症状有几种类型？

多发性抽动的抽动表现临床上分为 4 类：①单纯运动性抽动：累及一条或一组肌群，表现为短暂的肌肉阵挛性抽动，缓慢的运动或姿势维持（张力障碍性抽搐）或肌群紧张（强直性抽动）；②复杂运动性抽动：累及多组肌群，运动抽动常合并精神行为紊乱，表现为半目的性动作；③单纯声音抽动；④复杂声音抽动伴随语言表达障碍。

应当指出，某些患儿发病初期可能仅表现为单纯的运动性抽动，当病情进展时症状逐渐复杂并可以出现发声抽动。

5. 抽动障碍的运动性抽动都有什么样的症状?

运动性抽动是指头面部、颈肩部、躯干及四肢肌肉的不自主、突发、快速收缩运动。运动性抽动的分布通常起始于头面部肌肉，可出现眨眼、摇头、扮鬼脸等动作。随着病情的进展，抽动逐渐累及身体各部位，分布的模式不同，也无一定规律性。运动性抽动又分为简单型和复杂型。简单运动性抽动是指突然、迅速、孤立和无意义的运动，如眨眼、摇头、点头、皱额、鼻子抽动、噘嘴、张口、歪颈、耸肩、腹肌抽动、臂动、手动、腿动或脚动等。复杂运动性抽动是指突然、似有目的性、协调和复杂的运动，如做鬼脸、拍手、挥舞上臂、弯腰、扭动躯干、眼球转动、嗅、下蹲、跺脚、蹦、跳、扔、敲打、打自己、修饰发鬓、走路转圈或突然停下来、重复触摸物品或身体某部位等。复杂运动性抽动还包括模仿行为和猥亵行为。

6. 抽动障碍的感觉性抽动都有什么样的症状?

感觉性抽动可以表现为嗓子痒、眼不舒服、脖子痒、脖子痛、头晕、头痛、胸闷、有东西压着肩膀、阴茎发麻和不能具体说出的躯体的不适感等，其中以嗓子痒比较常见。感觉性抽动于运动性或发声性抽动之前出现，多发性抽动症患者常通过产生运动性或发声性抽动以试图对不适感获得减轻，为了减轻受累躯体部位的不适感出现运动性抽动，为了减轻咽喉部不适感出现发声性抽动，可以将感觉性抽动看作是运动性或发声性抽动的先兆症状。当运动性抽动或发声性抽动发作后，这种先兆症状很快消失。

7. 发声抽动症状包括哪些?

发声抽动即表现为异常发音，可单独出现或与其他肌肉抽动同时出现。引起发音抽动的最多见部位为喉部肌肉，抽动时发出爆破声、呼噜声、干咳声或清嗓子声；其次是舌肌抽动则为咂舌声、嘘声、吱声、嘎声；鼻部抽动则为喷鼻声、气喘声、嗤之以鼻声状的发声动作或哽咽声。表现在说话时则为口齿不清、含混、异音及语音延迟、音调强弱不匀等，多在句子末尾或需要停顿时出现语言障碍，为了纠正或掩饰，患儿常提高音调，以喧闹声、嘈杂音喊出障碍部分，性格多急躁、任性和易怒。常伴有上课注意力不集中或成绩下降，严重时动作和发音影响学习和课堂秩序。抽动症症状呈波动性、进行性、慢性等过程。

8. 多发性抽动症各部位的抽动特点是怎样的?

1) 多发性抽动症各部位的特点一:

①面部肌肉抽动表现为眨眼、斜眼、扬眉、咧嘴、耸鼻、做怪相;

②颈肩部肌肉抽动则为点头、摇头、挺脖子、耸肩等;

③躯干部肌肉抽动则为挺胸、扭腰、腹肌抽动;

④上肢肌肉抽动表现为搓手、握拳、甩手、举手、扭胳膊;

⑤下肢抽动则抖腿、踢腿、踮脚甚至步态异常;

⑥喉肌抽动则表现为异常发音,如干咳声、吼叫声、吭吭声,或表现随地吐痰、说话时语调重音不当或不分场合不自主骂人等。

以上各组抽动症状可同时出现,亦可交替出现。

2) 多发性抽动症各部位的特点二:

①运动性抽动:眨眼占 56.04%,努嘴和咧嘴占 23.07%,点头或者是摇头占 56.04%,耸肩占 39.56%,躯干抽动占 6.5%,腹部肌肉抽动占 2.02%,腹部抽动主要表现为挺腹、吸气。

②共存症状:有强迫观念以及行为占 5.49%,注意障碍和多动占 47.25%,脾气急躁占 12.08%,学习困难或者是厌学占 2.19%。出现神经系统体征:包括直线行走,指鼻试验阳性占 24.1%。

9. Tourette 综合征前驱期临床表现有哪些?

80% 患者有前驱症状,表现为某种感觉异常或难以形容的不适感,如:①眨眼前的眼部烧灼感;②需要通过伸展颈部或点头才缓解的颈部肌肉紧张或痛性痉挛;③肢体紧缩感,伸展手臂或腿才能缓解;④打喷嚏前的鼻阻塞感、清嗓音或发出呼噜声前的干燥感和咽喉痛;⑤扭动肩膀前的瘙痒感;⑥较罕见的是患者对他人或他物的异常感觉障碍,需通过触摸或袭击别人而得到缓解。

10. 典型 Tourette 综合征的临床表现有哪些?

典型 Tourette 综合征的临床表现包括多发性抽动和行为障碍。

1) 多发性抽动:临床上抽动分为 4 类:①单纯运动性抽动:累及一条或一组肌群,表现为短暂的肌肉阵挛性抽动,缓慢的运动或姿势维持(张力障碍性抽搐）或肌群紧张（强直性抽动）；②复杂运动性抽动：累及多组肌群，运动抽动常合并精神行为紊乱，表现为半目的性动作；③单纯声音抽动；④复杂声音抽动伴随语言表达障碍。④类抽动的临床表现主要表现为多部位、不自主、突发性肌肉抽动。通常先累及头面部，如眨眼、噘嘴、喷鼻、点头、耸肩，逐渐发展到四肢和躯干，可出现一侧投掷运动、转圈、踢腿、腹肌收缩等。抽动发作频繁，一日十几次至数百次。30%～40%患儿抽动时伴爆发性异常喉音，如犬吠声、吼叫声、喉鸣声、嘿嘿声等，或刻板地发出咒骂和淫秽词句，并有强迫性意向。85%患儿可有轻至中度行为紊乱，如躁动不安、过分敏感、易激惹和行为退缩、注意力缺乏、多动、破坏行为、学习差等。上述症状在睡眠时消失，精神松弛时减轻，紧张、疲劳或压力增大时加重。患儿可有一定的自控能力（半自主），例如在上学期间压制抽动的欲望和不舒服感觉，放学回家后则通过抽动来释放自己的情绪和精神压力。因此，自我控制能力、与抽动相关的情感和冲动释放，明显的暗示性是本病区别于其他运动过渡性疾病的临床特点。神经系统检查一般无阳性体征。

2）行为障碍：最常见是强迫障碍（OCD）和注意缺陷多动障碍（ADHD）。OCD发生率20%～60%，一级亲属中常见，表现为不自主地反复出现而持续存在的不切实际的想法、冲动行为，或者是重复行为，如不停洗手、计数、默诵等，或脑中不断出现一些曾经见过的影像。这些症状不自主地反复出现，造成思维中断，患儿因而极度痛苦和烦恼。ADHD发生率为40%～70%，一级亲属的发病率并不比普通人群高。患儿很难长时间集中注意力在某些相关的事情上，尽管没有干扰，患儿也容易被其他无关的事情分散注意力，导致难以完成学习任务。ADHD症状常早期出现，中枢性兴奋药虽可控制ADHD，但可诱发潜在的抽动并加重病情。此外，本病还常合并其他情绪和行为异常，表现为易怒、焦虑、抑郁、惊恐、袭击、性骚扰和反社会行为等。比较少见为自我截肢行为，患儿常诉因一股不可抗拒的力量而需用抓、咬、撞、切等行为伤害自己。

11. 多发性抽动症患儿为什么有怪异的动作？

患儿为了掩饰抽动症状往往快速做出另一组动作，使动作呈现得很怪异。患儿有时可能因感觉局部不适而出现一个抵抗动作，如感觉咽部不适而清嗓子，眼不适而眨眼等。随着病情的发展，可在没有任何诱因或无意识情况下出现重复多变难以自制的肌肉群抽动。连续发生时即表现为复杂的抽动表现。患儿自己会意识到抽动动作但因为不被别人理解，所以试图用夸张的面部动作加以掩饰。面部肌肉不自主抽动与试图掩饰的面部表情交织出现，别人看来就是一些怪异的表情。在坐位时，患儿为了掩饰面部的抽动可表现为不住地点头；颈部的抽动则表现为下颌不停地接触膝盖；为了掩饰手指的抽动可用两手互相扭动；站立时患儿以用力跺脚来掩饰腿部的抽动；行走时突然双脚向前蹦一下，其实也是掩饰动作。这些掩饰动作比实际抽动动作相对要大。由于这些掩饰动作与不自主抽动作频繁交替出现，又不被别人理解，所以就被误认为是怪异动作。

12. 多发性抽动症患儿语言有什么变化?

多发性抽动症患儿由于喉部肌肉及发音肌群的不自主抽动往往有语言及语音方面的变化。尤其在紧张、激动、恐惧时表现最为明显。变化特点有的表现在讲不常用语句之前（包括逻辑关系的文字、否定词、拒绝别人的文字、带有强烈情绪色彩的文字时），有的表现在疲惫、恼怒之后，有的表现在涉及与性有关系的文字时，抽动发作最为频繁。把要表达的内容或语句用他自己的方式或非正规语言表达出来是常见的表达方式。语音单调生硬，正常语音节律被破坏，有时突然变成难以听清的耳语声，甚至只见口型听不到声音。患儿自知其缺陷，因怕表达不清，往往重复一遍，从而形成重复语言。由于语言表达障碍，患儿情绪急躁，甚至用咒骂的语言来发泄自己的不满，从而产生秽语。

13. 什么样的情况下可判断小儿出现了秽语表现?

童言无忌，这是令人称道和赞美的。可是，如果孩子满口粗话、脏话，特别是在大庭广众之下且屡劝不改，这就要另当别论了。秽语的特点是在最不适宜的场合和地点以罕见的、高亢的语调，毫无道理地大声表达淫秽词语。内容涉及性交配、排泄、亵渎性语言。国外有人用计算机模拟抽动—秽语综合征中秽语的形式，分析发现，秽语概率发生最多的原因设想可能与"脑功能短环行路"有关，使类似秽语的相关文字高概率系列出现，产生大量秽语词汇。本病患者有良好的自制力，但对秽语几乎无自制力，有时为了控制秽语的出现反而呈现连串的脏话。为了防止秽语，患者常自行修正文字或乔装字语，以摆脱难堪境地。另外还有精神秽语和秽语行为。孩子不会无缘无故说脏话，出现上述情况时，有经验的大夫一定会告诉您，这很可能是儿童常见病——抽动—秽语综合征在作祟。

14. 多发性抽动症患儿是否伴有行为异常?

多发性抽动症患儿会发生行为紊乱或伴有强迫性行为。其程度因人而异，轻者只表现为躁动不安、过度敏感、易激惹或行为退缩；随着病情的加重或病程的延长，个人行为紊乱问题表现得更加明显，重者则出现注意力缺陷、多动、破坏性攻击性行为、学习困难甚至不能继续上学、无法入睡等强迫症状，这类患者占28%~67%。行为紊乱可以伴随患儿的整个病程。有的多发性抽动症患儿后期会出现遗尿症，有的会出现裸露癖或攻击性行为，少数的患儿还会出现自残的行为。

15. 多发性抽动症患儿怎样模仿别人？

多发性抽动症患儿模仿别人最常见的形式是模仿别人的语言。与他人对话时，不自主地重复对方刚刚说过的话。也有部分患者模仿曾经听到过的声音，如动物的鼻音、动物的叫声、电视中特殊的声响等，还有重复叫喊自己的名字。其次是反复进行别人认为愚昧、可笑的动作，如致意性接吻、象征胜利的 V 形手势等，由此又引起多发性抽动症的行为紊乱问题。

16. 多发性抽动症患儿的共患病有哪些？

抽动障碍患儿可以出现共患病，其发生率为50%~60%，包括强迫障碍、注意缺陷多动障碍、癫痫、偏头痛、情绪障碍、睡眠障碍以及其他的一些心理行为问题，部分需要给予特殊的照顾。

17. 抽动障碍患儿为什么有时容易头痛？

国内外专家研究认为伴头痛的抽动障碍可能代表此病的一个亚型。主要发病原因是与5-羟色胺代谢功能障碍有关的神经递质紊乱，与偏头痛的发生机制基本相同。所以抽动障碍和偏头痛同时出现在某些儿童身上，可能基于两者有相似的生理代谢和解剖学异常。在临床中见到的抽动障碍患儿有偏头痛时，要想到是其伴随症状或共患病。

18. 抽动障碍患儿为什么有时容易腹痛？

抽动障碍的患儿可叙述腹痛。腹痛可以是此病的并发症状。因为抽动障碍是多组肌群不自主抽动，躯干部肌肉包括胸部及腹部肌肉等，由于肌群的不停收缩、放松频繁运动，用意识难以控制时肌群已疲劳也不停止抽动，产生大量乳酸，不能及时消散、分解，刺激肌内神经而感到酸痛。同样原理，肌群抽动也可引起相应的肌群酸痛，如腹痛、胸痛、颈痛、上下肢痛等。

多发性抽动症孩子的腹痛特点是随抽动加重，而放松时减轻，无呕吐、大小便无异常。触诊时腹壁肌肉压痛，疼痛位置比较肤浅，各脏器部位无压痛及反跳痛。听诊无肠鸣音异常。化验检查无阳性发现。轻症不用特殊处理，重者可让患儿平卧，深吸气放松，家长或医生轻轻按摩痛处即可。随着治疗病情的好转，抽动症状的减轻，疼痛症状亦相应好转或消失。

19. 多发性抽动症患儿易同时共患注意缺陷多动障碍吗？

据临床资料来看，多发性抽动症合并儿童注意缺陷多动障碍的发病率为25%~50%。主要表现为多动、注意力不集中、冲动行为，多动症症状通常出现在抽动之前，早2~3年，并且是重度抽动障碍患儿的常见症状。

20. 多发性抽动症患儿的强迫行为如何表现？

国内外资料显示，多发性抽动症患儿有半数左右共存有强迫障碍。强迫行为有强迫性计数、强迫性检查、强迫性洗手和强迫性仪式动作等。多发性抽动症伴发强迫行为可表现为反复从事简单动作（如反复洗手和反复多次开关灯等），重复无目的动作（如强迫性触摸、对称性放置物品等），检查仪式（如多次检查锁门、关炉子和关窗户等），清除身体上或物体上污垢的仪式动作，频繁计数，重复写字，反复拧自己的手指等，甚至可出现自残行为，如咬舌、咬破手指、损伤皮肤、毁容等。自身无法克制这些不必要的强迫观念和动作，因而日常活动和学习受到严重干扰。在小儿快速发育时期，较少见到强迫性障碍，多在近青春期向成年过渡时出现或加重。

21. 多发性抽动症患儿存在社会适应能力障碍吗？

国内外学者研究认为多发性抽动症会影响社会适应能力。2004年11期济宁市精神病防治院精神科的侯秀梅等采用儿童适应行为量表（CABS：感觉运动、生活自理、语言发展、个人取向、社会责任、时空定向、劳动技能和经济活动8个分量表，独立、认知和社会自制3个因子及适应能力商数）对36例多发性抽动症患儿和36名正常儿童进行测评、比较，结果显示多发性抽动症患儿除感觉运动及时间定向2项评分与正常儿童接近外，其他6个分量表、3个因子及适应能力商数评分均明显低于正常儿童，不同性别多发性抽动症患儿适应行为比较，差异无显著性意义。该研究提示多发性抽动症患儿在自然、社会环境中对社会活动的认知和进行社会活动的能力低于正常儿童，而无性别差异。患儿的适应行为能力的受损与其患病的严重程度密切相关，即多发性抽动症的病情越严重，患儿的适应行为能力受损越明显。对患儿进行积极治疗的同时，应进行早期干预，以提高患儿的适应行为能力。

22. 多发性抽动症患儿的智商有改变吗？

大多数国外研究认为多发性抽动症患儿的智力在平均水平。我国有专家采用《韦氏儿童智力量表中国修订本》[《Wechsler intelligence scale for children-Chinese revised》（WISC-CR）]，对 39 例 7~14 岁多发性抽动症患儿的智力功能进行测查，结果显示患儿的语言智商、操作智商和总智商在正常范围，表明多发性抽动症患儿总的智力水平正常，与国外的研究结果基本一致。在多发性抽动症患儿的智力因素研究中，也有智商在边缘状态或高智商的研究报道，仅少数研究认为多发性抽动症患儿可能存在精神发育迟滞，可能源于多发性抽动症患儿的注意力不集中，影响学习和潜力的发挥，以及常伴有的性格和行为问题，影响了患儿与环境的交往和实践机会的减少，妨碍了智力的发展。Wilson 等于 1982 年指出，多发性抽动症患儿的行为问题严重程度与智商（IQ）呈负相关。随着近几年对多发性抽动症儿童智力的研究的增多和深入，多数人逐渐更倾向于多发性抽动症儿童会受到不同程度的智力影响。

23. 多发性抽动症患儿存在认知障碍吗？

近年来文献研究表明，多发性抽动症患儿存在注意、记忆、执行和运动协调功能等方面的认知功能障碍。四川大学华西医院心理卫生中心的季卫东等人对 50 例采用韦氏儿童智力量表和 Piers-Harris 儿童自我意识量表调查发现，多发性抽动症患儿自我意识和学校情况的评价、幸福满足感与其言语智商、操作智商及全量表智商均呈正相关，焦虑因子分与理解、算术、言语智商、全量表智商均呈负相关。说明多发性抽动症患儿的认知功能和环境因素有一定关系，儿童自我意识和认知功能可能有相互影响。

24. 多发性抽动症患儿的情感障碍表现如何？

部分多发性抽动症患儿表现有情绪障碍，主要是抑郁障碍及心境恶劣，成人型的交替性抑郁躁狂症也可在儿童及青少年中发病，表现为焦虑、害怕与不安，如怕与亲人分离、怕亲人出事、怕上学、长期过度地怕陌生人、怕社会交往，乃至每天都为将来前途担忧、惶惶不安等。

25. 多发性抽动症患儿的抑郁表现有哪些？

多发性抽动症常伴有抑郁症。抑郁症是较常见的精神类疾病，可有情绪高涨和低落交替为特点的双相情感障碍，也可单独表现为抑郁，严重者可有自杀行为。临床见到抑郁症状包括悲伤、哭泣、乏力、生活无情趣等，不少人出现食欲亢进，体重增长。其抑郁情绪随多发性抽动症症状的波动而共消长，尤其是加强多发性抽动症治疗的药物后，随着其症状好转，抑郁症也获缓解。

26. 多发性抽动症患儿为什么有暴力倾向？

在抽动症家族中有明显性格特征，即为性情急躁，有破坏财物及行凶等暴力倾向，这与抽动症的严重程度有关，现将易怒及行凶问题划分为4级。

0级：无易怒及行凶现象；Ⅰ级：表现易怒，大喊大叫，打翻东西等，但未涉及破坏财物及袭击他人的行为；Ⅱ级：患者往往以破坏财物、杀死动物、伤害他人等行为发泄其愤怒；Ⅲ级：因易怒与行凶导致法律问题。

抽动症患者易有暴力倾向的原因有两种：

一是外因：由于其不自主怪异动作遭到他人讥笑或嘲讽，患者本身对躯体失去控制。

二为内因：该病患儿中枢神经系统的高多巴胺可使患者在无外界刺激下表现易怒和性情急躁。

27. 多发性抽动症患儿的罕见临床表现有哪些？

多发性抽动症患儿在临床上有时会出现一些罕见的临床表现，使病情复杂化，给诊断带来困难，有时认为是两种病。但随着多发性抽动症的治疗病情好转，这些症状也会好转。

裸露癖：与精神缺陷病人一样，部分多发性抽动症的患者亦有裸露癖。男性较女性多见。国外有人把裸露癖分为4级：0级：无裸露现象；1级：抚摸性器官；2级：在家中限于家庭成员面前裸露。3级：在公众面前也有裸露欲及裸露行为。多发性抽动症患者以上4级均有不同程度的表现。

遗尿：多发性抽动症后期有不少患儿出现遗尿现象，约占 1/3，可能与心理压力过大及睡眠障碍等有关。

攻击行为及行为幼稚：表现为容易冲动，不能控制自己。一些动作与该年龄组不相符合。随着年龄的增加，自身体力增强，当外界有激怒因素时，患儿容易以攻击性行为发泄自己内心的郁闷，甚至造成行凶等法律问题。年龄越大，此类行为相对增加。

焦虑、抑郁、狂躁、恐惧、口吃及纪律问题在多发性抽动症患者中均有发生。

自残行为：少数人有，其中包括自残容貌综合征。少数抽动症患者出现无法克制的、严重的、反复的自伤行为（亲属的），其发生率为 17%~53%。自伤行为多种多样，表现为患儿自己咬伤自己或自己打自己、撞头、挖破皮肤、抓破脸等。严重者导致永久性自残损害。自伤自残行为与抽动障碍的严重程度相关，自伤自残行为多发于重症抽动障碍病人。

28. 抽动障碍患儿的心理特点如何？

有研究用艾森克人格问卷（EPQ）对 300 例抽动症患儿进行测试分析，结果表明，抽动症患儿的主要人格心理特征是内向人格和心理防御水平偏高。内向型性格既是抽动障碍成因之一，又是此病大病理进程中演化的结果，内向人格者往往比外向人格者有更大心理压力，由于这种差异的存在，前者积累的心理能量得不到适当宣泄，从而转换途径，改由各类运动性抽动强迫症状以及抽动而发泄出来，以维持潜意识的心理平衡。随着病情发展，其承受的压力也就更大，患儿不能被别人理解和同情，反遭训斥、惩罚、厌恶，甚至敌视，患儿产生和加剧了自卑心理，自我强调内省，自我注意的程度也逐渐加大，纠正抽动症状动机强烈，结果适得其反，人格心理更趋内向化。

29. 抽动障碍患儿的性格有何改变？

在抽动障碍患儿中，以内向型性格和心理防御水平偏高的性格多见。抽动障碍患儿会感觉社会压力很大，在众人面前抬不起头。为了不引起人们的注意，每到公共场合就想控制自己，而越是紧张抽动越难以控制，结果还是成为众人的笑柄。反复的刺激过程，使患儿形成自卑心理及自闭现象，不敢与人交往，不敢到人多的地方去。人格心理越来越内向。病情的加重比较严重地影响了患儿的心理行为，对孩子的成长非常不利。所以，注意孩子的性格变化，引导孩子主动地消除心理压力在孩子生长过程及治疗过程中非常重要。

30. 抽动障碍患儿为何容易精神异常？

研究发现在抽动障碍病程中会出现如多疑、妄想等精神异常。但抽动障碍合并精神分裂症的机制尚不明确，精神分裂症及其思维障碍的基础可能与多巴胺功能亢进有关。

31. 抽动障碍与癫痫有关系吗？

很多家长容易把抽动障碍和癫痫混淆，在治疗的时候方法使用不正确，反而让抽动障碍的病情越来越重，专家指出，由于小儿抽动障碍的症状与癫痫发作有些相似之处，再加上很多家长对该病缺乏了解，看见孩子出现反复的行为抽动表现，就以为是癫痫所致，随后有些家长领孩子随便去一个小诊所或不正规的医院，造成误诊、误治，让孩子的病情越来越重。

其实，小儿抽动障碍和癫痫是不同的疾病，癫痫是大脑神经元突发性异常放电所致的短暂大脑功能障碍。临床表现为各种抽搐发作。部分癫痫患儿可伴有抽动行为和学习困难、注意力不集中等表现，故需与抽动障碍相鉴别。但通过了解病史，癫痫患儿有明显的阵发性抽搐发作、当时神志不清等病史，查脑电图可发现有特殊的异常改变（癫痫波形）；而抽动障碍无抽风病史，其异常脑电图主要表现为慢波增多，阵发性慢波，不具有特异性。这种慢性疾病在发作的时候会出现面部肌肉的抽动，恰好抽动障碍也有这样的症状，所以就被当作癫痫治疗。

综上所述，小儿一旦发生抽动障碍的症状，就要及时到正规的医院进行确诊，明确患的是哪种疾病，对症治疗，以免造成误诊、误治的情况，延误病情，给治疗增加了难度。

32. 抽动障碍影响智力吗？

一般情况下，抽动障碍不影响孩子的智力发育。大多数国外研究认为多发性抽动障碍患儿的智力在平均水平，智商平均约 100，处于正常范围。有学者采用《韦氏儿童智力量表中国修订本》〔《Wechsler intelligence scale for children-Chinese revised》（WISC-CR）〕，对 39 例 7～14 岁多发性抽动症患儿的智力功能进行测查，结果显示患儿的语言智商、操作智商和总智商在正常范围，智商平均约 99，与对照组相比差异无显著意义，表明多发性抽动症患儿总的智力水平正常，与国外的研究结果基本一致，但是少数抽动障碍患儿也可因为注意力不集中，影响学习和潜力的发挥，以及常伴有的性格和行为问题，影响了患儿与环境的交往，实践机会减少，妨碍了智力的发展。

33. 抽动障碍患儿存在学习困难吗？

虽然抽动障碍患儿的智商在正常水平，但其学习困难的发生率要明显高于一般人群。学习困难可以有诸多方面的表现：①视觉运动、视空间、视感知问题；②数学书写计算（并非心算）困难；③阅读理解困难；④拼写困难；⑤书写语言的表达困难等。

34. 抽动障碍患儿睡眠有异常吗？

临床中发现，部分抽动障碍患儿会存在睡眠异常，其发生率为12%～44%。主要是睡眠质量不佳，表现为入睡困难、睡眠不安、梦语、早醒、多梦、噩梦、易从梦中惊醒、梦游或睡中不明原因地大哭大叫及遗尿、磨牙等。睡眠障碍可能是多发性抽动症的一个症状。通过治疗，随着抽动症状的减轻，睡眠状况亦见好转。部分患儿睡眠无异常。

35. 多发性抽动症患儿为什么容易发脾气？

一般来说，患有多发性抽动症的孩子有很大一部分是脾气不好的。其主要原因包括：

1）家长一味地溺爱孩子，对孩子有求必应、百依百顺会使孩子的脾气越来越暴躁。父亲、母亲或爷爷、奶奶过分疼爱孩子，总怕孩子受委屈，为了博取孩子的欢心，有求必应，而不考虑这种要求是不是适当。这样就逐渐使儿童滋生了一种自我为中心的意识。自我为中心的孩子，无论做什么事，都是以自己的意志为转移，随心所欲，为所欲为。有时，父母觉得孩子的要求过于无理，本不想答应，但孩子一发脾气，就立刻加以满足，这是一种最糟糕的做法。因为孩子从这样的事情中知道，发脾气是满足愿望和要求的最有效的手段，于是就变得更容易发脾气了，造成了恶性循环。

2）家长脾气暴躁给孩子树立了不好的榜样。爸爸脾气不好，常为一点小事就动手打孩子。一次孩子在外边玩，爸爸叫孩子回家吃饭，见孩子没有答应，上前就是一巴掌，孩子顿时吓得不知所措。所以有时孩子在幼儿园里与同伴玩时，也经常发脾气，甚至为一点儿小事打小朋友。

3）家庭教育缺乏一惯性和一致性。今天禁止的事，明天便鼓励去做，父亲认为是好事，母亲说坏，爷爷同意的事情，奶奶偏要阻拦。这样就会使孩子的心理过分压抑。教育方法不统一，孩子对软弱的一方容易发脾气，从而导致烦躁和暴躁。

4）父母对孩子要求过分严格。孩子稍有过错或没有按要求去做或做得不好，父母就严加训斥甚至把孩子狠狠地揍一顿。这种做法会造成两种不良结果。其一，使孩子感到不满和压抑，这种不满和压抑会在以后的某种场合中表现出来；其二，父母的举动，为孩子提供了一个效仿的榜样，一旦环境适当，孩子也会表现出同样的暴躁和攻击性行为。

5）一些小的孩子有时不会表达自己的愿望，由于孩子的语言尚处在发展期，有时不能将自己的想法、要求和愿望明白地表达出来。自己的意愿家长不理解，孩子着急易发脾气。

6）孩子的第一个"反抗期"出现，易出现脾气暴躁。

除此以外，疾病与生理条件也是引发坏脾气的原因之一。抽动障碍儿童本身就容易兴奋、发脾气，处于疾病和疲劳状态中的孩子也常常有烦躁不安、易于发火的表现。

36. 多发性抽动症患儿父母有何心理特点？

多发性抽动症患儿的父母会有各种心理反应，例如觉得孩子出现的不自主抽动是对父母的惩罚，有犯罪感；对孩子的将来比较担心；因他们的孩子"十全十美"的梦想破灭而忧伤；甚至有的父母起初并不承认他们的孩子患有此病。另外，有些父母难以接受某些不被社会所接受的或违背宗教信仰的特殊症状（如秽语）。就家长而言，当小孩患多发性抽动症被确诊后，家长要尽量保持平静的心态，与医生做好配合，对患儿进行治疗。家长不必为这种抽动担心，更不要担忧孩子长大会落下什么毛病，绝大多数孩子发生的习惯性抽动行为，对孩子的精神活动和身体健康并无影响，只要家长懂得怎样去正确地对待孩子，孩子的抽动行为就一定会逐渐被治愈。

37. 多发性抽动症患儿学校表现怎样？

患有多发性抽动症的孩子有的在学校经常扰乱秩序、打架斗殴、偷窃破坏，影响其他同学的正常学习和学校教学质量，一般时间久了会在学校受到一些歧视，在学校会因为这种原因而导致没有同学愿意和其一起玩耍，没有几个朋友以至于越来越孤单、自闭。学校有些老师也是无法理解的，想让他们留级，甚至开除，慢慢地随着孩子的年龄不断增加，感情越来越丰富，越来越喜欢成就感和在意别人的看法，而导致心理疾病越来越严重，后果严重者会出现自残、轻生等念头，越来越不喜欢去公共场合，对一些会被其嘲笑的人群和地方感到害怕，而导致病情加重。在这方面做家长的要做到一个心理医生的角色来帮助孩子慢慢地走出阴影，走出自闭的空间，慢慢来疏导孩子。

38. 多发性抽动症患儿父母患有抽动症时多有什么表现？

中外专家公认多发性抽动症的发病与遗传密切相关。国外研究报告，在多发性抽动症患儿的家庭成员中，抽动障碍的发生率为 40%～50%，国内为 28% 左右。部分成人多发性抽动症的症状表现跟孩子有很多类似的地方，都是在不自觉地做出一些动作，成人多发性抽动症多数从面部开始，可表现为刻板地眨眼、皱眉、咧嘴、做怪相等症状。

39. 多发性抽动症患儿容易伴发哪些疾病？

1）多发性抽动症伴拔毛癖：拔毛癖被归为冲动障碍之列，是指不能克制地拔除自己毛发的行为，导致毛发明显脱失，多发性抽动症患儿偶有拔毛癖，有专家认为，拔毛癖与多发性抽动症可能是一种疾病，拔毛是多发性抽动症的一个特殊表现。

2）多发性抽动症伴癫痫：多发性抽动症患者可以伴有癫痫发作，二者之间的关系尚不明确，有专家认为二者可能有共同的神经生理解剖基础。多发性抽动症患儿不自主地抽动，主要在清醒时发生，而常在睡眠中常消失。若患儿在睡眠中有肢体或面部小抽搐甚至全身性抽搐，应做常规脑电图检查。如描记出与临床发作同步的痫性放电，可确定诊断，治疗抽动障碍的同时，应再给予抗癫痫药物。

3）多发性抽动症伴精神分裂症：部分多发性抽动症患者的病程中可出现精神异常（如被洞察感、被害妄想及关系妄想）和形体障碍等，其发病机制尚不明确，精神分裂症及其思维障碍的基础可能与多巴胺功能亢进有关。

4）多发性抽动症伴偏头痛：有研究发现儿童期偏头痛在抽动—秽语组发生率占 26.6%，认为伴有偏头痛的抽动障碍可能代表此病的一个亚型。发病原因主要是与 5-羟色胺代谢功能障碍有关的神经递质紊乱，与偏头痛的发生机制基本相同。当抽动障碍患儿有偏头痛时，要想到是其伴随症状。

5）多发性抽动症伴有疼痛：多发性抽动症的特点是多组肌群不自主抽动，躯干部肌肉包括胸部及腹部肌肉等，由于肌群的不停收缩、放松频繁运动，用意识难以控制，肌群已疲劳也不停止抽动，产生大量乳酸，不能及时消散、分解，刺激肌内神经而感到酸痛。同样原理，肌群抽动也可引起相应的肌群酸痛，如胸痛、颈痛、上下肢痛等。

6）多发性抽动症合并注意缺陷多动障碍：据临床资料来看，多发性抽动症合并儿童注意缺陷多动障碍的发病率为 25%～50%。主要表现为注意力不集中，多动，冲动行为。注意缺陷多动障碍症状通常出现在抽动之前，早 2～3 年，并且是重度抽动患儿常见症状。

7）多发性抽动症伴有睡眠障碍：多发性抽动症患儿睡眠障碍的发生率占 12%～44%，睡眠障碍包括入睡困难，睡眠不安、多梦、梦语、夜惊、梦魇、梦游、遗尿和磨牙及快速眼动相睡眠时间减少。睡眠障碍多发生在多发性抽动症伴多动症行为的男孩，年龄较小者多见，有随着年龄增长而消失的倾向。

40. 多发性抽动症患儿睡眠中能有抽动症状吗？

过去认为多发性抽动症患儿不自主的抽动主要在清醒时发生，而在睡眠中常消失，其实睡眠中也可以有抽动症状，只不过由于夜间发生程度轻，无异常发音，不易被他人所发现。另外若患儿在睡眠中有肢体或面部小抽搐甚至全身性抽搐，应做常规脑电图检查。多发性抽动症患儿可合并睡眠抽动，睡眠抽动又称为睡眠肌阵挛或入睡惊动，是一种生理性的睡眠现象，多出现在刚刚入睡不久或清晨快醒时，表现为入睡后手指、脚趾、某一肢体或口角的轻微抖动，部位不固定，可单次或连续出现但不成节律，抽动的速度一般较快，动作幅度大小不等，动作后如不唤醒可继续入睡。睡眠肌阵挛脑电图表现在浅睡眠，抽动时可引起类似觉醒反应的图形，如 K-综合波或阵发性高波幅 θ 波。所以，当患儿出现抽动症状而且治疗效果又不好时，并出现夜间反复肢体抽动现象对应考虑到两者同时存在的可能，以免误诊为癫痫发作，视频脑电图记录到发作时的脑电图改变可以明确诊断。

41. 多发性抽动症患儿抽动频率及强度如何？

目前临床一般采用耶鲁抽动症整体严重程度量表进行评估。

耶鲁抽动症整体严重程度量表（YGTSS）：

1）抽动类型　描述过去1周内抽动情况，每项1分。

①简单抽动11项，包括：眨眼，眼、口或鼻轻微活动，皱额，点头，耸肩，手臂或手抽动，肌肤紧张，下肢、足或趾抽动等。

②复杂抽动18项，包括：示意式挤眼或眼球运动，张口或类似动作，面部表情改变，头或肩示意式抽动，手臂或手示意式抽动，书写时抽动，肌张力异常姿势，弯腰或旋转性抽动，下肢、足或趾明显抽动，抽动式强迫行为（如触摸、拍打、过度修饰自己），猥亵行为，自虐或系列的运动性抽动等。

③发声抽动10项，包括简单发声：轻咳，清嗓样咳，有声的用鼻吸气，哼声，口哨声，类似动物或鸟鸣声等；复杂发声：模仿语言，重复语言，秽语或类似音节，醉汉样语言，突然口吃，犬吠样发声，以及成系列的异常发声抽动等。

2）评分及分值

按抽动的类型、频率、强度、复杂性和对生活及行为的影响程度等项，每项再分运动性和发声性抽动分别赋分，每项满分为10分。

①抽动类型：无抽动0分，单一抽动1分，不同形式抽动2~5种2分，不同形式抽动>5种3分，多种抽动伴1种系列抽动4分，多种抽动伴2种或更多系列抽动5分。

②抽动频率：无抽动0分，极少发生（不是每天发生）1分，偶尔发生但不持续2分，经常（每天都发生，但可有1小时的停歇期）3分，频繁（醒后每小时都发生）4分，持续性（间歇不超过5~10分钟）5分。

③抽动强度：无抽动0分，不易觉察的轻微抽动1分，比正常动作稍强的抽动2分，比正常略强但未超过正常最大程度3分，强度明显超过正常行为4分，抽动极强、引人注目甚至自伤5分。

④抽动的复杂程度：无抽动0分，可疑有抽动1分，轻度抽动2分，中度（动作复杂或呈系列抽动）3分，十分复杂，极易察觉4分，长程的复杂抽动5分。

⑤对生活及行为影响程度：无影响0分，轻微但不影响正常行为1分，偶尔打断正常活动2分，经常打断正常活动或语言3分，频繁打断正常行为、语言和人际交往4分，严重影响行为、语言和人际交往5分。

3）总分及评判

0分：无抽动障碍；满10分：轻微抽动障碍；满20分：轻度抽动障碍；满30分：中度抽动障碍；满40分：明显的抽动障碍；满50分：严重抽动障碍。

42. 多发性抽动症患儿都有哪些行为障碍？

当多发性抽动症儿童病程较长时，多伴有行为障碍，其中最常见的是强迫障碍（OCD）和注意缺陷多动障碍（ADHD）。OCD 发生率为 20%~60%，一级亲属中常见，表现为不自主地反复出现而持续存在的不切实际的想法、冲动行为，或者是重复行为，如不停洗手、计数、默诵等，或脑中不断出现一些曾经见过的影像。这些症状不自主地反复出现，造成思维中断，患儿因而极度痛苦和烦恼。ADHD 发生率 40%~70%，一级亲属的发病率并不比普通人群高。患儿很难长时间集中注意力在某些相关的事情上，尽管没有干扰，患儿也容易被其他无关的事情分散注意力，导致难以完成学习任务。ADHD 症状常早期出现，中枢性兴奋药虽可控制 ADHD，但可诱发潜在的抽动并加重病情。此外，GTS 还常合并其他情绪和行为异常，表现为易怒、焦虑、抑郁、惊恐、袭击、性骚扰和反社会行为等。比较少见为自我截肢行为，患者常诉因一股不可抗拒的力量而需用抓、咬、撞、切等行为伤害自己。

43. 多发性抽动症临床症状轻重的演变规律？

根据归纳临床问诊时患儿家长和老师的回忆以及医生的临床经验总结，一般多发性抽动症患儿病情发展规律为：抽动症状多以头面部症状居首位，患儿在发病之初，其症状以眨眼、清嗓等头面部症状为主，发病半年至 2 年，患儿病情逐渐加重，依次出现颈项肩部症状、四肢抽动、腹部抽动等。根据观察数据显示，此阶段抽动症状中，以头面部抽动为主，身体上部抽动较身体下部为多，抽动范围较局限。发病 2~9 年，患儿病情可能进一步加重，此时患儿的抽动症状有下行趋势，头面部症状比例进一步减少，腹部症状比例增多，颈项肩部症状及四肢症状，尤其是下肢症状比例，均有明显增加，抽动范围较病初扩大，甚至涉及全身。部分患儿出现发声抽动，可能出现共患病，如 ADHD、癫痫、心理精神障碍、学习困难等。

44. 抽动障碍患儿生活质量的影响因素有哪些？

主要取决于以下两方面：抽动症状和共患病。抽动症状主要包括：抽动的严重度、抽动的先兆冲动等。有研究表明，抽动障碍患儿的秽语症的发作、抽动相关的活动受限与生活质量密切相关；抽动先兆冲动是指抽动障碍患儿在抽动之前出现频繁的、不适的感觉现象，也与生活质量相关；抽动的严重度能显著预测患儿成年后身体、心理和认知领域的功能，与生活质量相关。共患病指伴发的各种精神、行为障碍。80%~90%的抽动障碍患儿有并发症：注意缺陷多动障碍、强迫障碍、抑郁症、焦虑症等。这些并发症常损害患儿的生活质量，比抽动造成的损害更严重，所以并发症变成了治疗的主要目标。

45. 小儿抽动障碍轻重程度如何划分？

抽动障碍的病情有轻重之分，国外学者将其病情按轻重程度分为3级：Ⅰ级指抽动轻微，不影响学习与生活，无须治疗；Ⅱ级指抽动严重，需要治疗；Ⅲ级指抽动严重并影响患儿学习与生活。临床上通过抽动严重程度量表对多发性抽动症病情严重程度进行定量评估。当然，伴随抽动障碍的一系列行为问题，也相应地增加了病情的复杂性和严重性，所以，应对多发性抽动症的病情进行全面的评估，不仅要进行症状评估，还要对抽动的性质、病程、当时的功能状况以及对社交、家庭、学校生活的影响程度进行评估。

46. 不同性别抽动障碍患儿临床表现有区别吗？

在抽动障碍并伴随行为问题方面的患儿中临床表现会随性别不同而不同，在男性患儿中更多的是伴有注意缺陷多动障碍（ADHD），而在女性患儿中更多的是伴有强迫障碍（OCD）。1992年Kurlan推测抽动障碍的这种性别差异可能是缘于中枢神经系统在早期发育过程中受性激素的影响所致。

47. 不同年龄抽动障碍患儿有不同的临床表现吗？

有研究表明抽动障碍患儿的抽动症状的频率和强度会随年龄的增长而降低。但就多发性抽动症本身而言，发声性抽动通常比运动性抽动在临床上出现得要晚，平均发病年龄为11岁。而秽语的起病年龄通常又比简单发声性抽动要晚，平均起病年龄为13~14.5岁，并且病程中大约1/3的病人秽语症状可以自然消失。在疾病早期易怒及行凶现象很少见，大多随着年龄的增长，自身体力的增加，病情又反复发作，难以控制，当外界有激怒因素时，患儿容易以攻击性行为发泄自己的内心郁闷，攻击及破坏行为会时有发生，而且越来越常见，甚至造成行凶及法律问题。年龄越大，此类行为也会相对增加。

48. 多发性抽动症患儿中医体质分析特点有哪些？

小儿多发性抽动症在中医古籍中并无此病名的记载，依据儿童多发性抽动症的症状，参考中医一些文献资料，多数医家认为此病归属于中医的"肝风证"

"慢惊风""瘈疭""胞轮振跳""寸由搐""风痰证""震颤"等范畴。近年来由
于我国的经济建设加快，家庭成员结构的改变，生活节奏的快速变化，使抽动障
碍患儿发病率逐年增加。儿童多发性抽动症患儿以偏颇体质为主。《素问·评热
病论》曰："邪之所凑，其气必虚"，小儿之体，脏腑娇嫩，稚阴稚阳，易受外
邪刺激，影响气血阴阳失调，脏腑功能紊乱，出现复杂、偏颇的体质。偏颇体质
中 45.8% 表现为单一体质，54.2% 表现为兼夹体质。单一体质中以阴虚质为主，
而兼夹体质中也基本兼夹阴虚质。年龄对比分析发现：小于 7 岁的患儿多表现为
单一体质，体质类型也较为简单；大于 7 岁的患儿体质偏颇，兼夹逐渐多元化、
复杂化，这与患儿年龄增加，受后天因素如地理环境、饮食习惯、情志变化影响
增大有关。因此阴虚体质为抽动障碍患儿的基本体质。阴虚日久则生风，易发生
抽动，而形成本病。因此在治疗本病的时候应以滋阴息风为基本治疗原则。根据
体质、年龄的不同而制订治疗方案，灵活运用滋阴息风、养阴清热、化痰除湿、
活血化瘀、温阳开郁等多种疗法，来修正偏颇体质，防治儿童多发性抽动症，提
高患儿的生活质量。

共患病篇

1. 多发性抽动症常常易与哪些疾病共患?

抽动障碍患儿可以出现共患病,其发生率为 50%~60%,包括强迫障碍、注意缺陷多动障碍、癫痫、偏头痛、情绪障碍、睡眠障碍以及其他的一些心理行为问题,部分需要给予特殊的治疗与照顾。

2. 注意缺陷多动障碍发生在多发性抽动症病程的什么时程?

注意缺陷多动障碍在多发性抽动症患儿中的发生率在 50% 左右,主要表现为持续的、明显的注意力不集中、活动过度、冲动行为、学习困难等。注意缺陷多动障碍症状通常出现在抽动之前,早 2~3 年,并且是重度抽动障碍患儿的常见症状。

3. 多发性抽动症患儿出现头痛的常见诱因有哪些?

1) 个性因素:多发性抽动症患儿的性格特点,如内向寡言、自卑孤僻、死板、拘谨都可能会使头痛频繁发作。

2) 睡眠因素:多发性抽动症患儿可有睡眠不足等睡眠障碍等症状,这类患儿可能会有明显的、更严重或更频繁的头痛。

3) 饮食因素:饥饿是最常见的引发头痛的原因。禁食或长时间不进食可以触发偏头痛。某些食物也可以诱发偏头痛,公认的罪魁祸首包括酒精、发酵的、腌制的、卤制的食物、人造甜味剂(如阿斯巴甜)、味精(一种香料和普遍添加到许多佐料种的原料)、加工过的食物和亚洲食物、咖啡因、巧克力、过期的奶酪、硝酸盐和亚硝酸盐(存在于热狗、香肠、加工过的食物中)、柑橘类水果和坚果。

4）环境改变：气温过高或过低、强光、烟、强烈的气味和环境中噪声也能引起头痛。

5）药物：一些心血管药物和治疗抽动障碍的药物也能引起头痛。

4. 多发性抽动症患儿出现头痛的发病机制是什么？

国内外专家研究认为伴发头疼的抽动障碍可能代表此病的一个亚型。多发性抽动症患儿出现头痛的发病机制可能是与 5-羟色胺代谢功能障碍有关的神经递质紊乱，与偏头痛的发生机制基本相同。

5. 多发性抽动症患儿出现头痛的临床特点是什么？

多发性抽动症患儿伴发头痛主要表现为偏头痛，儿童偏头痛的临床症状与成人不太一样。年龄越小偏头痛症状越不明显，往往表现为腹痛、恶心、呕吐或眩晕、胸痛等短暂发作，而无头痛或头痛十分轻，这些称为偏头痛等位症。随着年龄的增长，有的患儿告诉父母他们的眼前可出现形状不定的闪光，如星状、环状等。有些患儿的眼前可出现失明，常见为单眼失明，多呈一过性，或视物变形、视物变大或变小等。有的患儿还会叙述他们有感觉异常，如最常见的是手和前臂的刺痛和麻木感，两手、四肢、半侧面部及口唇周围的麻木感及偏身感觉减退，症状多持续几秒到 20 分钟，偶可持续几小时，极个别可达几天到几周。

6. 多发性抽动症患儿出现腹部不适的常见诱因有哪些？

多发性抽动症的患儿可出现腹部不适。腹痛等腹部不适症状是此病的并发症状。因为多发性抽动症是多组肌群不自主抽动，躯干部肌肉包括胸部及腹部肌肉等，由于肌群的不停收缩、放松频繁运动，用意识难以控制，此时肌群已疲劳也不停止抽动，产生大量乳酸，不能及时消散、分解，刺激肌内神经而感到酸痛及腹部不适。

7. 多发性抽动症患儿发生强迫障碍的概率是多少？

多发性抽动症与强迫障碍症状的重叠性很高。据统计 30%～90% 的多发性抽动症患者有强迫症状。钱连华等于 1996 年对 21 例多发性抽动症病人进行了长达 9～12 年的追踪随访观察，发现所有病例在初诊时均未发现明显的强迫症状，但是在随访的 1~7 年中先后有 48%（10/21 例）的患儿出现强迫症状，表现为强迫性计数、强迫性行走和强迫性触摸物体，这提示强迫症状是本病的另一临床表现特点，可能是影响患儿远期预后的重要因素。另外，多发性抽动症家族中强迫障碍发生率也明显高于一般人群。

8. 小儿强迫障碍的表现如何？

强迫障碍（OCD）存在于多发性抽动症患儿中，多发性抽动症患儿强迫障碍的发生率为 25%~60%，而一般人群强迫障碍的发生率为 2%~3%。强迫障碍包括强迫观念或强迫行为，或两者皆有。强迫观念与强迫行为是以反复出现的刻板行为和（或）观念为其特征。强迫观念有强迫性怀疑、强迫性回忆和强迫性联想等；强迫行为有强迫性计数、强迫性检查、强迫性洗手和强迫性仪式动作等。多发性抽动症伴发强迫障碍可表现为反复从事简单动作（如反复洗手和反复多次开关灯等），重复无目的动作（如强迫性触摸、对称性放置物品等），检查仪式（如多次检查锁门、关炉子和关窗户等），清除身体上或物体上污垢的仪式动作，频繁计数，重复写字等。自身无法克制这些不必要的强迫观念和动作，因而日常活动和学习受到严重干扰。Robertson 等于 1988 年报道，90 例多发性抽动症患儿有 37% 表现有强迫观念与强迫行为，采用标准化量表评定，发现多发性抽动症组的评分比对照组要高得多；此外，还发现秽语和模仿现象与强迫障碍有关，而多发性抽动症的起病年龄或病程与强迫障碍无关。多发性抽动症患儿强迫障碍的发生率在女性比男性要高，Comings 等于 1985 年报告 250 例多发性抽动症有 32% 表现有强迫障碍，在女性为 45%，在男性为 29%；强迫观念以暴力和痛苦为最常见，强迫行为以接触东西和放置物品为最常见。

9. 多发性抽动症患儿并发强迫障碍的特点？

多发性抽动症出现复杂抽动时常常带有强迫性质，在强迫行为、强迫观念和复杂抽动之间呈现有意义的交错。多发性抽动症的许多复杂抽动带有强迫性质，如重复摩擦、拍击或触摸行为界于抽动和强迫行为之间，可能既代表复杂抽动也代表强迫行为。George 等于 1993 年应用 Yale-Brown 强迫症状量表及 Leytan 强迫症状量表作为评定工具，对 10 名强迫障碍患儿及 15 名强迫障碍伴有多发性抽动症患儿的临床表现进行观察比较，发现前者具有较多的怕脏或怕细菌污染等强迫思维和强迫洗涤动作；而后者则具有更多的说出秽语词句或做出令人发窘之事的强迫思维，以及自伤、眨眼、触摸自己身体或物品、计数等强迫动作。研究结果认为，强迫动作为有目的、复杂的运动行为；抽动为无意义的、快速、重复运动行为。利用药物的反应也可以帮助区别复杂抽动或强迫症状，多数精神抑制药物如氟哌啶醇对抽动有治疗作用，而对强迫观念和强迫行为通常没有作用。

10. 多发性抽动症患儿并发注意缺陷多动障碍的临床特点是什么？

多发性抽动症伴发注意缺陷多动障碍的儿童与同龄儿童相比，具有明显的、持续的注意力不集中、活动过度、任性、冲动和学习困难。在教室里会经历许多困难和麻烦，上课注意力不集中受到老师的特别"关照"，爱动且小动作多，又酷爱招惹其他同学，常被老师和同学所厌烦，患儿的学习成绩往往不尽如人意。一般认为本病所伴有的注意缺陷多动障碍是导致患儿学习困难的主要原因。另外，需要注意的是：这些行为异常是疾病本身的群表现，不要误认为是患儿故意捣蛋行为。

11. 多发性抽动症强迫症状有遗传因素吗？

多发性抽动症先证者的亲属患病率研究在多发性抽动症患儿中，强迫障碍的患病率增加；在强迫障碍患儿中，多发性抽动症的患病率增加；在多发性抽动症和强迫障碍先证者的一级亲属中，二者的家庭患病率也有增加。Jankovic 等报道112 名多发性抽动症先证者中，10%的亲属有强迫障碍。Montgomory 等发现13%（4/30 例）多发性抽动症先证者的一级亲属有强迫障碍。Robertson 等于1990 年报道一个多发性抽动症多代遗传家族中的122 名家庭成员，其中85 人经过临床评定，29 名诊断为多发性抽动症，17 名为慢性抽动障碍，4 名为强迫障碍。Pauls 等于1991 年调查了86 例多发性抽动症先证者的一级亲属338 名成员，结果发现多发性抽动症、慢性抽动障碍和强迫障碍的发生率，在多发性抽动症先证者的亲属中比在对照者的亲属中要高；并且还发现男性亲属患多发性抽动症较多，女性亲属患强迫障碍较多。Comings 等于1987 年研究发现，许多多发性抽动症患儿的一级亲属没有抽动和发声，但有强迫观念和强迫行为。Eapen 等于1993年观察403 名多发性抽动症先证者的168 名亲属，其中17.9%为多发性抽动症，12.5%为慢性抽动障碍，6%为强迫障碍，并认为多发性抽动症和强迫障碍二者都是多发性抽动症基因的表现形式。

通过家系调查可以证明多发性抽动症先证者的一级亲属中强迫障碍增多，多发性抽动症和强迫障碍的一级亲属中强迫障碍和抽动症状也经常出现，说明二者在病因学方面有着密切联系。多发性抽动症与强迫障碍关系密切，与内在生物学遗传基础有关,多发性抽动症和强迫障碍之间存在遗传连锁关系,两者之间的区别可能是缘于同一致病基因不同表型所致,而且有不同的性别表达,男性易表现为多发性抽动症,女性易表现为强迫障碍。事实上多发性抽动症和强迫障碍二者可能在两方面有联系,即多发性抽动症是强迫障碍的变异形式,或强迫障碍是多发性抽动症的变异形式,至少一些强迫障碍患儿(并非全部)与多发性抽动症在遗传学上有联系。多发性抽动症与强迫障碍可能是同一疾病的不同表型,或者强迫障碍是多发性抽动症疾病谱中的一部分。可能存在"从典型抽动到抽动伴发强迫障碍,再到典型的强迫障碍"这样一个疾病谱,而且在病因学上有一定的联系。

12. 多发性抽动症患儿并发注意缺陷多动障碍的发病率如何?

多发性抽动症患儿并发注意缺陷多动障碍的发病率为35%~80%,在50%左右,个别报道结果不尽相同,这与医院层次病人群体、病程长短有很大关系。

13. 注意缺陷多动障碍是怎么回事?

注意缺陷多动障碍(ADHD)是指发生于儿童时期,表现为与同龄儿童相比,具有明显的、持续的注意力不能集中,活动过度、任性、冲动和学习困难为主要特征的一组综合征。注意缺陷多动障碍的症状也可与多发性抽动症患儿的抽动症状相伴出现,导致学习困难和人际关系不良。因此,注意缺陷多动障碍常较抽动症状具有更大的损害性。Comings等于1987年应用一种包含425项问题的问卷,对246名多发性抽动症患者和47名正常对照组进行观察比较,发现62%的多发性抽动症患者有注意缺陷障碍(attention-deficit disorder,ADD),对照组为6%;49%有注意缺陷多动障碍,对照组为4%。大多数多发性抽动症患者起病时为注意缺陷多动障碍,平均2.4年以后出现抽动症状。在多发性抽动症患者中,约有39%过去曾因注意缺陷多动障碍或其他行为问题接受过药物治疗,对照组为2%。注意缺陷多动障碍患儿应用精神兴奋药物,如利他林和匹莫林等,也有可能引起抽动或者加重易感个体的抽动。

14. 多发性抽动症与注意缺陷多动障碍发病时间关系?

对于多发性抽动症患儿而言,注意缺陷多动障碍的症状通常较多发性抽动症的运动性抽动和发声性抽动早2~3年,出现在抽动之前,而且是重度抽动障碍患儿的较常见的共患病。

15. 注意缺陷多动障碍共患多发性抽动症的影响因素有哪些？

注意缺陷多动障碍共患多发性抽动症的影响因素：有研究表明单因素分析显示差异有统计学意义的影响因素有：患儿沉溺手机或电脑游戏，长时间精神过度紧张，可能诱发抽动障碍；饮料及食物对多动、抽动有不同的影响，如咖啡因、咖啡类饮料可减轻多动，但却能加重抽动症状，精制糖及甜味剂、防腐剂可加重抽动；注意缺陷多动障碍儿童的注意力不集中、活动过度、任性冲动，难与同学沟通，同学之间关系差，同学的嘲笑、指责可能刺激其出现抽动，而父母亲间关系差，缺乏安静的生活环境，亦可导致患儿精神紧张而诱发抽动。多因素分析显示家庭教育方式不当、合并感染为注意缺陷多动障碍共患多发性抽动症的危险因素。家长是否责骂惩罚患儿、是否了解患儿的思想及采取引导、帮助等正确的教育方式，对患儿身心健康有很大影响。感染对抽动障碍的影响正逐渐受到重视。有报道抽动障碍患儿在发病前 4~6 周常有细菌或病毒感染史，也有研究报道显示螺旋体、支原体、EB 病毒、巨细胞病毒感染可引起抽动。感染因素与抽动障碍关系尚不清楚，考虑可能与引起细胞免疫功能紊乱，导致相应神经结构（如基底节和皮质—纹状体—丘脑—皮质环路）或功能损害有关。

16. 多发性抽动症共患注意缺陷多动障碍对人体有何损害？

国内有专家用 Halstead 儿童神经心理成套量表测试了 30 例多发性抽动症患儿，研究结果提示患儿有空间记忆力缺陷，专家又通过进行事件相关听觉诱发电位及 Knoxcube 测验发现，多发性抽动症患儿特殊注意缺陷及视觉注意广度损害。在日常生活中由于注意力无法完全集中导致患儿性格暴躁、好动，进行集体活动时，无法遵守秩序，进行自我控制能力较差，且情绪波动较大，严重影响儿童的人际交往能力。注意缺陷多动障碍常较抽动症状具有更大的损害性。

17. 抽动障碍合并注意缺陷多动障碍男孩的行为特征是什么？

研究结果显示抽动障碍合并注意缺陷多动障碍（ADHD）的男孩与 ADHD 男孩行为特征比较接近，但前者强迫性与攻击性显著增高，交往不良也略高于后者。与单纯抽动障碍的男孩相比较，抽动障碍合并 ADHD 的男孩存在较多的行为问题，如抑郁、交往不良、强迫性、社交退缩、多动、攻击性、违纪等方面均显著增高，提示 ADHD 是抽动障碍合并 ADHD 男童行为问题的主要来源。

18. 抽动障碍合并注意缺陷多动障碍女孩的行为特征是什么？

抽动障碍合并注意缺陷多动障碍（ADHD）的女孩与 ADHD 的女孩相比无显著性差异；与抽动障碍的女孩比较，抽动障碍合并 ADHD 女孩的攻击性显著增高；与正常儿童比较，抽动障碍合并 ADHD 女孩的社交退缩、攻击性显著增高，提示抽动障碍合并 ADHD 女孩与 ADHD 女孩行为特征相似，但抽动障碍合并 ADHD 女孩较单纯抽动障碍及正常儿童具有较多的行为问题，既有外向型行为问题（攻击）又有内向型行为（社交退缩）。

19. 多发性抽动症患儿易出现精神分裂症吗？

有研究发现抽动障碍的病程中出现精神异常（如被洞察感、被害妄想及关系妄想）和形体障碍等，表明抽动障碍伴有精神分裂症（schizophrenia）。抽动障碍合并精神分裂症的机制尚不明确，精神分裂症及其思维障碍的基础可能与多巴胺功能亢进有关。

20. 多发性抽动症患儿合并抑郁症的概率有多少？

多发性抽动症患儿合并抑郁症的概率有 16%～20%。

21. 多发性抽动症患儿合并抑郁症的表现是什么？

临床上有部分多发性抽动症患儿伴发抑郁症，其抑郁情绪随多发性抽动症症状的波动而变化，当加强多发性抽动症治疗的药物后，随着其症状好转，抑郁症也可以缓解。抑郁症是较常见的精神类疾病，可有情绪高涨和低落交替为特点的双相情感障碍，也可单独表现为抑郁，严重者可有自杀行为。儿童抑郁症的表现与成人还有所不同，儿童可表现为易激惹、爱发脾气、离家出走、学习成绩下降和拒绝上学等。部分儿童还不能准确表达内心的感受，如愤怒和沮丧等；有些则在表达认知症状时，如绝望和自卑还存在困难。另外，不同的年龄段各有特点：研究发现 3～5 岁学龄前儿童主要表现特点为明显对游戏失去兴趣，在游戏中不断有自卑自责、自残和自杀表现；6～8 岁的儿童主要有躯体化症状，如腹部疼痛、头痛、不舒服等；其他有痛哭流涕、大声喊叫、无法解释的激惹和冲动；

9~12岁儿童更多出现空虚无聊、自信心低下、自责自罪、无助无望、离家出走、恐惧死亡；12~18岁青少年更多出现冲动、易激惹、行为改变、鲁莽不计后果、学习成绩下降、食欲改变和拒绝上学。

22. 多发性抽动症患儿合并焦虑的概率有多少？

多发性抽动症患儿合并焦虑的概率有20%~30%。

23. 多发性抽动症患儿合并焦虑的表现是什么？

多发性抽动症患儿合并焦虑的主要表现是焦虑情绪、不安行为和自主神经系统功能紊乱。不同年龄的患儿表现各异：幼儿表现为哭闹、烦躁；学龄前儿童可表现为惶恐不安、不愿离开父母、哭泣、辗转不宁，可伴食欲不振、呕吐、睡眠障碍及尿床等；学龄儿童则上课思想不集中、学习成绩下降、不愿与同学及老师交往，或由于焦虑、烦躁情绪与同学发生冲突，继而拒绝上学、离家出走等。自主神经系统功能紊乱以交感神经和副交感神经系统功能兴奋症状为主，如胸闷、心悸、呼吸急促、出汗、头痛、恶心、呕吐、腹痛、口干、四肢发冷、尿频、失眠、多梦等。

24. 多发性抽动症患儿合并精神病的概率有多少？

多发性抽动症患儿合并情绪障碍有较高发生率，在专科诊所就医的多发性抽动症患者中13%~76%存在心境恶劣、严重抑郁障碍（major depressive disorder，MDD）；7%~28%TD人群中存在双相情感障碍（Bipolar disorder，BPD），但BPD在儿童和青少年时期的诊断尚存争议。

25. 多发性抽动症患儿合并情感障碍的表现是什么？

多发性抽动症患儿合并情感障碍多数表现为情感淡漠或紧张性恐惧情绪，自知力不全或丧失。心情忧郁、悲伤、无望，失眠或睡眠过多。精神运动性变化包含激动（如无法安静坐着、踏步、绞扭双手；或拉或摩擦皮肤、衣物或其他对象）或迟滞（如语言、思考及身体动作变缓慢；回答问题前的迟疑时间增加；语言的音量、抑扬起伏、话量、内容多变性等皆减少，甚至缄默不语）、失去活力及劳累疲倦。患儿思考能力、专注能力或决断力减退，常有死亡想法、自杀意念或自杀尝试等。

26. 多发性抽动症患儿合并学习困难的原因是什么？

多发性抽动症患儿学习困难的发生率为24%~50%。学习困难是指儿童在有适当的学习机会时，学业一方面或几方面的成就严重低于智力潜能的期望水平。多发性抽动症患儿的学习困难，部分是抽动症状本身影响的，如未控制的运动性抽动或发声性抽动使注意力分散，严重抽动使患儿的眼睛很难盯在书本上，同学甚至老师的歧视或嘲笑可能使患儿更不喜欢上学。这些因素势必对多发性抽动症患儿的学习造成不良影响，从而导致不同程度的学习困难。强迫障碍和注意缺陷多动障碍干扰多发性抽动症患儿的注意力集中和完成作业，也可能造成学习困难。多发性抽动症患儿存在的学习困难主要与其伴发的注意缺陷多动障碍有关。

多发性抽动症患儿还表现出特殊的学习困难，包括视知觉损害，视觉运动技能降低以及在阅读技能、数学计算和书写语言利用方面的损害等。Abwender等于1990年分析138例多发性抽动症伴学校问题的儿童，其中30例（22%）诊断为特殊的学习困难，剩余108例中，36例（33%）定为留级，41例安排特殊教育，回归分析表明，多发性抽动症伴注意缺陷多动障碍是发生学习困难的预兆。此外，服用抗抽动药物也能导致学习困难，如氟哌啶醇可引起情绪恶劣、抑郁、嗜睡和反应迟钝，少数患儿可出现学校恐惧症。

27. 多发性抽动症患儿容易有哪些猥亵行为？

多发性抽动症伴发猥亵行为（copropraxia）较其他相关行为问题要少，大约1/4的多发性抽动症患者有猥亵行为。Jankovic等报道其发生率为19%，以男性患儿为多见。猥亵行为往往与秽语并存，有些患儿常以淫秽的手势或其他姿势代替污秽词句来表现鄙陋的行为。猥亵行为常发生在家庭中，患儿可直接对自己的亲人或其他家庭成员进行猥亵活动。我们在临床上曾遇到过多发性抽动症患儿喜欢用手触摸其母亲的乳房。猥亵行为的终生患病率各国报道不一，如英国为18%~21%，荷兰为8%，美国为3%以及丹麦为1%，这可能与各国的文化差异有关，我国尚无确切统计学数据。

28. 多发性抽动症患儿都有哪些睡眠障碍表现？

多发性抽动症患儿睡眠障碍的发生率为12%~44%。多发性抽动症患儿主要表现为存在睡眠结构及睡眠质量的变化，因而影响患儿白天的抽动程度及觉醒状态。睡眠障碍包括入睡困难、睡眠不安、多梦、梦语、夜惊、梦魇、梦游、遗尿和磨牙及快速眼动相睡眠时间减少。多发性抽动症是否为一种唤醒障碍尚有争议，一个主要没有解决的问题是多发性抽动症在这些睡眠障碍中的作用。Glaze等于 1983 年提出多发性抽动症是建立在梦游、夜惊、遗尿和脑电图全导呈持续节律性的高波幅慢活动基础上的一种唤醒障碍的假说，即从非快速眼动相睡眠（non-rapid eye movement，NREM）第 3、第 4 期向快速眼动相睡眠（rapid eye movement，REM）移行受损害。对 12 名 8~23 岁未用药物治疗的多发性抽动症患儿与 8 名 8~16 岁正常人相对照，采用多导睡眠描记研究发现多发性抽动症组非快速眼动相睡眠第 3、第 4 期的百分数增加，快速眼动相睡眠减少，夜间觉醒次数多，在非快速眼动相睡眠第 4 期有夜惊发作，而正常对照组无类似表现，认为多发性抽动症是一种唤醒障碍。Barabas 等于 1984 年报道，在 57 例多发性抽动症患儿中，33%（19/57 例）表现有梦游和夜惊，支持多发性抽动症是一种唤醒障碍的观点，并且提出唤醒障碍倾向于发生在年龄较小的患儿，随着年龄的增长而消失。Erenberg 于 1985 年报道多发性抽动症患儿有 22% 表现梦魇和失眠，而没有梦游和遗尿，认为多发性抽动症不是一种唤醒障碍。Barabas 指出，Erenberg 研究的病例平均年龄比他们研究的病例要大，这可以部分解释研究结果有差异的原因。利用 Simonds 和 Parraga 睡眠行为修订调查表进行多发性抽动症临床研究，证实患儿失眠、做梦、需要就寝时间仪式和睡眠倒错的发生率比较高，不支持多发性抽动症是一种唤醒障碍的假说，调查结果提示注意缺陷多动障碍的出现是多发性抽动症患儿睡眠障碍的主要决定因素。Allen 等于 1992 年研究认为睡眠障碍通常发生于伴有注意缺陷多动障碍的多发性抽动症患儿，注意缺陷多动障碍可能对睡眠障碍的发生起一定作用。Mendelson 等于 1980 年调查发现多发性抽动症患儿和对照组相比较，周期性的觉醒时间较长和非快速眼动相睡眠时间较短，第 3、第 4 期减少 30%，也不支持多发性抽动症是一种唤醒障碍。

　　睡眠障碍多发生在多发性抽动症伴多动症行为的男孩，年龄较小者多见，有随着年龄增长而消失的倾向。儿童多发性抽动症患者不及时治疗，可能一直影响到他的成人时期。

29. 多发性抽动患儿常见哪些行为问题?

　　近年来，已逐步认识到与多发性抽动症相联系的一些行为问题，其轻重程度不等，表现形式多种多样。轻者只表现躁动不安、过度敏感、易激惹或行为退缩等。重者则表现为强迫障碍（obsessive-compulsive disorder，OCD）、注意缺陷多动障碍

（attention-deficit hyperactivity disorder，ADHD）、学习困难（learning difficulties，LD）、睡眠障碍（sleep disorder，SD）、自伤行为（self-injurious behavior，SIB）、情绪障碍（emotional disorder，ED）以及品行障碍等。这些行为问题构成本病整体的一部分，是多发性抽动症病人功能损害的来源。多发性抽动症患儿合并的这些诸多相关行为问题，增加了疾病的复杂性和严重性，会影响患儿的学习、社会适应能力、个性及心理品质的健康发展，给治疗和管理增添较多的困难。有时运动性抽动和发声性抽动已好转或缓解，而伴随的行为问题却十分严重，甚至成为临床主要矛盾。

30. 儿童行为量表可发现的多发性抽动患儿少见的行为问题有哪些？

儿童行为量表或调查表是评定行为障碍的测验工具，可以客观全面地了解病人的行为问题。在众多的儿童行为量表中，Achenbach 儿童行为量表（Achenbach's child behavior checklist，CBCL）包含面较广，是用得广泛的一种，主要用于筛查儿童的社会能力和行为问题。Singer 等于 1989 年采用 Achenbach 儿童行为量表对多发性抽动症患儿的行为问题进行研究，结果表明除多动和强迫行为外，还有攻击行为、社会退缩、交往不良、抑郁和行为不成熟等，对两个不同年龄组（6~11 岁和 12~16 岁）多发性抽动症患儿的行为或社会问题发生率进行比较，结果发现在年龄大的一组异常评分比较常见。Ferrari 等于 1984 年的研究也发现 Achenbach 儿童行为量表行为异常评分在青少年比较常见，提示多发性抽动症患儿的行为问题发生率高，社会能力差。我们采用 Achenbach 儿童行为量表对 39 例多发性抽动症患儿的行为问题进行了调查，结果表明患儿的 Achenbach 儿童行为量表总分明显高于正常对照组儿童，提示多发性抽动症患儿的行为问题比较常见，并对其中 27 例 7~12 岁男性多发性抽动症患儿出现的行为问题进行进一步分析，结果除有多动和强迫行为外，还有抑郁、交往不良、社会退缩和攻击性等行为问题。Singer 等于 1991 年基于自我报告调查表的研究表明，除强迫障碍、注意缺陷多动障碍和诵读困难外，焦虑、抑郁、品行问题、纪律问题、躁狂、恐慌发作、恐惧症和口吃等，在多发性抽动症组比对照组多 5~20 倍。Wilson 等于 1982 年指出，多发性抽动症患儿的行为问题严重程度与抽动障碍严重程度直接相关，而与智商（IQ）呈负相关。极少数多发性抽动症患儿可能出现反社会行为，如说谎、逃学、偷窃、伤害动物及放火。多发性抽动症表现有多种行为问题，说明患儿的神经心理发育存在不同程度的损害。

少部分多发性抽动症患者表现有裸露癖（exhibiticmism），男性约占 16%，女性约占 6%。国外把裸露癖分为 4 级：0 级指无裸露现象；Ⅰ级指抚摸性器官；

Ⅱ级指在家中限于家庭成员面前裸露；Ⅲ级指在公众面前亦有裸露欲及裸露行为。多发性抽动症患者中，这些情况都可能出现。

31. 多发性抽动症患儿有自伤行为吗？

少部分多发性抽动症患儿出现无法克制的、严重的、反复的自伤行为（SIB），其发生率为17%~53%。自伤行为多种多样，表现为患儿自己咬伤自己或自己打自己、用头撞坚硬的物体、挖破皮肤、把手指放在火炉上和接触热的物体等，严重者导致永久性自残损害。自伤行为与多发性抽动症的严重程度呈正相关，自伤行为多发生于重症多发性抽动症病人。多发性抽动症伴自伤行为的机制尚不清楚。早在1885年，Gilles de la Tourette在其最初的文章中就已报道过2例自伤行为的多发性抽动症病人。此后，文献上不断有所报道，包括撞头、拳击头、抠眼、咬舌和毁容等。一项大样本调查表明，在466例多发性抽动症病人中，33%有自伤行为。Nee等观察50例多发性抽动症病人，48%有自伤行为，包括把削尖的铅笔反复用力插入耳道、用力按压眼球、持续咬嘴唇以致出血、把手指放在火炉上烧伤等。Robertson于1989年研究90名多发性抽动症病人，70%为男性，平均年龄为23.7岁，平均起病年龄为7岁，其中30名（33%）有自伤行为。自伤类型共有23种，14名病人有一种以上的自伤方式，包括猛撞头部，用拳猛击头、面部或躯体，或将身体用力碰撞坚硬物体等为多见。Robertson于1992年还报道另外4名多发性抽动症病人，3名因打击眼部发生持续性的视力损害，1名因用力撞头后发生硬脑膜下出血而死亡。

32. 多发性抽动症患儿合并躁狂发作的表现是什么？

临床上有部分多发性抽动症患儿可以合并躁狂发作的表现，国外有研究报道对4175名11~17岁美国城市儿童青少年进行心理测评，依据DSM-Ⅳ诊断为躁狂症占0.4%，诊断为轻躁狂占0.8%。美国《精神疾病诊断与统计手册》中认为躁狂发作可表现为持续异常的情绪高涨、夸大或易激惹，症状至少持续1周时间，在此期间，持续地表现出下列症状中的至少3条，并有较显著的程度。

(1) 自我评估过高或夸大。

(2) 睡眠需要减少。

(3) 比平时更健谈或感到一直要讲话的紧迫感。

(4) 思维奔逸或主观上感觉思维在赛跑。

(5) 注意力下降，容易分心，患者可能觉得自己的注意力增强。

（6）有目的的活动增多，不论社交、工作或学习都是如此。

（7）倾向于参与有严重后果的行为，如无节制地狂欢或危险娱乐项目等。

儿童的躁狂发作通常还呈现出快速循环、混合的躁狂状态，但由于 DSM 关于躁狂发作的诊断标准是针对成人制订的，所以这个标准是否完全适合儿童和青少年的问题受到一定争议。由于仅合并有躁狂的患儿相对罕见，而且他们与偶有抑郁发作的患儿有类似性（在家庭史、病前人格、起病年龄、长期预后等方面），所以有时也将这类患儿归类于共患双相情感障碍。

33. 多发性抽动症患儿合并双相情感障碍的表现是什么？

多发性抽动症患儿可单纯表现为抑郁发作或躁狂发作，但也有一部分患儿可以同时出现抑郁与躁狂交替出现的临床症状，那么这类患儿就是共患了双相情感障碍（BPD）。随着 BPD 发病率的增加，儿童和青少年的 BPD 已经逐渐被人们重视起来。BPD 又称为躁郁症，一般是指既有躁狂或轻躁狂发作，又有抑郁发作的一类心境障碍。躁狂时，表现为情感高涨、语言增多、活动增多；而抑郁发作时则出现情绪低落、思维缓慢、活动减少等症状。病情严重者在发作高峰期还可出现幻觉、妄想或紧张性症状等精神病性症状。双相情感障碍一般呈发作性病程，躁狂和抑郁常反复循环或交替出现，但也可以混合方式存在，每次发作症状往往持续相当长时间（躁狂发作持续 1 周以上，抑郁发作持续 2 周以上），并对患儿的日常生活及社会功能等产生不良影响。美国《精神疾病诊断与统计手册》第四版（DMS-Ⅳ）认为只要出现一次的躁狂发作或轻躁狂发作，则必然会出现抑郁发作。DMS-Ⅳ把双相情感障碍分为两类：双相Ⅰ型和双相Ⅱ型。其中双相Ⅰ型指出现一次或多次躁狂发作和混合发作，未必有抑郁发作；双相Ⅱ型指有一次或多次抑郁发作，伴有至少一次的轻躁狂发作。Ⅰ型和Ⅱ型的区别是：Ⅰ型的躁狂发作严重，不一定出现抑郁发作，而Ⅱ型的抑郁发作严重，躁狂发作比较轻。有许多研究发现，儿童期开始的 BPD 是非发作性的，慢性的病程，与成人BPD 的特征一样。以下临床表现是儿童期 BPD 所特有的典型症状：发作期长且慢性病程；以混合发作为主且快速循环；显著的易激惹；可同时共患注意缺陷多动障碍和焦虑障碍。

儿童和青少年 BPD 和其他临床疾病相鉴别的主要症状是：情绪高涨、夸大、精力充沛。同时 BPD 还需要与甲亢、物质滥用或药物导致的躁狂发作、癫痫发作后情绪状态和儿童期精神分裂症等疾病相鉴别。

诊断篇

1. 怀疑孩子患有抽动障碍后该如何就诊？

当怀疑自己的孩子患有抽动障碍后，应尽早带孩子到医院就诊。以下这种现象在患儿家长身上普遍出现：有时因为病情较轻，家长不够重视，待孩子症状较为严重时才选择就医，又因为找不到规范有效的治疗方法而感到茫然。所以当发现孩子有眨眼、清嗓、甩头，伴有发声等抽动表现症状时，家长一般首先带孩子到眼科、耳鼻喉科诊治，当除外局部疾病后，要到专科医院的小儿神经内科就诊。如诊断为多发性抽动症后，要抓紧时间早期治疗。

2. 家长怀疑孩子患有抽动障碍后该怎么办？

家长朋友如果怀疑您的孩子有抽动障碍，不妨用以下方法检查一下。

1）从患儿的发病症状：反复出现多发性、无意义的颜面部、四肢及躯干抽动或清嗓音；患儿自控能力差，注意力不集中，学习困难；舌边尖红色，苔少或光剥；孩子有脑外伤史或早产、难产、剖腹产而致脑缺氧、缺血或窒息病史。

2）检查患儿背部是否有颈椎习惯性脱位，在颈椎附近是否可触及压痛点。

3）运动持久试验：查自我控制能力，患儿可有注意力不集中，自控能力差。

4）翻手试验：让患儿坐于桌前，将两手平放在桌面上，先手掌向下，将拇指沿桌边垂下，其他手指靠拢。在反复尽量快速翻手时，出现动作笨拙，甚至乱翻一气；如果翻手时固定肘部，则两小指靠不拢，姿势也更加笨拙。

用以上方法家长朋友可以自己在家帮孩子检查，但由于部分家长缺乏专业知识的了解，往往在发现孩子出现了儿童抽动障碍的症状表现后，以为那只是孩子淘气所表现出来的现象，却不加以重视，忽视患儿病情，待抽动障碍的症状严重时，治疗起来难度更大。疾病初期是最佳的治疗时期，在生活中当我们发现孩子有一些异常的表现症状后，首先就应该带孩子到正规专业的医院进行专业的诊断、检查，做到早发现、早治疗。

3. 多发性抽动症患儿为什么要做脑电图？

首先，多发性抽动症的确诊首先需要与其他疾病进行鉴别，根据孩子的特点，有的患儿需要完善脑电图检查排除一些癫痫之类的疾病。其次，有研究发现12.5%~66%多发性抽动症患儿的脑电图可表现为非特异性改变，这种改变可能与脑功能发育不良有关，说明脑部可能存在结构性异常，这些脑部异常是惊厥发生的解剖学基础。再者，脑电图相对安全、简单又无创，比较容易被患儿接受。而且近年来通过脑电图及视频脑电图的使用，使多发性抽动症患儿的发现率明显提高。所以为了更好地对多发性抽动症进行诊治，脑电图检查是很有必要的。

4. 多发性抽动症患儿脑电图常常有什么改变？

目前的研究结果显示多发性抽动症患儿的脑电图改变缺乏特异性表现，不能用于抽动障碍的诊断，但临床观察发现抽动障碍患儿有较明显的异常脑电图表现。与正常健康儿童相比，患儿的异常脑电图率为40%~70%，明显高于正常健康儿童组。脑电图异常率报道不一，可能与描记方法、描记时间、病程长短、病因以及年龄大小有关。

普通常规脑电图结果分析发现，抽动障碍儿童异常脑电图主要表现为慢波明显增多，过度换气中出现慢波阵发、爆发，伴发或单独表现的其他异常有：波形背景活动双侧波幅不对称，a波节律不明显，低波幅，甚至出现尖波、尖慢、棘慢波等。

慢性抽动障碍与多发性抽动症脑电图异常率明显高于短暂性抽动障碍患儿，且尖波、尖慢综合波等与癫痫密切相关波形在慢性抽动障碍患儿中明显高于短暂抽动障碍及多发性抽动症。另外还发现，慢性抽动障碍患儿脑电图中出现较多此类异常波形的具体机制及原因有待进一步相关动物及人群实验研究证实。

5. 多发性抽动症患儿做视觉诱发电位的意义是什么？

视觉诱发电位反映的是神经传导通路的功能状态。这一传导通路自前至后贯穿大脑。前为视网膜，后为枕叶纹状区，所以视觉诱发电位异常说明大脑传导功能异常。Domino 等于 1982 年发现多发性抽动症患者的视觉诱发电位不正常。

Syrigou-Papavasiliou 等于 1988 年对 32 例多发性抽动症患者进行了视觉诱发电位检查，结果经统计学处理无显著差异。姜玉华等于 1997 年对 40 例多发性抽动症患儿进行了视觉诱发电位检查，结果发现多发性抽动症患儿的视皮层中枢受到一定以轻、中度程度为主的损害，并解释了多发性抽动症患儿在临床上出现的注意力涣散的现象。所以为了确定脑功能性异常及器质性病变时对多发性抽动症患儿进行视觉诱发电位检查是有意义的。

6. 为什么抽动障碍患儿的脑电图会有棘慢波？

少部分抽动障碍患儿的 EEG 检查发现有痫样放电，如尖波、棘波、尖慢波、棘慢波等，痫样放电占总异常率的 10%。对有痫样放电的患儿，要注意同时伴有癫痫的可能性。苏建红等对 212 例年龄 5~14 岁抽动障碍住院儿童进行脑电图检查，结果发现其中 2 例出现尖波、棘波，笔者认为这可能提示有潜在的病灶存在，对于此类患儿应当注意定时复查和随访脑电图和神经影像学检查，以便及时采取治疗措施。另外，王健等于 1997 年对 56 例多发性抽动症患儿的脑电图进行了分析，结果发现有 5 例（9%）出现尖波、棘波发放，推测为功能性致痫灶，笔者认为，在临床上有一类癫痫仅有脑电图痫样放电而无痫样临床表现，只表现为行为异常及语言功能障碍，属于"生物电临床发作性癫痫"范畴。

7. 抽动障碍患儿神经电生理学检查有何改变？

1）脑电图：抽动障碍的脑电图研究尚无一致的发现，大量研究认为抽动障碍患儿脑电图异常率为 12.5%~66.0%，与患儿的性别、年龄及发作频率无明显关系，脑电图的异常与治疗前后关系也不密切，但一过性抽动障碍的脑电图异常率低于慢性抽动障碍的脑电图异常率。另有研究报道，抽动障碍的脑电图异常与病程的长短及严重程度存在一定的对应关系。据文献报道，其脑电图改变表现为非特异性改变为主，如背景慢波增多、β 活动增多、波幅调节差及波幅左右不对称等；基本节律仍以 α 律或慢 α 律为主调，各导联所见的 θ 波、δ 波、短程 θ 或 δ 节律、尖波或尖慢综合波等均属非特异性改变。

2）ERPs-N400：事件相关电位（Event-related Potentids. ERP）是一种特殊的脑诱发电位，可反映认知功能，是用以评价人的认知功能的客观电生理依据。有研究指出，抽动障碍各亚型 N400 潜伏期延长，波幅慢，说明存在一定程度的认知功能缺陷。

3）P300 潜伏期：该项检查代表大脑对外部刺激进行分类、编码、识别的速度。研究发现抽动障碍患者的 P300 靶 N1、P2、N2、P3 和非靶 N1 潜伏期延长，说明存在认知功能缺陷，反映其大脑接受和处理信息的过程存在异常。

8. 抽动障碍儿童做头部核磁共振有什么意义？

磁共振成像（magnetic resonance imaging，MRI）是测定组织内氢质子磁场的弛豫时间的一种检查。人体在做磁共振的过程中，各组织器官及其疾病过程显示各不完全相同的磁共振特征，表现为产生不同强度的磁共振信号，以及各自在其"弛豫"（即回复到原先的平衡状态）过程中，分别经历不同的弛豫时间（T_1、T_2），MRI 即以此作为成像参数而成像的。MRI 对脑脱髓鞘疾病、多发性硬化、脑梗死、脑肿瘤、血肿等脑部病变的诊断有较高价值。所以，通过对多发性抽动症患儿的头部行核磁共振检查，可发现是否存在脑结构异常改变。

9. 诊断抽动障碍做头部 CT 和 MRI 各有什么优点？

CT 扫描是相对安全、损伤较小而又能发现脑部组织异常改变的检查，所以国内外报道逐渐增多，但总体来说，阳性率不高。大多数多发性抽动症病人的颅脑 CT 检查无异常发现，仅在少部分病人病理改变中也没有特异性，主要表现脑室轻度扩大、外侧裂明显加深、蛛网膜囊肿、透明隔间腔和大脑皮层轻度萎缩等。目前来看，CT 检查对多发性抽动症诊断意义不大，主要用来鉴别诊断。

与 CT 检查类似，多数多发性抽动症患儿磁共振成像检查无明显异常改变，只少数显示有孤立的不重要的脑结构改变或者细微的脑结构变化。在完成 MR 成像的磁场强度范围内，对人体健康不会带来不良影响，所以是一种非损伤性检查。但是，MRI 设备昂贵，检查费用高，检查所需时间长，因之对诊断意义不大，一般不推荐此检查。除非有必要进行特殊鉴别诊断时才需要完善 MRI 检查。

10. 为什么头部 CT 无法取代脑电图？

目前关于抽动障碍尚没有一种明确的、特异性的生理实验指标来定性诊断，脑部 CT 等的检查对于此病的意义仅在于排除患儿脑部的器质性疾患而不能用于诊断。对儿童抽动障碍来说，脑电图检查比脑部 CT 检查更能反映脑部功能状况，至少可以部分程度地反映患儿的脑部功能状况。苏建红等观察认为，儿童抽动障碍的患儿确实存在某种程度的脑功能异常，其脑电图可以部分地反映患儿脑功能情况与病情的转归，为临床医师提供简便易行和安全可靠的诊断与治疗方面相关的参考作用。

11. 为什么抽动障碍诊断时医生常常要求做患儿24小时动态脑电图?

24小时动态脑电图可在活动、睡眠等日常生活状态下均记录受试者脑电图情况，中山大学附属二院的叶剑虹等对 28 例多发性抽动症患儿研究显示清醒脑电图异常者达 60.7%，较一般脑电图高，可能与延长记录时间使异常发现率提高相关。而睡眠脑电图异常率为 21.4%，估计与大多抽动症状在入睡后消失的特点相关。因为脑电异常提示多发性抽动症患儿存在一定程度的脑功能受损，所以24小时的脑电图监测可长时间进行脑电描记，为多发性抽动症患儿的脑电图研究提供更多的资料，尤其是补充睡眠期的脑电记录资料，以便与睡眠相关性惊厥性发作相鉴别。

12. 抽动障碍做视频脑电图有什么意义?

多发性抽动症的主要特征为不自主的、重复性的、突然快速的、无目的的多部位肌肉运动抽动和发声抽动，临床上常伴有注意力不集中、多动、强迫性动作和思维或其他行为症状。尤其部分患儿不仅白天抽动，夜间入睡后也有肢体异常动作，所以，常需要做视频脑电图来进行 TS 的鉴别诊断。

视频脑电图作为一种无创伤的检查技术，既可以长时间地监测脑电情况，同时又可以观察到患儿的临床发作特征。首先可以从录像监测中确切观察到有关多发性抽动症疾病发作时的各种症状，如同时具备多种症状，结合脑电图表现较易做出明确的诊断。视频脑电图在鉴别诊断方面起到关键作用：一方面从与临床发作同步的脑电图活动看有无异常放电，如果发作前、中、后脑电图无明显改变，可初步确立儿童多发性抽动症的诊断；另一方面从录像的发作症状分析抽动症发作时意识清楚与否，短时间内症状能否受到意识克制，是否只在清醒时发作，睡眠中极少发作。此外，多发性抽动症还应注意与强迫障碍、精神行为障碍、舞蹈病、迟发性运动障碍相鉴别。

多发性抽动症清醒期异常脑电图中大多数表现为背景基本节律慢化，出现高波幅慢波活动，以中短程多见；有时出现高波幅的慢波活动期间夹杂尖波发放。睡眠期异常表现为中央、颞区或颞区左右两侧同步或不同步棘慢波发放重复出现，明显突出于背景。有时表现为一侧全导频繁尖慢波、棘慢波发放。对于脑电图有癫痫波改变的患儿一定要警惕将来合并癫痫的可能，医生在用药方面也应注意到此种变化，动态随访。

13. 为什么有些多发性抽动症患儿多在颈部外伤后发病？

近年来有学者提出多发性抽动症与颈椎损伤特别是上颈段损伤有直接关系。颈椎支撑头颅，保护脊髓血管神经，当颈椎关节韧带肌肉受到损伤以后必然会影响到周围的组织，包括脊髓神经血管及交感神经，会出现颈部不适、脊髓症状、神经根症状、脑缺血损害及交感症状。儿童上颈段损伤（多为寰枢椎损伤），由于儿童关节柔韧性好，血管神经代偿能力强，所以短期内多不出现症状，但由于长时间的关节错位，肌肉韧带的张力异常，必然出现颈部不适，刺激了颈上交感神经节会出现眼部及五官各部的不适症状，且长时间的寰枢椎位置异常导致颈段甚至整个脊柱的力学紊乱和功能异常，从而出现躯干及四肢的不适，这样过多的本体觉传入及刺激交感神经使已疲劳的肌肉收缩频度增加，改变肌肉组织的状态，加强对运动神经的敏感性，必然刺激中枢形成异常兴奋灶，这些兴奋传出后引起人体相应部位的肌肉收缩或抽动，来减轻颈面部不适。表现为摇头、耸肩、挤眼、努嘴、嗅鼻、发哼声、清嗓音等。

14. 抽动障碍患儿为什么做过敏性疾病的相关检查？

一些研究者认为抽动障碍患儿的症状与机体变态反应有关。Bruun 等检查300 例多发性抽动症患儿，虽然没有证据表明变态反应是本病的病因，但在临床上可观察到多发性抽动症症状的恶化常与季节性变态反应、食物中摄入过敏原及使用治疗变态反应的药物有关。

15. 多发性抽动症发病与食物有关吗？

某些食物的不合理摄取，能够增加脑内神经递质的产生，推测这可能与多发性抽动症的发病有一定的关系。色氨酸作为 5-羟色胺神经递质合成的前体，基于二者之间的关系，人们有理由相信食用富含色氨酸的食物，将可能影响 5-羟色胺的合成和释放。如果过多食用含大量色氨酸的精制食物，将影响 5-羟色胺的代谢，可能导致脑内神经递质的平衡失调，从而影响到多发性抽动症的发病。

16. 免疫功能监测对抽动障碍诊断有何意义？

关于抽动障碍患儿免疫功能方面的研究为机体感染后可能诱导自身免疫异常

提供了证据。郭淑玉等于 1996 年对 21 例多发性抽动症患儿外周血 T 淋巴细胞亚群及血清 IgG 亚类进行了检测，结果患儿总 T 淋巴细胞（CD3）和辅助 T 淋巴细胞（CD4）百分率均明显降低，抑制性 T 淋巴细胞（CD8）百分率升高，血清 IgG1、IgG2 含量明显降低，提示多发性抽动症患儿存在细胞免疫功能低下。李尔珍等于 1999 年对 36 例多发性抽动症患儿进行了治疗前及治疗 4 个月后体液、细胞免疫状态的观察，结果 86%（31/36）的患儿有免疫异常，主要是 IgG、IgM 及总 T 细胞、辅助 T 细胞异常，治疗后随症状好转免疫状态也得到改善。提示多发性抽动症患儿发病可能与感染免疫异常有关。Morkovin 等于 1986 年在 15 例多发性抽动症儿童血液中，发现大脑 α_2 球蛋白抗体水平与临床表现有关，从而提出测定 α2-B 可作为实验室诊断多发性抽动症的手段之一。也有学者发现多发性抽动症患儿血清中有人尾状核抗体的存在。总之，目前认为，抽动障碍的发生和症状加重与人体的免疫状态和多种感染密切相关。

17. 抽动障碍患儿血微量元素有何改变？

微量元素在神经或精神疾病中的变化已受到普遍重视，关于抽动障碍与微量元素关系的研究，目前国内外已有很多报道。湖南省儿童医院检验科阮洋等研究发现，抽动障碍组血液中锌、铁水平明显低于对照组，差异有统计学意义（$P<0.05$）。而铜、镁、钙水平在两组中的差异无统计学意义（$P>0.05$）。提示抽动障碍与锌、铁等微量元素缺乏有关。赖永义等检测 86 例抽动障碍患儿的铁水平，并与 43 例健康儿童进行比较分析，发现抽动障碍患儿血液中铁水平低于健康儿童，认为缺铁可能是抽动障碍的危险因素。王景刚等对 90 例抽动障碍患儿的铁、锌、钙进行检测，发现抽动障碍患儿铁和锌水平低于对照组。綦秀贞等研究表明抽动障碍与锌、铁、钙、镁微量元素缺乏相关。这些文献均提示儿童体内微量元素的失衡是抽动障碍的危险因素。不过，由于检测方法的可靠性不同，以及标本量的区别导致各文献报道数据不同，但得出的主要结论是一致的。

18.《中国精神疾病分类方案与诊断标准》第 2 版修订本（CCMD-2-R）关于短暂性抽动障碍的诊断标准有哪些？

《中国精神疾病分类方案与诊断标准》第 2 版修订本（CCMD-2-R）关于短暂性抽动障碍的诊断标准如下：
1）通常多在儿童或少年期起病。
2）有不自主、重复、快速、无目的单一或多部位肌群抽动或单一的发声。

抽动可能受主观意志克制数分钟或数小时。

3）抽动症状 1 天内出现多次，天天如此，至少持续 2 周，但不超过 2 年。

4）排除风湿性舞蹈病、肝豆状核变性、癫痫肌阵挛性发作以及其他神经系统疾病引起的运动障碍。

19. 美国《精神疾病诊断与统计手册》第 4 版（DSM-IV）关于暂时性抽动障碍的诊断标准有哪些？

美国《精神疾病诊断与统计手册》第 4 版（DSM-IV）关于暂时性抽动障碍的诊断标准如下：

1）一种或多种运动性和（或）发声性抽动，表现为突然的、快速的、反复性的、非节律性的及刻板的动作或发声。

2）每天发作多次，持续至少 4 周，但不超过 1 年。

3）上述症状引起明显不安，影响社交、就业等领域的活动。

4）发病于 18 岁前。

5）上述症状不是由某些药物（如兴奋剂）或内科疾病（如亨廷顿舞蹈病或病毒感染后脑炎）引起。

6）不符合慢性运动性或发声性抽动障碍或多发性抽动症的诊断指标。

20. 美国《精神疾病诊断与统计手册》第 4 版关于慢性抽动障碍的诊断标准是什么？

美国《精神疾病诊断与统计手册》第 4 版关于慢性抽动障碍的诊断标准如下：

1）一种或多种运动性或发声性抽动，表现为突然的、快速的、反复性的、非节律性的、刻板的动作或发声，在病程中不同时出现。

2）每天发作多次，可每天发作或有间歇，病程超过 1 年，在此期间，其无抽动的间歇期持续时间不超过 3 个月。

3）上述症状引起明显的不安，影响社交、就业和其他重要领域的活动。

4）发病于 18 岁前。

5）上述症状不是直接由某些药物（如兴奋剂）或内科疾病（如亨廷顿舞蹈病或病毒感染后脑炎）引起。

6）有上述抽动或发声，但不符合多发性抽动症。

21.《国际疾病和分类》第 10 版（ICD-10）多发性抽动症的标准诊断是什么？

1）起病多在 21 岁以前，以 2~15 岁最多见。

2）病程中存在着多种运动抽动与一种或多种发声抽动，但未必同时存在。

3）抽动具有突然快速、短暂重复、不自主无目的、复发等特点，影响多组肌肉。

4）抽动可受意志控制短时间（数分钟至数小时），在应激下加剧，睡眠时消失。

5）抽动症状一天发作多次，几乎天天如此，或间歇发作病程超过 1 年，在同一年之中症状缓解不超过 2 个月。

6）排除风湿性舞蹈病、亨廷顿舞蹈症、肝豆状核变性、肌阵挛、手足徐动症及其他锥体外系疾病等。

22. 美国《精神疾病诊断和统计手册》第 4 版（1994）是如何诊断多发性抽动症的？

1）同时或先后多发性抽动；声音抽动≥1 次。

2）1 天内发作多次（每天或间歇性发作），总病程>1 年，间歇期连续小于 3 个月。

3）18 岁前起病。

4）临床表现不能用其他直接生理效应（兴奋药）或其他疾病（如病毒感染后脑炎或 Huntington's 病）解释。

23. 1993 年国外 Tourette's Syndrome 分类研究小组对 TS 的诊断标准是什么？

1）同时或先后多发性抽动；声音抽动≥1 次。

2）1 天内发作多次（每天或者间歇性发作）。总病程>1 年。抽动部位、频率、类型、复杂性或严重程度等随时间而变化。

3）21 岁前起病。

4）不自主运动和声音抽动不能用其他疾病解释。

5）运动或（和）声音的抽动必须有可靠的检查者亲眼证实或视频材料支持。

24. 修订的中国精神疾病分类方案及诊断标准（CCMD-2-R）如何诊断多发性抽动症？

1）病于 21 岁以前，大多数在 2~15 岁。

2）主要表现为多种抽动动作和一种或多种不自主发声，两者出现于病程某些时候，但不一定同时存在。

3）抽动症状一天反复出现多次，几乎天天如此，但在数周或数月内症状的强度有变化，并能受意志克制数分钟至数小时，病程至少持续 1 年且在同一年之内症状缓解不超过 2 个月以上。

4）不自主抽动和发声，不能用其他疾病来解释。

25. 中国儿童抽动障碍的诊断标准是什么？

目前我国对儿童抽动障碍尚无特异性诊断指标。现临床诊断标准仍然依据《国际疾病分类》第 10 版（ICD-10）、美国《精神疾病诊断与统计手册》第 4 版修订本（DSM-Ⅳ-TR）和《中国精神障碍与诊断标准》第 3 版（CCMD-Ⅲ）。目前国内外多数学者倾向于采用 DSM-Ⅳ-TR 中的诊断标准，简述如下。

1）短暂性抽动障碍：①一种或多种运动性抽动和（或）发声性抽动；②抽动 1 天发作多次，几乎每天发作，持续时间至少 4 周，但不超过 1 年；③既往无慢性抽动障碍或 Tourette 综合征病史；④18 岁以前起病；⑤抽动症状不是直接由某些药物（如兴奋剂）或内科疾病（如亨廷顿舞蹈或病毒感染后脑炎）所致。

2）慢性抽动障碍：①一种或多种运动性抽动或发声性抽动，但在病程中不同时出现；②抽动每天发作多次，可每天发作或有间歇，但间歇期持续不超过 3 个月，病程超过 1 年；③18 岁以前起病；④抽动症状不是由某些药物（如兴奋剂）或内科疾病（如亨廷顿舞蹈病或病毒感染后脑炎）所致。

3）Tourette 综合征：①在病程中具有多种运动性抽动及一种或多种发声性抽动，而不必在同一时间出现；②抽动可每天发作多次（通常为丛集性）或间歇发作，但间歇时间不超过 3 个月。抽动病程在 1 年以上；③抽动的部位、次数、频率、强度和复杂性随时间而变化；④18 岁以前起病；⑤抽动症状不是直接由某些药物（如兴奋剂）或内科疾病（如亨廷顿舞蹈病或病毒感染后脑炎）所致。

26. Tourette 综合征的诊断标准是什么？

主要参考美国《精神疾病诊断和统计手册》第 4 版（DSM – IV – TR for Tourette syndrome）以及 Tourette's Syndrome 分类研究小组的诊断标准，综合如下：

1）多数 18 岁前起病（2~21 岁）；

2）重复不自主快速无目的的动作，涉及多组肌肉，抽动在 1 天内发作多次（或间歇性发作），可受意志控制达数分钟至数小时；

3）病程中同时或先后存在多发性运动以及频率≥1 次的声音抽动；

4）临床表现不能用其他直接的生理效应（如服用兴奋药）或其他疾病（亨廷顿舞蹈病或病毒感染后脑炎等）解释；

5）数周至数月内症状可有波动，间歇期连续小于 3 个月，总病程超过 1 年。

目前，抽动—秽语综合征诊断时要注意以下几点：①发病年龄；②临床表现的特征性，且有明显的共患性；③一般无神经系统阳性体征；④电生理以及神经影像学检查排除脑部其他器质性疾病。

27. 抽动障碍单纯根据患儿临床症状就能诊断吗？

目前主要采用临床描述性诊断方法，依据患儿抽动症状及相关伴随精神行为表现进行诊断。因此，详细的病史询问是正确诊断的前提，而体格检查包括精神检查和必要的辅助检查也是必需的，检查目的主要在于排除其他疾病。脑电图、神经影像及实验室检查一般无特征性异常。少数患儿可有非特异性改变，如脑电图检查可发现少数患儿背景慢化或不对称等；头颅 CT 或 MRI 检查显示少数患儿存在尾状核体积偏小、额叶及枕叶皮质稍薄、脑室轻度扩大、外侧裂加深等非特异性结构改变，检查目的主要是排除基底神经节等部位有无器质性病变，如肝豆状核变性（Wilson 病）及其他器质性锥体外系疾病。诊断标准还需要依据《国际疾病分类》第 10 版（ICD-10）、美国《精神疾病诊断与统计手册》第 4 版修订本（DSM-IV-TR）和《中国精神障碍与诊断标准》第 3 版（CCMD-III）。

28. 什么情况下抽动障碍儿童需要做心理精神检查？

抽动障碍是一种于儿童和青少年时期起病，具有明显遗传倾向的神经精神性疾病。神经心理学是从神经科学的角度来研究心理学的问题，把脑当作心理活动的物质本体来研究脑和心理或脑和行为的关系，在人的感知、记忆、言语、思维、智力、行为与脑的功能之间建立了量的关系。其利用各种测验工具来测定已确诊或待诊的大脑损害病人的智力、感觉运动功能和个性等，所用测验工具通常是标准化和数量化了的。神经心理测量对于反映脑功能状态，具有无创、客观和定量的评估价值。除了能对脑损害病人的脑功能障碍进行判定外，还能判断病灶的位置、各种药物或手术治疗的疗效和预后，并能提出加速功能恢复正常的康复计划。多发性抽动症患儿当合并精神障碍时应首先到心理精神科就诊，完善相关心理精神检查。有研究报道，心理测验对于大多数 Tourette 综合征患者的测试是正常的，少数特殊的感知觉和精神运动异常可归因于基底节功能障碍。同一学者在以后的研究中报道，额叶功能障碍与强迫障碍的严重程度有关，而与 Tourette 综合征无关。值得注意是以上研究中的 Tourette 综合征患者智商在正常范围。

29. 什么情况下抽动障碍患儿需要做注意缺陷多动障碍量表？

抽动障碍患儿通常伴有较多的行为障碍，如注意缺陷多动障碍，两者经常混杂在一起，从而使本病的病情变得复杂和严重。注意缺陷多动障碍评定表可用于行为障碍的判定，这是多发性抽动症病情严重程度评估的一部分，注意缺陷多动障碍的症状可起于学龄前，并可在抽动症状出现之前发生，或者抽动症状相当轻微，仅仅是在回顾性调查中才被注意到。注意缺陷多动障碍评定表由老师、父母或照料者填写完成。

30. 抽动障碍诊断需要做智商测定吗？

近几年，关于多发性抽动症儿童智力的研究较多，有研究表明患儿在言语智商（VIQ）、操作智商（PIQ）和总智商（FIQ）方面表现不及正常同龄儿，但部分患儿不存在明显智力问题，其学习上的差异可能是他们注意力容易分散，不自主动作造成的。随着研究的深入，多数人倾向于多发性抽动症儿童智力不同程度地受到了影响。所以抽动障碍患儿需要完善智商测定，以便家长和医生对治疗提供全面性的指导，但智商高低不作为抽动障碍的诊断标准。

31. 抽动障碍患儿是否需要做遗传学检查？

多发性抽动症发病与遗传关系密切是中外医学所公认的。在其家庭成员中，抽动障碍的发生率国外报道为 40%～50%，国内为 28% 左右，低于国外文献报道。因此，对多发性抽动症患儿是有必要完善遗传学检查的。

32. 抽动障碍患儿头部代谢有何改变？

正电子发射断层扫描（positron emission tomography，PET）可以显示葡萄糖代谢情况，可以客观地描述出人脑生理或病理活动的图像。1984 年 Chase 等对 5 例多发性抽动症患者采用氟-18 标记的脱氧葡萄糖 PET 进行研究发现，与正常对照者全脑葡萄糖代谢相比较无显著差异，但其基底神经节（主要在纹状体）葡萄糖利用率高于正常对照者，多发性抽动症的基底神经节（尤其是纹状体）代谢与大脑皮层代谢之间呈显著正相关，并指出本病可能与双额颞叶某些部位代谢亢进有关。此后，Chase 等于 1986 年又对 12 例未经治疗的多发性抽动症患者和相匹配正常对照者进行头部 PET 检查，结果显示在岛叶皮层和扣带回以及纹状体下部的非正常化葡萄糖利用率低于正常对照者。Stoetter 等于 1992 年也有类似的研究报道，PET 显示多发性抽动症患者在眶额皮层、岛叶皮层、中颞区和纹状体葡萄糖代谢率降低，总体来说，头部代谢异常的结论是肯定的，但其是抽动障碍的病因还是结果尚无统一定论。

33. 多发性抽动症患儿神经系统查体有什么异常？

近年来采用与正常人群相比较的研究方法，结果发现大多数多发性抽动症患儿神经系统检查正常，仅少部分多发性抽动症患儿表现有神经系统软体征。神经系统“软体征”是指在进行神经系统检查时就能够发现与年龄成熟度不相称的较为幼稚的体征，临床上把这些无定性或定位价值的轻微神经体征称为神经系统“软体征”。软体征表现以运动发育的不够成熟为主，尤其是协调与精细动作的不够完善，包括姿势异常、反射不对称、运动不协调、轮替运动障碍、肌张力异常、斜颈和发音困难等。对多发性抽动症患儿而言，这些软体征的意义尚不清楚，它们可能随着时间的推移而消失。常通过正反翻手、对指动作、拍击动作、直线行走、单足原地跳跃等检查来加以判断，儿童总的动作可给人一种较为“笨拙”的印象。当然，在评价软体征时必须结合年龄特点，同时应与神经系统检查的其他结果共同考虑。软体征并不一定提示诊断，也不一定与智力或学习有关。对于软体征的意义必须结合临床考虑，不能单独作为诊断依据。

34. 功能磁共振成像（fMRI）对多发性抽动症的诊断与治疗有何作用？

近年来功能磁共振成像（fMRI）为多发性抽动症的脑功能了解与疾病相关性的研究提供了新手段。功能性磁共振成像（fMRI）是一种从 20 世纪 90 年代开始就在脑部功能定位领域占有一席之地的神经影像学检查方式，其原理是利用磁共振造影来测量神经元活动所引发的血液动力的改变。由于 fMRI 的非侵入性、无辐射暴露问题等，目前主要是运用于研究人及动物的脑或脊髓。比起现有其他大脑功能成像技术，fMRI 在"观察活动中的大脑"时，时间及空间分辨率更高。功能磁共振成像（fMRI）包括静息态和任务态。静息态 fMRI 多用于评估清醒闭眼的静息状态下脑组织网络结构异常。目前静息态 fMRI 研究已开始运用于多发性抽动症的脑研究。静息态脑功能网络具有"小世界网络"属性，表现为高的聚集系数和短的平均路径长度。静息态 fMRI 研究显示多发性抽动症患者皮层—基底核网络存在功能障碍。任务态 fMRI 是根据设定任务完成过程中的脑组织异常激活来评估脑组织的感觉、运动、认知等功能障碍。任务态 fMRI 研究显示多发性抽动症患者存在功能代偿机制。当 TS 患者努力完成一项挑战性的任务时激活脑区增多，激活程度增加。随着 fMRI 研究的深入，fMRI 在多发性抽动症患者神经可塑性及功能代偿机制等方面的应用尚有待进一步研究。

35. 磁共振波谱分析对多发性抽动症的诊断与治疗有何价值？

磁共振波谱分析（MRS）是目前唯一无创性测定活体内某一特定组织区域化学成分的技术，是磁共振成像和磁共振波谱技术完美结合的产物，是在磁共振成像的基础上又一新型的功能分析诊断方法。MRS 的应用已使研究深入到细胞代谢水平，能够无创性地测定脑内代谢变化。MRS 主要信号来自于 N-乙酰天门冬氨酸（NAA）、肌酐（Cr）和复合胆碱（Cho），软件自动分析、测量波谱中主要代谢产物的信号强度。MRS 作为一种原位神经生化分析技术，各代谢物含量的测量以波谱曲线下面积积分的绝对值为准，异常波谱表现为 NAA 信号强度下降，Cho 和 Cr 信号强度升高，并计算各代谢物绝对值的比值。通过定量分析脑组织代谢产物的变化，MRS 可评价脑组织发育的成熟度，NAA／（Cr+Cho）比值也常作为反映神经元功能的指标。目前国内外仅有少数关于 MRS 与多发性抽动症的小样本研究报道。国内有学者进行了 12 例多发性抽动症患者基底节区 MRS 的研究，测定患者脑内代谢变化，间接评价此病患者有无基底节的组织病理学改变。

结果发现本组患者 NAA/（Cr+Cho）、NAA/Cr、Cho/Cr 均在正常范围内，与正常对照儿童无统计学差异。研究表明本组抽动障碍患者的基底节神经元可能没有受到明显损伤，这一结果可能也提示这些患者预后较好。国外一项研究进行 25 例男性多发性抽动症患儿的 MRS 分析，检测了额叶皮质、尾状核、壳核和丘脑部位的波谱变化，结果显示：多发性抽动症患儿左侧壳核 NAA 和 Cho 水平降低，双侧壳核 Cr 水平下降，双侧额叶皮质 NAA 水平显著减低，右侧额叶皮质 Cr 水平下降。上述 MRS 的研究结果进一步表明皮层—纹状体—丘脑—皮层（CSTC）环路可能存在功能障碍，这可能是多发性抽动症患儿的发病基础。关于 MRS 在多发性抽动症方面的研究报道还很少且样本量小，尚有待于扩大样本量检查以进一步明确多发性抽动症患者脑内尤其是皮层—纹状体—丘脑—皮层（CSTC）环路的代谢变化。

36. 多发性抽动症患儿用于鉴别诊断所做的检查项目有哪些？

1）风湿性舞蹈病：血沉、类风湿因子、血清抗链球菌溶血素 "O"（ASO）、C 反应蛋白，单光子发射计算机断层扫描（PECT）、氟脱氧葡萄糖正电子发射扫描（PET）。

2）亨廷顿舞蹈病：颅脑 CT、氟脱氧葡萄糖正电子发射扫描（PET）检查。

3）肝豆状核变性：肝功能、血浆铜蓝蛋白、尿铜、颅脑 CT、颅脑 MRI、视觉诱发电位（VEP）、体感诱发电位（SEP）以及基因测定。

4）苍白球黑质变性：骨穿、颅脑 CT、颅脑 MRI。

5）神经棘红细胞病：周围血象可找到棘红细胞、血清肌酸激酶（CK）、肌电图（EMG）、颅脑 CT 和 MRI 以及遗传代谢病相关检查。

6）Lesch-Nyhan 综合征：血清尿酸、尿中尿酸以及遗传代谢病相关检查。

7）癫痫：脑电图、动态脑电图、视频脑电图、颅脑 CT 或 MRI。

8）感染相关性脑炎：脑脊液检查、脑电图、颅脑 CT 或 MRI。

37. 没有秽语表现可以诊断多发性抽动症吗？

可以，某些医生认为抽动—秽语综合征必须具备秽语，但实际上有 1/3 患者在发病几年后才出现秽语现象。因此，没有秽语表现依然可以诊断多发性抽动症。

38. 短暂性抽动障碍需要做多发性抽动症相关的所有检查吗？

虽然短暂性抽动障碍抽动症状较为局限，程度较轻，对日常活动影响较少，但是，根据《中国精神疾病分类方案与诊断标准》第 2 版修订本（CCMD-2-R）以及美国《精神疾病诊断与统计手册》第 4 版（DSM-IV）关于暂时性抽动障碍的诊断标准中所述，为了排除风湿性舞蹈病、肝豆状核变性、癫痫肌阵挛性发作以及其他神经系统疾病引起的运动障碍，为了证明出现的临床症状不是由某些药物（如兴奋剂）或内科疾病（如亨廷顿舞蹈病或病毒感染后脑炎）引起的，关于多发性抽动症的所有检查项目仍然是有必要做的。

39. 如何诊断多发性抽动症患儿出现睡眠障碍？

对多发性抽动症患儿进行睡眠情况调查，包括睡眠时间、午睡情况、夜醒次数、噩梦、梦游、唤醒困难、尿床、磨牙、入睡困难、夜睡不实、梦多等，有一项以上异常即可归为睡眠障碍范畴。利用 Simonds 和 Parraga 睡眠行为修订调查表可对多发性抽动症患儿的睡眠障碍进行诊断。

40. 如何诊断多发性抽动症患儿合并注意缺陷多动障碍？

为确定儿童、青少年和成年多发性抽动症是否存在共患注意缺陷多动障碍（ADHD）及其严重程度，可运用几种神经心理评估量表评估 ADHD 的临床表现。常用于儿童 ADHD 评估量表有：SNAP-IV（the Swanson, Nolan and Pelham questionnaire, 4th edition）和 Connors 量表儿童版（the Children's version of the Connors ADHD Rating Scale, CAARS）。其中 CAARS 有儿童和成人版本（66 项或 30 项条目），分别评估 ADHD 综合征、冲动性、注意力缺陷、多动或活动过度方面，以及评估其自尊、整体心理学功能。但 CAARS 量表并非回顾性调查问卷，不能准确可靠收集来自父母、同胞或其他家庭成员提供的童年期（7 岁前）行为信息，而且成年患者可能同时共患抑郁或其他精神症状也会干扰其提供信息的有效性，因此用于成人的评估存在些许不足。

41. 如何诊断多发性抽动症患儿合并学习困难？

学习困难患儿存在学校或学业上的各种困难，涉及单一或多种联合因素，可能是严重学习障碍、抑制学习障碍发作药物的应用、执行功能障碍的直接后果，也可能和共存 ADHD、强迫行为或其他精神病理状态相关。学习障碍也是多发性抽动症共患病之一，在儿童和青少年患者中较常见。学习障碍与注意缺陷多动障碍共存者最多。用于评估患儿学习障碍类型和严重程度的工具包括韦氏儿童智力量表（WISC-CR）或 WPPSI、联合瑞文测验（CRT）、学业成就测验等。

42. 如何诊断多发性抽动症患儿合并强迫障碍？

最值得推荐用于评估儿童和成人强迫症状和严重程度的工具是 CY-BOCS 儿童版（the Children's Yale-Brown Obsessive-Compulsive Scale）/YBOCS 成人版，分为儿童版和成人版强迫观念、强迫行为项目。CY-BOCS 可广泛评估是否存在强迫障碍（OCD），包括强迫观点、强迫检查、强迫清洗、强迫对称排列行为、强迫储藏等，可进一步评估 OCD 严重性，分别涉及强迫观念或行为耗费时间、悲观抑郁情绪、干扰正常生活程度、抵抗控制过多强迫观念或行为的次数。但完成该量表耗时较长（1~3 小时），故可选择 18 项的 OCI-R 儿童版（Obsessive Compulsive Inventory-revised Version，OCI-R）和 21 项的 OCI-R CV 成人版评估。由于患儿年龄小，尚未成年，有些测量需要多次反复评估后结果尚完全可信。

43. 如何诊断多发性抽动症患儿合并抑郁症？

抑郁情绪是多发性抽动症患儿合并情绪障碍的一个主要症状，抑郁主要表现为情绪低落、无愉快感、好发脾气、对玩耍不感兴趣、自我评价低、自责、孤独、退缩等，当多发性抽动症患儿出现以上情况并结合美国《精神疾病诊断与统计手册》的诊断标准就可以对其做出诊断。

44. 如何诊断多发性抽动症患儿合并情绪障碍？

多发性抽动症患儿合并儿童情绪障碍（ED）主要表现为自卑感、扭捏、害羞、社会退缩、焦虑、哭泣、过敏、抑郁和慢性忧伤等，过去称为儿童神经症，以后国际疾病分类第 10 版（ICD-10）称之为情绪障碍（ED）。诊断多发性抽动症患儿合并情绪障碍主要依靠美国《精神疾病诊断与统计手册》第 5 版（DSM-Ⅳ）。

45. 小儿抽动障碍容易误诊的原因？

1）医生对此病不熟悉，以致被多种多样的症状所迷惑：将喉肌抽动所导致的干咳误诊为慢性咽炎、气管炎；将眨眼、皱眉误诊为眼结膜炎；动鼻误诊为慢性鼻炎。

2）家长对此症的不认同：很少因为不停眨眼、耸肩而就诊者，多认为是不良习惯。当到医院看其他病时，被医生发现而询问有关情况时，家长一般多不配合回答，或被告知"没事"、"就这两天出现的小毛病，过几天就好了"。当医生告诉家长患儿患有抽动障碍时，家长多不愿意就诊，从而使确诊时间后延。

3）患者对症状有一定的抑制能力，当轻症患者有意掩盖其抽动症状时，家长及医生不易察觉。

46. 抽动障碍患儿从镜中看到自己的抽动症状后抽动频率会增加吗？

以往人们并不清楚抽动障碍患儿对自身抽动表现的关注会对抽动发生的频率有何影响。近来国外有学者做了相关研究，其中一项研究将 12 个患儿分别独自待在房间里及站在镜子前面，观察抽动频率变化；另一项研究入组 16 个患儿，除上述分组外，还令患儿观看自己无抽动症状时的录像。结果发现：当抽动症状没有抑制住时，患儿关注自己的抽动症状，如从镜中注视自己的抽动表现，导致抽动频率增加；当患儿观看自己无抽动症状的录像时，抽动频率较正常时减少。研究结果提示：多发性抽动症患儿关注抽动症状将加重病情，而关注无抽动表现时的自身状态，则病情减轻。这一研究结果对行为学干预治疗提供了有价值的思考，应强调帮助患儿多关注抽动症状明显减少或无抽动症状时的状态，而不应强调关注抽动症状或抽动表现频繁时的状态。目前此项研究还存在很多局限性，如样本量还很小，尚有待于进一步扩大样本量深入研究。

47. 目前儿童抽动障碍诊断中存在的问题有哪些？

由于抽动障碍的病因和发病机制迄今尚未明确，而各种检查包括神经系统软体征、脑电图（EEG）、诱发电位（EPs）、神经影像学检查（CT、MRI、SPECT、PET 等）、实验室检查和神经心理测验等，虽属客观指标，但这些检查仅在部分抽动障碍患者中发现有特异性异常，只能作为诊断的辅助依据，目前尚未找到一种特异性的诊断手段来诊断本病。头颅 CT 或 MRI 等检查对抽动障碍的价值不在于诊断，而在于排除其他脑器质性病变。至于功能磁共振成像（fMRI）、单光子发射计算机断层扫描（SPECT）、正电子发射扫描（PET）和经颅磁刺激（transcranial magnetic stimulation）等检查，能够用于抽动障碍的脑功能研究。在抽动障碍的诊断方面，主要依据患者的临床表现（病史和临床症状）来进行诊断，国内外学者均采用临床描述性诊断方法来对抽动障碍进行诊断。

抽动障碍的诊断需要详细询问病史，认真做好体格检查（包括神经系统检查）和精神状况检查，直接会谈，观察抽动和一般行为表现，弄清症状的主次、范围及规律以及发生的先后过程。要注意抽动障碍患儿在医生面前，可以短暂控制，易被忽视而漏诊。同时，抽动障碍由于常伴发行为障碍，如注意缺陷多动障碍、强迫障碍等，也易被误诊。对抽动障碍的诊断，必须排除风湿性舞蹈病、肝豆状核变性、癫痫肌阵挛性发作、药源性不自主抽动及其他锥体外系疾病。

抽动障碍的正确诊断通常被延误多年，多数患者在症状出现几年以后才被诊断。有文献报道抽动障碍从发病到正确诊断之间推迟 5~11.7 年。造成延误诊断的原因，主要有以下几个方面：①医生对此病不熟悉，以致常被多种多样的症状所迷惑。将喉肌抽动而致的干咳误诊为慢性咽炎、气管炎；将眨眼、皱眉诊为眼结膜炎；将耸鼻子、吸鼻声误诊为慢性鼻炎等。②家长对此病的不认同。很少因为不停眨眼、耸肩等而就诊者，多认为是不良习惯所致。当到医院看其他病时，被医生发现而询问有关情况时，家长多不配合回答，多被告之"没事，就有点小毛病"。医生告诉家长是此病后，家长多不信任而反对就诊，从而使确诊时间向后延迟。③患者对症状有一定抑制能力，当轻症患者有意掩盖其抽动症状时，使家长及医生不容易察觉。④某些医生认为抽动障碍必须具备秽语，但实际上只有 1/3 患者在发病几年后才出现秽语现象。

从病因学的角度来讲，抽动障碍可以被分为原发性和继发性两大类。短暂性抽动障碍、慢性运动性或发声性抽动障碍、Tourette 综合征，以及迟发性抽动障碍和难治性抽动障碍均属于原发性抽动障碍。而引起继发性抽动障碍的原因是多方面的，包括遗传因素（如唐氏综合征、脆性 X 染色体综合征、结节性硬化、神经棘红细胞增多症等）、感染因素（如链球菌感染、脑炎、神经梅毒、克雅病等）、中毒因素（如一氧化碳、汞、蜂等中毒）、药物因素（如哌甲酯、匹莫林、安非他明、可卡因、卡马西平、苯巴比妥、苯妥因、拉莫三嗪等）及其他因素（如脑卒中、头部外伤、发育障碍、神经变性病）等。

目前有学者提出类 Tourette 综合征（Tourette - like syndrome）的观点。

Tourette 综合征与多种神经行为障碍（neurobehavioral disorders）相关联，包括口吃、精神发育迟滞、孤独症和全面发育障碍等，当抽动症状在这些神经行为障碍中发生时，这可能是它们在特定脑区（最可能的部位是在基底神经节和边缘系统）有共同的非特异性损害。神经病学的一个基本定律是在同一脑区的损害，不论是由何种原因引起，都将会产生同样的临床综合征。像基底神经节和边缘系统（limbic system）的功能障碍，无论病因如何，都可以引起一个以抽动、强迫症状和注意障碍为特征的基底神经节综合征（basal ganglia syndrome）。当一个患者的抽动症状与某些神经行为障碍相关联时，使用 Tourette 综合征这个术语可能是不准确的，称这些患者为类 Tourette 综合征比较合适，但目前尚未被广泛采用。

48. 多发性抽动障碍（TD）诊断流程如何？

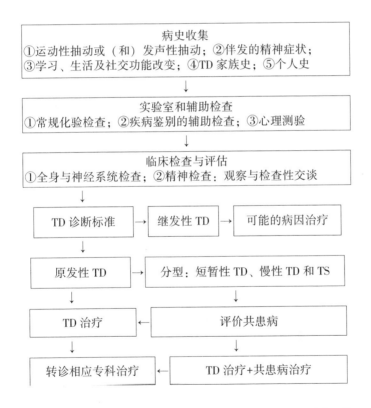

49. 中华医学会《中国精神疾病分类方案与诊断标准》第 3 版（CCMD-3，2001）关于注意缺陷多动障碍诊断标准是什么？

注意缺陷多动障碍是发生于儿童时期（多在 3 岁左右），与同龄儿童相比，表现为同时有明显注意力集中困难、注意持续时间短暂及活动过度或冲动的一组综合征。症状发生在各种场合（如家里、学校和诊室），男童明显多于女童。

【症状标准】

1）注意障碍：至少有下列 4 项。

①学习时容易分心，听见任何外界声音都要去探望。

②上课很不专心听讲，常东张西望或发呆。

③做作业拖拉，边做边玩，作业又脏又乱，常少做或做错。

④不注意细节，在做作业或其他活动中常常出现粗心大意的错误。

⑤丢失或特别不爱惜东西（如常把衣服、书本等弄得很脏很乱）。

⑥难以始终遵守指令完成家庭作业或家务劳动等。

⑦做事难以持久，常常一件事没做完，又去干别的事。

⑧与他说话时，常常心不在焉，似听非听。

⑨在日常活动中常常丢三落四。

2）多动：至少有下列 4 项。

①需要静坐的场合难于静坐或在座位上扭来扭去。

②上课时常做小动作，或玩东西，或与同学讲悄悄话。

③话多，好插嘴，别人问话未完就抢着回答。

④十分喧闹，不能安静地玩耍。

⑤难以遵守集体活动的秩序和纪律，如游戏时抢着上场，不能等待。

⑥干扰他人的活动。

⑦好与小朋友打斗，易与同学发生纠纷，不受同伴欢迎。

⑧容易兴奋和冲动，有一些过火的行为。

⑨常在不适当的场合奔跑或登高爬梯，好冒险，易出事故。

【严重标准】对社会功能（如学业成绩、人际关系等）产生不良影响。

【病程标准】起病于 7 岁前（多在 3 岁左右），符合症状标准和严重标准至少已 6 个月。

【排除标准】排除精神发育迟滞、广泛发育障碍、情绪障碍。

50. 世界卫生组织《国际疾病分类》第 10 版（ICD-10，1989）关于注意缺陷多动障碍诊断标准是什么？

对多动性障碍的诊断需肯定存在异常水平的不注意，多动不宁，而且发生于各种场合，持续存在，并非由其他障碍如孤独症或情感障碍所致。

1）不注意：下列不注意的症状至少具备 6 条，持续时间至少 6 个月，达到适应不良的程度，并与患儿的发育水平不一致。

①常常不能仔细地注意细节，或在做功课，或其他活动中出现漫不经心的错误。

②在完成任务或做游戏时常常无法保持注意力。

③别人对他（她）讲话时，常常显得没在听。

④常常无法始终遵守指令，无法完成功课、日常杂务或工作中的任务（不是因为违抗行为或不理解指令）。

⑤组织任务或活动的能力常常受损。

⑥常常回避或极其厌恶需要保持精神努力的任务，如家庭作业。

⑦常常遗失某种活动的必需品，如学校的作业、铅笔、玩具或工具。

⑧常易被外界刺激吸引过去。

⑨在日常活动过程中常常忘事。

2）多动：下列多动性症状至少有 3 条，持续至少 6 个月，达到适应不良的程度，并与患儿的发育水平不一致。

①双手或双足常常不安稳或坐着时常蠕动。

②在课堂上或其他要求保持坐位的场合离开位子。

③常常在不适当的场合奔跑或登高爬梯（在少年或成年，可能只存在不安感）。

④游戏时常不适当地喧哗，或难以安静地参与娱乐活动。

⑤表现出持久的过分运动，社会环境或别人的要求都无法使其显著改观。

3）冲动性：符合下列冲动性症状至少 1 条，持续时间至少 6 个月，达到适应不良的程度，并与患儿的发育水平不一致。

①常在提问未完成时其答案即脱口而出。

②在游戏或有组织的场合常不能排队或按顺序等候。

③经常打扰或干涉他人（如冲撞别人的交谈或游戏）。

④常说话过多，不能对社会规则做出恰当的反应。

4）障碍的发生不晚于 7 岁。

5）弥漫性：应在一种以上的场合符合上述标准。例如：不注意与多动的症状应在家和学校都有，同时存在于学校和另一种对患儿进行观察的场合，如门诊（通常这种跨场合的证据需要一种以上来源的信息，父母对患儿在教室中行为的报告似乎并不充足）。

6）不注意、多动、冲动的症状导致具有临床意义的苦恼，或损害其社交、学业或职业功能。

7）不符合广泛发育障碍、躁狂发作、抑郁发作或焦虑障碍的标准。

51. 美国精神病学会《精神疾病诊断与统计手册》第 4 版（DSM-Ⅳ, 1994）关于注意缺陷多动障碍诊断标准是什么?

要求满足 A~E。

A. 症状标准:

1）注意缺陷症状: 符合下列注意缺陷症状中至少 6 项, 持续至少 6 个月, 达到适应不良的程度, 并与发育水平不相称。

①在学习、工作或其他活动中, 常常不注意细节, 容易出现粗心所致的错误。

②在学习或游戏活动时, 注意力往往难以持久。

③与之对话时, 往往心不在焉, 似听非听。

④往往不能按照指示完成作业、日常家务或工作（不是由于对立行为或未能理解所致）。

⑤常常难以完成有条理的任务或其他活动。

⑥不喜欢、不愿意从事那些需要精力持久的事情（如做作业或家务）, 常常设法逃避。

⑦常常丢失学习、活动所必需的东西, 如玩具、课本、铅笔或其他学习工具等。

⑧很容易因外界刺激而分心。

⑨在日常活动中常常丢三落四。

2）多动/冲动症状: 符合下列多动、冲动症状中至少 6 项, 持续至少 6 个月, 达到适应不良的程度, 并与发育水平不相称。

①常常手脚动个不停, 或在座位上扭来扭去。

②在教室或其他要求坐好的场合, 常常擅自离开座位。

③常常在不适当的场合过分地奔来奔去或爬上爬下（对于青少年或成年人, 可能只是坐立不安的主观感受）。

④往往不能安静地游戏或参加业余活动。

⑤常常一刻不停地活动, 好像有个机器在驱动他。

⑥常常话多。

⑦常常别人问话未完即抢着回答。

⑧在活动中常常不能耐心地排队等待轮换上场。

⑨常常打断或干扰他人（如别人讲话时插嘴或干扰其他儿童游戏）。

B. 病程标准: 某些造成损害的症状出现在 7 岁以前。

C. 某些症状造成的损害至少在两种环境出现, 如在学校、在工作室（或诊室）、在家里等。

D. 严重程度标准：在社交、学业或职业功能上具有临床意义损害的明显证据。

E. 排除标准：症状不是出现在广泛发育障碍、精神分裂症或其他精神病性障碍的病程中，亦不能用其他精神障碍进行解释，如心境障碍、焦虑障碍、分离障碍或人格障碍等。

儿童注意缺陷多动障碍可分为注意缺陷多动障碍（ADHD）混合型、以注意缺陷为主型和以多动—冲动为主型 3 个亚型，诊断时应予以明确。

美国精神病学会《精神疾病诊断与统计手册》第 5 版（DSM-5，2013）关于注意缺陷多动障碍诊断标准与 DSM-Ⅳ 基本类似：同样的 18 条症状，继续分配在注意缺陷与多动—冲动两个领域，并且任一领域至少 6 条以上才足以诊断，但是也出现了一些变化：①诊断条目上追加了临床示例，易化了跨生命周期的应用；②进一步强调了症状必须出现在不同情境下的要求；③放宽了起病年龄的标准，由原来的 7 岁之前到现在的 12 岁之前；④亚型被临床特殊标注的方式取代；⑤症状阈值为成年人做了调整，对于成年注意缺陷多动障碍症状学标准与儿童青少年期有所不同，症状数目的临界值由儿童青少年中的 9 条中至少符合 6 条，变为只需符合 5 条；⑥删除了原来排除标准中关于必须排除广泛性发育障碍的要求，允许注意缺陷多动障碍伴发孤独症谱系障碍共患病的诊断；⑦注意缺陷多动障碍被放在神经发育障碍章节下，反映注意缺陷多动障碍与脑发育的相关性。

52.《中国精神障碍分类与诊断标准》第 3 版（CCMD-3）关于强迫障碍的诊断标准是什么？

强迫障碍指一种以强迫症状为主的神经症，其特点是有意识的自我强迫和反强迫并存，两者强烈冲突使患者感到焦虑和痛苦；患者体验到观念或冲动是来源于自我，但违反自己意愿，虽极力抵抗，却无法控制；患者也意识到强迫症状的异常性，但无法摆脱。病程迁延者以仪式动作为主而精神痛苦减轻，但社会功能严重受损。

【症状标准】

1）符合神经症的诊断标准，并以强迫症状为主，至少有下列一项：①以强迫思想为主，包括强迫观念、回忆或表象，强迫性对立观念、穷思竭虑、害怕丧失自控能力等；②以强迫行为（动作）为主，包括反复洗涤、核对、检查或询问等；③上述内容的混合形式。

2）患者称强迫症状起源于自己的内心，不是被外界或别人强加的。

3）强迫症状反复出现，患者认为没有意义并感到不快，甚至痛苦，因此试图抵抗，但不能奏效。

【社会功能】严重的标准社会功能受损（指的是患者工作、学习、交友、家庭等方面的状态）。

【病程标准】符合症状标准至少已有 3 个月。

【排除标准】

1）排除其他精神障碍的继发性强迫症状，如精神分裂症、抑郁症或恐惧症等。

2）排除脑器质性疾病特别是基底神经节病变的继发性强迫症状。

CCMD-3 强迫障碍的诊断标准与 DSM-Ⅳ、ICD-10 的比较：DSM-Ⅳ 强迫障碍的诊断标准要求强迫思维、冲动、意向是自己头脑的产物（不是思维插入或外界强加的），患者企图不理会或压抑这些思想、冲动、意问，或以其他思想或行为来中和它们，并引起显著的焦虑或苦恼。另外如默默祈祷、计数和内心调整等从强迫性思维中分离出去，归为强迫行为，并说明强迫的目的是减轻焦虑。要求症状必须每天持续 1 小时以上，另外附加自知力不良性强迫障碍，即目前发作的大部分时间中不能认识到这些强迫观念或强迫行为是过分的和不合情理的。对儿童患者不要求对症状一定有自知力。

ICD-10 强迫障碍的诊断标准基本与 DSM-Ⅳ 类似。强调强迫思维必须被看作是患者自己的思维或冲动；必须至少有一种思想或动作在被患者徒劳地加以抵制；即使患者不再对其他症状加以抵制，实施动作的想法本身应该是令人不愉快的；想法、表象或冲动必须是令人不快地一再出现。同 DSM-Ⅳ 一样，ICD-10 也说明强迫行为的目的是防止某些客观上不大可能的事件；但是又不同于 DSM-Ⅳ。DSM-Ⅳ 进一步说明强迫行为的目的是减轻痛苦。ICD-10 要求必须在连续 2 周中的大多数日子里存在强迫思维或强迫动作，而 DSM-Ⅳ 没有说明病程需要多长时间。ICD-10 没有像 DSM-Ⅳ 那样提出自知力不良性强迫障碍。ICD-10 也不要求对任何症状都加以抵制，有一个症状抵制即可。ICD-10 对强迫症状引起痛苦的程度不过分强调，提出伴有明显的自主神经性焦虑者也很常见。

总体来说，我国诊断标准严格，而美国和国际诊断标准则较宽泛。临床上常常见到患者在抵抗，但对症状的态度与反应方面，每个患者从很强烈到微弱程度各异。自知力方面也是如此，从认识很明确到含糊不清，甚至几乎没有认识，患者之间差别很大，每个患者在不同时间认识程度也不一样。另外，患者强迫症状内容的可理解性与荒谬程度差别也相当大，思维内容和强迫行为往往与现实生活有一定联系，有一定的可理解性，但是部分患者却难以理解。症状荒谬、难以理解的这类患者，尽管有时承认想法和行为不合理，但是患者在症状出现时几乎丧失判断力而完全沉浸于其症状中，甚至他人也难以制止。在我国，尽管不再把症状荒谬作为排除强迫障碍的诊断依据，但是临床实践中未被广泛认同，甚至将此作为诊断精神分裂症的依据。

53. 参照美国精神病学会《精神疾病诊断与统计手册》第5版（DSM-Ⅴ，2014），与抽动障碍可能共患的抑郁症诊断标准都有哪些？

1）破坏性心境失调障碍

A. 严重的反复的脾气爆发，表现为言语（例如言语暴力）和/或行为（例如以肢体攻击他人或财物），其强度或持续时间与所处情况或所受的挑衅完全不成比例。

B. 脾气爆发与其发育阶段不一致。

C. 脾气爆发平均每周3次或3次以上。

D. 几乎每天和每天的大部分时间，脾气爆发之间的心境是持续性的易激惹或发怒，且可被他人观察到（如父母、老师、同伴等）。

E. 诊断标准A~D的症状已经持续存在12个月或更长时间，在此期间，个体从未有过连续3个月或更长时间诊断标准A~D中的全部症状都没有的情况。

F. 诊断标准A和D至少在下列3种（即在家、在学校、与同伴在一起）的两种场景中存在，且至少在其中一种场景中是严重的。

G. 首次诊断不能在6岁前或18岁后。

H. 根据病史或观察，诊断标准A~E的症状出现的年龄在10岁前。

I. 从未有超过持续1天的特别时期，在此期间，除了持续时间以外，符合了躁狂或轻躁狂发作的全部诊断标准。

注：与发育阶段相符的情绪高涨，例如遇到或预期到一个非常积极的事件发生，则不能被视为躁狂或轻躁狂的症状。

J. 这些行为不仅仅出现在重度抑郁障碍的发作期，且不能用其他精神障碍来更好地解释〔例如，孤独症（自闭症）谱系障碍、创伤性应激障碍、分离焦虑障碍、持续性抑郁障碍（心境恶劣）〕。

注：此诊断不能与对立违抗障碍、间歇性暴怒障碍或双相障碍并存，但可与其他精神障碍并存，包括重性抑郁障碍、注意缺陷/多动障碍、品行障碍和物质使用障碍。若个体的症状同时符合破坏性心境失调障碍和对立违抗障碍的诊断标准，则只能诊断为破坏性心境失调障碍。如果个体曾有过躁狂或轻躁狂发作，则不能再诊断为破坏性心境失调障碍。

K. 这些症状不能归因于某种物质的生理效应，或其他躯体疾病或神经疾病。

2）持续性抑郁障碍（心境恶劣）

此障碍由 DSM-Ⅳ 所定义的慢性重性抑郁障碍与心境恶劣障碍合并而来。

A. 至少在 2 年内的多数日子里，一天中的多数时间中出现抑郁心境，既可以是主观的体验，也可以是他人的观察。

注：儿童和青少年的心境可以表现为易激惹，且持续至少 1 年。

B. 抑郁状态时，有下列 2 项（或更多）症状存在：

①食欲不振或过度进食。

②失眠或睡眠过多。

③缺乏精力或疲劳。

④自尊心低。

⑤注意力不集中或犹豫不决。

⑥感到无望。

C. 在 2 年的病程中（儿童或青少年为 1 年），个体具有诊断标准 A 和 B 的症状超过 2 个月的情况。

D. 重度抑郁障碍的诊断可以连续存在 2 年。

E. 从未有过躁狂或轻躁狂发作，且从不符合环性心境障碍的诊断标准。

F. 这种障碍不能用一种持续性的分裂情感性障碍、精神分裂症、妄想障碍、其他特定的或未特定的精神分裂症谱系及其他精神病性障碍来更好地解释。

G. 这些症状不能归因于某种物质（例如滥用的毒品、药物）的生理效应，或其他躯体疾病（例如甲状腺功能低下）。

H. 这些症状引起有临床意义的痛苦，或导致社交、职业或其他重要功能方面的损害。

注：因为在持续性抑郁障碍（心境恶劣）的症状列表中，缺乏重性抑郁发作的诊断标准所含的 4 项症状，所以只有极少数个体持续存在抑郁症状超过 2 年却不符合持续性抑郁障碍的诊断标准。如果在当前发作病程中的某一个时刻，符合了重性抑郁发作的全部诊断标准，则应该给予重性抑郁障碍的诊断。否则，有理由诊断为其他特定的抑郁障碍或未特定的抑郁障碍。

3）其他特定的抑郁障碍

此类型适用于那些临床表现具备抑郁障碍的典型症状，或导致社交、职业或其他重要功能方面的损害，但未能完全符合抑郁障碍任一种疾病的诊断标准的情况。可在下列情况使用其他特定的抑郁障碍这一诊断，临床工作者选择用它来交流未能符合任一种特定的抑郁障碍的诊断标准的特定原因。通过记录"其他特定的抑郁障碍"，接着记录其特定原因（例如"短暂性抑郁发作"）来表示。

能够归类为"其他特定的抑郁障碍"的示例如下。

①反复发作的短期抑郁：在至少连续的 12 个月内，至少每月 1 次持续 2~13 天（与月经周期无关），同时存在抑郁心境和至少 4 种其他的抑郁症状，个体的临床表现从不符合任何其他抑郁障碍或双相障碍的诊断标准，且目前不符合任何精神病性障碍活动期或残留期的诊断标准。

②短暂性抑郁发作（4~13 天）：存在抑郁情绪和重性抑郁发作的其他 8 种症状中的至少 4 种，伴有明显的临床痛苦或损害，持续 4 天以上，但少于 14 天，个体的临床表现从不符合任何其他抑郁障碍或双相障碍的诊断标准，且目前不符合任何精神病性障碍活动期或残留期的诊断标准，也不符合反复发作的短期抑郁发作的诊断标准。

③症状不足的抑郁发作：抑郁情绪和重性抑郁发作的其他 8 种症状中的至少 1 种，与明显的临床痛苦或损害有关，至少持续 2 周，个体的临床表现从不符合任何其他抑郁障碍或双相障碍的诊断标准，且目前不符合任何精神病性障碍活动期或残留期的诊断标准，也不符合混合性焦虑抑郁障碍的症状标准。

4）未特定的抑郁障碍

此类型适用于那些临床表现具备抑郁障碍的典型症状，且引起有临床意义的痛苦，或导致社交、职业或其他重要功能方面的损害，但未能完全符合抑郁障碍任一种疾病的诊断标准。此种未特定的抑郁障碍可在下列情况使用：临床工作者选择不标注未能符合任一种特定的抑郁障碍的诊断标准的原因及包括因信息不足而无法做出更特定的诊断（例如在急诊室的环境下）。

54. 参照美国精神病学会《精神疾病诊断与统计手册》第 5 版（DSM-V，2014），与抽动障碍可能共患的焦虑症诊断标准都有哪些？

1）广泛性焦虑障碍

A. 在至少 6 个月的多数日子里，对于诸多事件或活动（例如工作或学校表现），表现出过分的焦虑和担心（焦虑性期待）。

B. 个体难以控制这种担心。

C. 这种焦虑和担心与下列 6 种症状中至少 3 种有关（在过去 6 个月中，至少一些症状在多数日子里存在）。

注：儿童只需 1 项。

①坐立不安或感到激动或紧张。

②容易疲倦。

③注意力难以集中或头脑一片空白。

④易怒。

⑤肌肉紧张。

⑥睡眠障碍（难以入睡或保持睡眠状态，或休息不充分、质量不满意的睡眠）。

D. 这种焦虑、担心或躯体症状引起有临床意义的痛苦，或导致社交、职业或其他重要功能方面的损害。

E. 这种障碍不能归因于某种物质（例如滥用的毒品、药物）的生理效应，或其他躯体疾病（例如甲状腺功能亢进）。

F. 这种障碍不能用其他精神障碍来更好地解释，例如，像惊恐障碍中的焦虑或担心发生惊恐发作，像社交焦虑障碍（社交恐怖症）中的负性评价，像强迫障碍中的被污染或其他强迫思维，像分离焦虑障碍中的与依恋对象的离别，像神经性厌食症中的体重增加，像躯体症状障碍中的躯体不适，像躯体变形障碍中的感到外貌存在瑕疵，像疾病焦虑障碍中的感到有严重的疾病，或像精神分裂症或妄想障碍中的妄想信念的内容。

2）其他特定的焦虑障碍

此类型适用于那些临床表现具备焦虑障碍的典型症状，且引起有临床意义的痛苦，或导致社交、职业或其他重要功能方面的损害，但未能符合焦虑障碍类别中任何一种疾病的诊断标准。可在下列情况使用其他特定的焦虑障碍这一诊断：临床工作者选择它来交流未能符合任何一种特定的焦虑障碍的诊断标准的特定原因。通过记录"其他特定的焦虑障碍"，接着记录其特定原因（例如广泛性焦虑障碍，不符合足够天数）来表示。

能够归类为"其他特定的焦虑障碍"的示例如下：

①有限症状的发作。

②广泛性焦虑障碍，不符合足够天数。

③Khyal cap（wind attacks）：参见DSM-V附录中"痛苦的文化概念词汇表"。

④Ataque de nervios（attack of nerves）：参见DSM-V附录中"痛苦的文化概念词汇表"。

3）未特定的焦虑障碍

此类型适用于临床表现具备焦虑障碍的典型症状，且引起有临床意义的痛苦，或导致社交、职业或其他重要功能方面的损害，但未能符合焦虑障碍类别中任何特定的疾病的诊断标准。此种未特定的焦虑障碍可在这种情况下使用：临床工作者对未能符合任何一种特定的焦虑障碍的诊断标准的个体选择不给出特定的原因，包括因信息不足而无法做出更特定诊断的情况（例如在急诊室的环境下）。

55. 参照美国精神病学会《精神疾病诊断与统计手册》第5版（DSM-Ⅴ，2014），与抽动障碍可能共患的品行障碍诊断标准都有哪些？

A. 侵犯他人的基本权利或违反与年龄匹配的主要社会规范或规则的反复的持续的行为模式，在过去的12个月内，表现为下列任意类别的15项标准中的至少3项，且在过去的6个月内存在下列标准中的至少1项：

攻击人和动物：

①经常欺负、威胁或恐吓他人。

②经常挑起打架。

③曾对他人使用可能引起严重躯体伤害的武器（例如棍棒、砖块、破瓶子、刀、枪）。

④曾残忍地伤害他人。

⑤曾残忍地伤害动物。

⑥曾当着受害者的面夺取（例如抢劫、抢包、敲诈、持械抢劫）。

⑦曾强迫他人与自己发生性行为。

破坏财产：

⑧曾故意纵火以意图造成严重的损失。

⑨曾蓄意破坏他人财产（不包括纵火）。

欺诈或盗窃：

⑩曾破门闯入他人的房屋、建筑或汽车。

⑪经常说谎以获得物品或好处或规避责任（即"哄骗"他人）。

⑫曾盗窃值钱的物品，但没有当着受害者的面（例如入店行窃，但没有破门而入；伪造）。

严重违反规则：

⑬尽管父母禁止，仍经常夜不归宿，在13岁之前开始。

⑭生活在父母或父母的代理人家里时，曾至少2次离开家在外过夜，或曾1次长时间不回家。

⑮在13岁之前开始经常逃学。

B. 此行为障碍在社交、学业或职业功能方面引起有临床意义的损害。

C. 如果个体的年龄为18岁或以上，则需不符合反社会型人格障碍的诊断标准。

标注是否是：

儿童期发生型：在10岁以前，个体至少表现出品行障碍的1种特征性症状。

青少年期发生型：在 10 岁以前，个体没有表现出品行障碍的特征性症状。

未特定发生型：符合品行障碍的诊断标准，但是没有足够的可获得的信息来确定首次症状发作是在 10 岁之前还是之后。

标注如果是：

伴有限的亲社会情感：为符合此标注，个体必须表现出下列特征的至少 2 项，且在多种关系和场合持续至少 12 个月。这些特征反映了此期间个体典型的人际关系和情感功能模式，而不只是偶尔出现在某些情况下。因此，为衡量此标注的诊断标准，需要多个信息来源。除了个体的自我报告，还有必要考虑对个体有长期了解的他人的报告（例如父母、老师、同事、大家庭成员、同伴）。缺乏悔意或内疚：当做错事时没有不好的感觉或内疚（不包括被捕获和/或面临惩罚时表示的悔意）。个体表现出普遍性地缺乏对他/她的行为可能造成的负性结果的考虑。例如，个体不后悔伤害他人或不在意违反规则的结果。

冷酷—缺乏热情：不顾及和不考虑他人的感受。个体被描述为冷血的和漠不关心的。个体似乎更关心他/她的行为对自己的影响，而不是对他人的影响，即使他/她对他人造成了显著的伤害。不关心表现：不关心在学校、在工作中或在其他重要活动中的不良/有问题的表现。个体不付出必要的努力以表现得更好，即使有明确的期待，且通常把自己的不良表现归咎于他人。

情感表浅或缺失：不表达感受或向他人展示情感，除了那些看起来表浅的、不真诚的或表面的方式（例如行为与表现出的情感相矛盾；能够快速地"打开"或"关闭"情感）或情感的表达是为了获取（例如表现情感以操纵或恐吓他人）。

标注目前的严重程度：

轻度：对诊断所需的行为问题超出较少，且行为问题对他人造成较轻的伤害（例如说谎、逃学、未经许可天黑后在外逗留，其他违规）。

中度：行为问题的数量和对他人的影响处在特定的"轻度"和"重度"之间（例如没有面对受害者的偷窃、破坏）。

重度：存在许多超出诊断所需的行为问题，或行为问题对他人造成相当大的伤害（例如强迫的性行为、躯体虐待、使用武器、强取豪夺、破门而入）。

鉴别诊断篇

1. 什么是注意缺陷多动障碍？

注意缺陷多动障碍（ADHD）又称为多动症或轻微脑功能障碍综合征，患儿可以表现出做怪相及大声叫喊，约半数的多发性抽动症患儿可以伴有多动症，加上抽动障碍与多动症的名字类似，人们对发病率较高的多动症记忆更加深刻，故二者易于混淆，需要加以鉴别。多发性抽动症是以肌群抽动为主要表现，多动症绝无抽动的表现，二者是两种截然不同的疾病。多动症是儿童时期常见的行为障碍，患病率在 1%～10%，主要表现为与其年龄不相称的明显的注意力不能集中、活动过多、任性冲动和学习困难综合征。诊断 ADHD 时应符合以下几条。

1）起病于学龄前期，病程至少持续 6 个月。

2）至少具备以下症状中的 4 种：①需要静坐的场合下难以静坐，常常不停地活动；②容易兴奋和冲动；③常干扰其他儿童的活动；④做事常有始无终；⑤注意力难以保持集中，常易转移；⑥要求必须立即得到满足，否则就要产生情绪反应；⑦经常多动，好说话或喧闹；⑧难以遵守集体活动的秩序和纪律；⑨学习成绩差，但不是由于智力低下所引起；⑩动作笨拙，精细动作较差；⑪IQ 必然大于 75 分。

3）如有以下情况则不能诊断本症：智力低下、儿童期精神病、焦虑状态、品行障碍或其他神经系统疾病。

ADHD 患儿以心理和行为矫正为主，但症状明显时可辅以兴奋剂，如哌甲酯等治疗。

2. 儿童注意缺陷多动障碍与多发性抽动症如何鉴别？

小儿患有注意缺陷多动障碍与多发性抽动症时均有注意力不集中及冲动行为，从而影响学习成绩。但注意缺陷多动障碍患儿的主要表现为注意力不集中、注意缺乏持久性，多数患儿伴有活动量增多表现，但也有部分患儿活动量正常，全身肌肉处于有序、有目的、可控制的活动中。而多发性抽动症则以多组肌群不自主抽动及不自主发声为其特点，注意力不集中不是其主要诊断要点。运动性抽动时出现头面部、颈肩、躯干及四肢肌肉的不自主、突发、快速收缩运动。发声性抽动实际上是累及呼吸肌、咽肌、喉肌、口腔肌和鼻肌的抽动，这些部位的肌肉收缩，通过鼻、口腔和咽喉的气流产生发声。

诊断为注意缺陷多动障碍的患儿约10%有多发性抽动症的抽动特点。诊断为"多发性抽动症"的患儿，约半数可以伴有注意缺陷多动障碍的全部症状。两者可以相互共患，因此，日常生活中应仔细观察孩子的症状，分清主要症状和次要症状，在医生指导下合理用药。

3. 抽动的临床表现如何进行鉴别？

抽动的临床表现见表1。

表1 抽动的临床表现

单纯运动性抽动	复杂运动性抽动	单纯发声性抽动
阵挛性	嗳气	吹风声
眨眼	秽亵行为	咳嗽声
点头	模仿动作	呼噜声
耸鼻	摇头	呃逆
张力障碍性	袭击	放声大笑
眼睑痉挛	跳跃	吸鼻声
夜磨牙	踢	吸吮声
眼球旋动	干呕	清嗓声
肩膀旋转	投掷	复杂发声性抽动
持续下颌张开	触摸	秽亵言语
斜颈	弯腰	模仿言语
强直性	呕吐	言语重复
腹部挛缩		
肢体伸展		
肢体弯曲		

4. Tourette 综合征应该和哪些疾病进行鉴别？

Tourette 综合征应该与亨廷顿舞蹈病、肝豆状核变性、小舞蹈症、棘红细胞增多症、精神发育迟缓、头部外伤等鉴别，应强调抽动—秽语综合征的自我控制能力、与抽动相关的情感和冲动释放、明显的暗示性是区别于其他运动过度性疾病的临床特点。神经系统检查无阳性体征也是帮助抽动—秽语综合征与其他器质性疾病鉴别的要点。此外，抽动—秽语综合征尚需与下列疾病鉴别：短暂性抽动症（一般症状与抽动—秽语综合征相似，但持续少于 1 年）、焦虑症、全身性红斑狼疮、结节性硬化、肌张力障碍、Hallervorden–Spatz 病、Ⅰ型多发性神经纤维瘤病、染色体病、焦虑、躁狂等。

5. Tourette 综合征与其他疾病如何进行鉴别诊断？

Tourette 综合征与其他疾病的鉴别见表 2。

表 2　Tourette 综合征与其他疾病的鉴别

疾病	共同症状	实验室检查
亨廷顿舞蹈病	舞蹈、阵挛或痉挛性抽动	GAG 重复序列>35
棘红细胞增多症	嘴角抽动、唇部咬动、痉挛和/或异常声音	>15%红细胞中出现神经棘红细胞，血清肌酸激酶上升
肝豆状核变性	肌张力障碍或肌张力障碍、抽动	血清铜蓝蛋白低、尿铜高、角膜 K–F 环阳性
小舞蹈病	全身抽动样动作	2~6 个月前 A 族溶血链状球菌感染证据
药物性抽动	运动或声音抽动，嘴巴运动	近期服用兴奋性药物，药检筛查阳性
精神发育迟缓	刻板，抽动样动作	语言、社交及认知等功能发育迟缓
头部外伤	声音或全身运动抽动	头部外伤史

6. 多发性抽动症与小儿精神病如何鉴别？

小儿精神病以精神分裂症为多见，其往往是在受到精神刺激后发病，多有家族史。精神分裂症患儿做鬼脸的症状可表现为类似抽动样动作，可有刻板动作及模仿言语，常有性格改变，不与小朋友交往，变得孤独退缩等，这些表现与多发性抽动症有相似之处。但精神分裂症有感知障碍，各种形式的幻觉均可发生，以幻听、幻视多见，有时为了与幻听的声音相呼应，可喊出声音，这种声音虽然也重复，但不是单调的、刻板的。另外，精神分裂症患儿有思维障碍，表现为逻辑倒错性思维、破裂性思维或联想散漫等，可出现各种荒谬、离奇、脱离现实的妄想，情感障碍表现为情感淡漠或紧张性恐惧情绪，自知力不全或丧失。

多发性抽动症是一种于儿童期起病、有遗传因素参与的神经精神心理性疾病。

7. 多发性抽动症仅仅表现为局灶性抽动吗？

多发性抽动症始自儿童、青少年，以慢性、波动性、多发性的运动性抽动（motor tics）伴有发声性抽动（vocal tics）为主要临床特征。本病抽动症状通常从面部开始，逐渐发展到头、颈、肩部肌肉，而后波及躯干及上、下肢。不同肌群受累频率有一个从面上部到足下降的顺序，即抽动通常是从面上部（眨眼等）开始，接下来是面下部（歪嘴等）及颈、肩部抽动，然后是躯干及下肢抽动。多发性抽动症患儿并不是仅仅表现为局灶性抽动，临床上通常表现出多样化的复杂运动性抽动。当突然的抽动似为有目的自发动作且以共济的方式连续发生时，这些复杂性协调动作的联合为复杂运动性抽动的表现。通常认为所谓复杂运动性抽动是缘于某些肌群不自主抽动（简单运动性抽动）与主观掩饰之间交织的结果，复杂运动性抽动中夹杂着主观掩饰成分。掩饰的动作比实际抽动的动作幅度要大，由于这些掩饰动作与不自主抽动动作交织，使抽动症状复杂多样，到后期表现更为明显和严重。

8. 多发性抽动症与风湿性舞蹈病如何鉴别？

风湿性舞蹈病是风湿热的迟发表现，临床表现为全身或部分肌肉呈不规则的、无目的的不自主运动，面部及手部最常见。面部肌肉运动时可出现皱眉、耸肩、耸额、缩颈、咧嘴等，手部则表现为不能持物、不能解纽扣、写字不灵活等。小舞蹈症的动作为不自主、幅度较大的不规则运动，多伴有风湿病史及风湿病的其他表现，如血沉快、抗链"O"增高，抗风湿药物治疗有效。

9. 多发性抽动症与痉挛性斜颈有什么不同？

痉挛性斜颈是一种以颈肌扭转或阵挛性倾斜为特征的锥体外系器质性疾患。

临床表现起病缓慢，头部不随意地向一侧旋转，颈部则向另一侧屈曲，可因情绪激动而加重。病情多变，从轻度或偶尔发作至难于治疗等不同程度。

相同点：均是儿童发病，临床表现均可见头部不随意地向一侧旋转，颈部则向另一侧屈曲的动作。

不同点：多发性抽动症除了扭头和挺脖子以外，还多合并有其他部位的抽动和咽部异常发音。抽动是快速的，持续时间短，而病程长，反复发作。而痉挛性斜颈多在 5 岁前发病，5 岁后自行缓解。发作时头向一侧歪斜，阵发性抽动，持续时间短则 10 分钟左右，长则 2 周，一般 2~3 天。间歇期无症状。数周后可有相同发作。主要病因是胸锁乳突肌阵挛而致。无其他肌群的抽动或异常发音。本病可持续终身，可导致限制性运动障碍及姿势畸形。

10. 多发性抽动症与哪些类型的癫痫需要鉴别？

癫痫患儿所表现出的部分运动性发作或肌阵挛性发作应与多发性抽动症患儿表现的运动性抽动症状相鉴别。

癫痫部分运动性发作的发作形式多样，与脑运动皮层某一部分刺激性病灶有关，表现为躯体某个部位抽动，如肢体、手、足、手指、足趾或面部某部分肌肉抽动，不伴有意识丧失，脑电图表现为局灶性癫痫样放电。肌阵挛性发作表现为某个肌肉或肌群突然快速有力地收缩，似触电状，躯体前屈或后仰，两上肢屈曲或伸直，上肢抽动时手中物品可甩出，站立时则表现为用力摔倒，坐位时发作可从椅中弹出，肌阵挛引起肢体动作范围可大可小，可以单个地发作，也可为连续地发作，肌阵挛性发作时脑电图为多棘慢波或棘慢、尖慢波综合，有时可以泛化为全导异常放电。

多发性抽动症与癫痫的鉴别要点为：①多发性抽动症有其发展规律，多从反复眨眼开始，呈波浪式进展，逐渐发展至颈、肩、四肢及全身。而癫痫在同一患儿身上发作形式比较固定，且抽搐发作次数远较多发性抽动症为少。②多发性抽动症多伴有喉中异常发声，而癫痫则没有。③多发性抽动症的抽动能够受意志控制一段时间，而癫痫发作则是突发突止，无法用意志控制。④多发性抽动症虽可有脑电图异常，但多无特异性，没有癫痫样放电，而癫痫发作时脑电图表现为癫痫样放电。⑤多发性抽动症患儿的智力正常，而部分肌阵挛性发作癫痫患儿有智力低下。⑥癫痫和多发性抽动症有很高的相互共患率，临床上对于病程长、症状复杂的患儿需要进行必要的鉴别，如做 24 小时动态脑电图、视频脑电图和头磁共振等。

11. 多发性抽动症与肝豆状核变性如何鉴别？

肝豆状核变性又称威尔逊病（Wilson disease），由于多发性抽动症与肝豆状核变性均有不自主肌肉抽动和异常发声，所以二者需要加以鉴别。肝豆状核变性是一种常染色体隐性遗传病，由于定位于 13 号染色体长臂 1 区 4 带 3 亚带（13q14.3）的基因突变，导致铜代谢障碍，致使大量铜在肝、脑、角膜、肾等组织沉积，由此引起多样化的临床症状。

本病发病率为 0.2/10 万人口，可发生于 5～40 岁之间，5 岁前及 44 岁后出现症状者极少见，男子稍多于女子。起病多呈缓慢隐匿，呈急性发病者罕见。临床上要表现为进行性加重的锥体外系症状、肝硬化、精神症状、肾功能损害及角膜色素环 K-F 环。锥体外系症状可见手足舞蹈样动作、肌张力不全改变、精细动作（吃饭、穿衣、写字）困难以及帕金森样症状等。精神行为改变方面，易有情绪不稳、易冲动、注意力不集中、思维缓慢、学习困难等。其中 10 岁以下起病者多以肝脏损害为首发症状，10 岁以上以神经系统损害居多。少数患者以精神症状、肾损害、急性溶血性贫血、骨关节畸形等为首发症状。神经精神症状可以是首发症状，但多在肝脏损害症状数月或数年以后才出现。

实验室检查有肝功能损害、血清铜蓝蛋白减低、铜氧化酶活性降低、尿排铜增加等。用裂隙灯检查眼角膜，可在角膜边缘部见到有铜沉积于角膜后弹力层所形成的色素环，呈棕灰、棕绿或棕黄色，宽 1～3mm，称为 K-F 环（Kayser-Feisher ring），在 7 岁以后患儿才易见到。颅脑 CT 检查可在尾状核和豆状核（壳核和苍白球）等部位见到低密度病灶。颅脑 MRI 检查主要在基底节部位有信号改变。由于本病波及范围广，涉及脑干听觉通路、视路及视皮质以及深感觉传导路径，所以脑干听觉诱发电位、视觉诱发电位（VEP）及体感诱发电位（SEP）也有一定的异常改变。早期确诊、早期防治，及时纠正患者铜代谢的正平衡状况是阻止本病进展的关键。治疗的目的在于阻止铜盐蓄积和促进体内铜盐的排泄。可采用低铜饮食、促排铜药（如 D-青霉胺硫醛）及抑制铜离子吸收药（如硫酸锌和葡萄糖酸锌）等措施，以维持铜代谢的负平衡。

12. 苍白球黑质变性是什么病？

苍白球黑质变性亦称哈勒沃登—施帕茨病（Hallervnorden-Spatz disease）、苍白球色素变性综合征等，多发性抽动症患儿所表现的运动性抽动症状，需要与苍白球黑质变性的舞蹈样动作相鉴别。苍白球黑质变性，是一种常染色体隐性遗传与铁代谢相关的罕见的锥体外系疾病，患者神经细胞内有含铁色素沉积及蜡样质脂褐素及神经黑素沉积，导致髓鞘脱失及轴索肿胀。

此病既可有家族遗传性，也可为散发，多于 20 岁前起病，逐渐进展。临床表现为进行性椎体外系运动障碍和智力低下。早期患儿发育正常，以后由于弓形足、足内翻和下肢强直性肌张力增高、肌张力不全，逐渐出现步态不稳、行走困难，约有半数患者出现舞蹈样和手足徐动样不自主运动。可有发音困难、锥体束征及眼底可见视网膜色素变性。

骨髓涂片见海蓝色组织细胞。颅脑 CT 检查可见脑萎缩，在基底神经节（特别是苍白球）有高密度病灶（表示有铁的沉积）。颅脑 MRI 征象是临床诊断本病的最重要依据，T_2WI 上双侧苍白球呈弥漫性低信号（相当于铁沉积区），而在其前正中部位则呈高信号，即所谓的"虎眼征"（eye of the tiger）。病理研究证实，"虎眼征"中低信号为有铁盐沉积的苍白球致密组织区，而高信号是苍白球中伴有空泡形成的疏松组织区。

本病临床罕见，迄今尚无临床诊断标准，诊断主要依靠临床表现、神经影像学资料及骨髓涂片找到海蓝色组织细胞等。无特殊治疗方法，左旋多巴可使部分病人的症状得到暂时改善，预后不良。

13. 神经棘红细胞病有何临床特点？

神经棘红细胞病（neuroacanthocytosis，NA）曾被称为神经棘红细胞增多症、伴棘红细胞增多的家族性肌萎缩性舞蹈病、Levity-Cruchley 综合征等，因其有额面部运动障碍及不自主发声等表现，可与多发性抽动症混淆，故二者需要加以鉴别。

神经棘红细胞病是一种罕见的遗传性疾病，其病理改变涉及脑、脊髓、周围神经等多个部位，脑部病理改变主要表现为双侧尾状核、壳核和苍白球亦可见神经元脱失和胶质细胞增生；脊髓病理改变主要表现为颈髓前角神经元脱失；周围神经活检多数显示有髓纤维斑片状脱髓鞘改变。

神经棘红细胞病多见于青春期或成年早期，发病年龄 8~62 岁，平均约 32 岁，病程 7~24 年，平均约 14 年，男性多于女性，男女之比约为 2：1，最突出的临床表现是运动障碍，且常常以此为首发症状。运动障碍的表现形式多种多样，凡是锥体外系损害的症状几乎都可出现于本病，但以口面部不自主运动，肢体舞蹈最常见。口面部不自主运动可表现为口面部肌肉多动、肌张力障碍样运动或两者同时存在，常影响病人的朗读，严重时可引起口吃、不自主咬舌、咬唇或咬颊黏膜，有时在进食时可见患者不自主地将口中食物推出，口面部及咽喉部肌肉运动障碍常导致患者不自主发声，表现为呼噜声、吸吮声、叹息声或无法辨别的单音节声，常伴频繁呃逆或吐唾沫等，少数可表现为秽语。肢体舞蹈样运动酷似亨廷顿舞蹈病，上下肢均可累及。其他常见的运动障碍有肌张力障碍，运动不能性肌强直，局部肌肉刻板、反复、短促而快速的抽动等。性格改变和精神症状亦是神经棘红细胞病常见的临床症状，部分病人可以此为首发症状。轻者可表现为淡漠、抑郁、焦虑、注意力涣散，重者可出现冲动性行为或反社会行为、强迫观念和行为、偏执性妄想、无自制力等。约半数以上病人可有进行性智能减退。约 1/3 的病人可出现癫痫发作。极少数病人可出现听力障碍。

神经棘红细胞病的辅助检查方面，周围血象可找到棘红细胞，但只有当其计数大于 3% 时才有诊断意义。多数病人血清肌酸激酶（CK）活性增高，最高可达 40 351U/L，均见于男性病人。部分病人肌电图（EMG）可表现为失神经支配肌电图改变。颅脑 CT 和 MRI 可显示明显的尾状核局灶性萎缩伴侧脑室前角扩大。MRI 质子密度成像（PDI）及 T_2WI 尚可显示双侧尾状核和壳核弛豫时间延长伴萎缩。

神经棘红细胞病的诊断主要依靠临床表现及辅助检查，有典型临床表现，加上外周血中棘红细胞计数大于 3% 者即可诊断。本病目前尚无有效治疗，镇静剂如苯巴比妥、地西泮、氟哌啶醇等，对性格、行为障碍、肢体舞蹈症及口面部运动障碍可能有效果，但易诱发帕金森综合征。

14. 手足徐动症是抽动吗？

手足徐动症不是抽动症状，两者不是一类疾病，临床上不能混为一谈。

手足徐动症又称指划运动、变动性痉挛，其所表现的以四肢远端为主的不自主运动以及面肌抽动等症状需要与多发性抽动症的抽动症状相鉴别。

手足徐动症是由多种病因所致的纹状体变性综合征，并非独立疾病单元，可见于许多情况，如出生时窒息、胆红素脑病、基底神经节大理石样变性、脑炎等，其中基底神经节大理石样变性是最常见的病因，缘于基底神经节特别是壳核和尾状核处神经细胞变性，髓鞘过度增生形成大理石样外观而得名。

手足徐动症的特征性动作常于生后数月才明显出现，首先表现为手指不断做出缓慢的、弯弯曲曲的奇形怪状的强烈运动，掌指关节过分伸展，诸指扭转，可呈"佛手"样姿势，继而表现为四肢远端为主的一种缓慢的蠕动样联合的不自主运动，上肢重于下肢，这种手足不能自主的缓慢扭转样的强制动作是手足徐动症的特征性症状。另有腕、掌指关节屈曲，指间关节伸直，拇指与肩内收，肘半屈，面肌受累导致的挤眉弄眼、扮怪相等。也可出现左右扭头和不自主地哭笑，反复吐舌，言语不清和咽下困难。不自主动作于精神紧张时加重，安静时减轻，睡眠时消失。当肌痉挛时肌张力增高，肌松弛时肌张力转为正常。感觉正常，智力可能出现减退。

本病应针对不同病因给予相应治疗，多呈慢性进展，病程较长，可长达数年至数十年。少数患儿病情可长期停顿而不进展，重症患儿常死于并发症。必要时可用安定或抗胆碱能药物及对症处理，或手术切除对侧运动皮层 4 区和 6 区，或脊髓颈膨大以上的前柱，以控制症状。

15. 迟发性运动障碍是一种什么病？

迟发性运动障碍（tardive dyskinessa，TD）主要见于应用抗精神病药期间或突然停药后所发生的不自主运动障碍。其所表现的不自主动作与多发性抽动症患儿的运动性抽动症状容易混淆，二者需要加以鉴别。

迟发性运动障碍的发病原因可能是由于抗精神病药阻滞了多巴胺受体、导致受体"上调"，出现对多巴胺过度敏感的现象，从而产生了症状；还可能与 γ-氨基丁酸功能减退、自由基的神经毒性作用、抗精神病药的神经毒性作用等因素有关。

迟发性运动障碍常见于长期（1 年以上）系统抗精神病药（多巴胺受体拮抗剂）治疗的精神病患者，减量或停服后最易发生。典型的迟发性运动障碍表现为噘嘴、咀嚼、咋唇、伸舌或舔牙等不自主动作，也可表现为肢体的摆动舞弄、投掷动作等。实际上除了震颤之外，迟发性运动障碍所有不自主动作都有可能出现，其中以面部较多，甚至多种不自主动作组合在一起，也有少数患者的表现侧重于四肢的扭动。这些不自主动作难以按意志要求予以控制，在自主运动时会减轻或消失，在睡眠时消失。迟发性运动障碍的症状一旦出现，如不停药，症状往往持续不退。如果立即停药，约有半数可望在一年内好转。但若增加抗精神病药量，症状往往可被药物的镇静作用掩盖，不见得会真正好转。

迟发性运动障碍的治疗相当困难，效果不理想，所以首要的是预防，严格明确抗精神病药适应证，长期用药应进行监测。出现迟发性运动障碍症状后可考虑使用氯氮平治疗，它可以使大约 40% 的迟发性运动障碍症状有所减轻，还可以试用心得安或氯硝西泮治疗。

16. 什么是 Leach-Nyhan 综合征？

Leach-Nyhan 综合征又称自毁容貌综合征，多发性抽动症个别病例出现自我伤害行为时应与 Leach-Nyhan 综合征相鉴别。

Leach-Nyhan 综合征为 X 连锁隐性遗传病，是次黄嘌呤鸟嘌呤磷酸核糖转移酶缺陷所致。男孩发病，表现有舞蹈样动作、手足徐动，伴有自伤行为、发育延迟、智力低下等。其中自伤行为通常在 2 岁以后出现，患儿有咬伤自己的手指、嘴唇、舌头、颊黏膜等表现，继而击打自己颜面，甚至毁损面部组织，随年龄增长尚有从高处下跳或电击自己等行为，伴有侵害他人的行为。实验室检查血清尿酸浓度增高，提示有高尿酸血症。尿中也有尿酸增高，婴儿期尿布上的橘红色物质是早期诊断的线索之一。确诊需检测出红细胞、白细胞或培养皮肤成纤维细胞中的次黄嘌呤鸟嘌呤磷酸核糖转移酶缺陷。

17. 孩子经常眨眼是病吗?

引起孩子经常眨眼的常见原因有：

1）炎症刺激：这是最常见的原因，可能是细菌、病毒、衣原体等感染所致，如结膜炎、角膜炎等。除了眨眼增多之外，还有诸如眼睛发红、发痒、分泌物增多、流泪等表现。

2）先天性眼睑内翻和倒睫：部分孩子因为先天性的眼皮（医学上称为眼睑）内翻，睫毛倒伏在眼球表面，刺激角膜（黑眼球的表面）引起流泪。这种情况下眼睑内翻最常见，细心的家长都能发现。

3）儿童抽动障碍：是指孩子身体某部位突然的、不自主地收缩运动，如眨眼、皱额、歪嘴、耸肩等，以及注意力不集中和多动行为改变。有的孩子同时会发出怪声，甚至骂人，说脏话，这种情况医学上叫作儿童抽动—秽语综合征。其发病原因目前尚不清楚，可能与精神因素，如精神紧张、情绪不稳定等有关。这种疾病严重影响孩子的正常生活、学习和心理健康。

4）眼疲劳性眨眼：包括视力疲劳，如屈光不正，主要由远视、近视、散光未矫正造成眼睛视觉疲劳而引起。这是一种保护性反射，通过不断眨眼可以调整眼球曲率，使视觉清晰。

5）神经性眨眼：由于支配眼轮匝肌的神经纤维受到刺激后，频繁收缩所致。

6）习惯性眨眼：有部分孩子因为曾经有上述病因之一导致频繁眨眼的历史，通过治疗，在病因去除之后，仍然保留着频繁眨眼的习惯。还有的孩子由于平时不注意，喜欢模仿其他人眨眼，结果形成习惯性的频繁眨眼。

总之，引起孩子频繁眨眼的原因较多，治疗也不同，需要有经验的医生诊断和治疗。家长一旦发现孩子频繁眨眼，应该及早就医，以免疾病加重。只要能及时发现和治疗，一般能取得较好的效果。

18. 为什么抽动障碍早期易诊断为沙眼？

沙眼（trachoma）是由沙眼衣原体引起的一种慢性结膜性角膜炎，其眨眼症状应与多发性抽动症表现相鉴别。沙眼的患病率和病变的严重程度与环境卫生、生活条件及个人生活习惯有密切关系。近年来沙眼的患病率已明显下降。沙眼起病缓慢，常常在不知不觉中发生，病变首先侵犯上睑结膜上缘，然后波及两眦部睑结膜，表现为眼部有摩擦感或畏光等，进而出现眨眼刺激症状。角膜发生病变时有眼部疼痛感。角膜云翳扩大或瘢痕形成时，则出现不同程度的视力障碍。整个病程过程中具有以急性和慢性、活动性和退行性先后或交叉出现的特点。中华医学会眼科学会的诊断依据为：

①上穹隆部和上睑结膜血管模糊充血，乳头增生或滤泡形成或二者兼有。

②用放大镜或裂隙灯角膜显微镜检查可见角膜血管翳。

③上穹隆部和上睑结膜出现瘢痕。

④结膜刮片找到沙眼包涵体。

在第一项的基础上，兼有其他三项中之一者可以诊断为沙眼。

发现沙眼应及时治疗。治疗方法可选局部用药，常用眼药水有 0.05% ~ 0.1%利福平、10%~30%磺胺醋酰钠、0.1%酞丁胺等。

19. 为什么抽动障碍患儿多首先到眼科就诊？

眼动障碍是一种小儿常见的疾病，根据相关医学报道，约有 15%的学龄儿童曾经出现过短暂性的抽动障碍，产生的原因可能与遗传因素、神经生化、神经生理以及环境因素等有关，但确切机制还没有明确。

当最初小儿出现抽动表现时，家人及儿童多不在意，往往认为患儿用眼过度导致眼肌疲劳，或认为眼干、结膜炎等。多数早期患儿在眼科按照干眼症或结膜炎进行治疗。一般首诊于眼科的小儿抽动障碍的临床特征有如下特点：①短暂性抽动障碍为主，病程较短，即大多数的家长都是发现小儿有眼部抽动或者合并面部抽动症状才来眼科就诊；②首发是运动性抽动，抽动形式以简单抽动为主，主要表现为眨眼、皱眉、翻白眼、耸鼻等；③抽动症状会逐渐发展，由眼部向面部抽动发展，逐渐出现耸肩、歪脖等症状；④早期出现精神损害的情况较少，可能与患儿病程较短，病情较轻等因素有关。

综上所述，异常眨眼、抽动是抽动障碍的主要表现之一，但却被很多家长或医生所忽视，最终失去了最佳的治疗时间，导致病情加重。家属和眼科医生要正确了解和认识小儿抽动障碍的临床特征，进行正确的诊断，及时治疗，防止病情加重，提高患儿生活质量。

20. 孩子经常清嗓子是病吗？

有的孩子经常出现单声咳嗽，就像清嗓子一样，用了大量的抗生素仍然不好。家长带着他到医院一检查，得知孩子患的不是咽炎，而是抽动障碍。抽动障碍分为运动性抽动和发声性抽动。发声性抽动主要是由于人体构音肌、胸扩肌、腹肌及口咽部肌肉发生抽动时，造成一组肌肉或一个肌群突然收缩导致的发音异常。此类患儿多表现为清嗓子、说话停顿、口吃、结巴、干咳、嗓中发出"咕噜"等鸟鸣音等。由于发声性抽动多表现为喉部症状，在门诊中也常常被误诊为过敏性咳嗽、慢性咽炎。对于慢性咳嗽，反复出现类似咽炎表现的患儿应当到小儿神经内科进行必要的鉴别诊断。

21. 孩子频繁做鬼脸是病吗？

当孩子在没感冒的情况下，频繁做鬼脸，如眨眼、挤眉、吸鼻、噘嘴、张口、伸舌、点头等，而且有些是孩子的不自觉行为，无法控制，这时提示可能是患了多发性抽动症。对这种疾病，家长不必过于担忧，更不能对孩子进行呵斥或打骂，因为这样可能使病情加重，或伤害到孩子的心理。家长需要尽快带孩子到医院小儿神经内科就诊。

22. 咽炎与抽动障碍如何鉴别？

咽炎（pharyngitis）是咽部黏膜、黏膜下组织的炎症，其干咳、清嗓子及"吭吭"声等，容易误认为是多发性抽动症发声性抽动的表现，故二者应加以鉴别。多发性抽动症所发出的"吭吭"声，显得比较高亢、响亮，认真分辨其声音有故意放大的感觉，且反复发作，长期不愈，并有眼、鼻等部位异常抽动，咽部检查也无异常情况，抗炎治疗无效。而咽炎是由于炎性分泌物增加及咽后壁滤泡增生，使患儿自觉咽部有异物感，想用力清除掉，由此出现"吭吭"的清嗓子声音及干咳声，有时还可吐出痰样分泌物，咽部检查可见咽部充血、咽后壁结缔组织增生或扁桃体肿大，急性期还有发热、咽痛等症状，抗炎治疗有效。

23. 慢性咳嗽有可能是多发性抽动症吗？

多发性抽动是以慢性多发运动性抽动和/或发声抽动为特征的神经精神性疾病，多伴有强迫、多动等行为和情绪障碍，以多种运动性抽动和/或发声性抽动为主要表现。由于部分发声性抽动患儿在就诊时常以咳嗽为主要表现，故常首先被考虑为各种呼吸道感染，如上呼吸道感染、支气管炎、肺炎等。当咳嗽病史大于4周时常被诊断为引起慢性咳嗽的其他疾病，使用抗生素、抗过敏药、支气管扩张剂及糖皮质激素等药治疗。一般早期患儿常常被诊断的疾病有：鼻炎、鼻窦炎、慢性扁桃体炎、咳嗽变异性哮喘、慢性咽炎和支原体感染等。

儿童慢性咳嗽的病因复杂，诊断困难，久治不愈，常影响患儿身心健康和学习生活。呼吸道感染、过敏性咳嗽、结核、胃食道反流等常常被考虑为儿童慢性咳嗽的病因。发声性抽动也是慢性咳嗽发病原因之一。多发性抽动症临床上常诊断为其他疾病的原因主要有以下几方面：①多发性抽动症发作有轻有重，轻者易被误认为怪脾气或坏习惯不予关注；重者症状明显，常有古怪动作，甚至被视为怪人，当家长对此病不认识时，常对医生主诉为咳嗽；②多发性抽动症患儿早期症状不典型，仅仅出现一些不自主发声动作，表现为干咳、清嗓、吸鼻等，家长及医生一般不易觉察，给诊断带来困难；③脑电图、神经影像学、实验室等检查仅只能作为诊断的辅助依据，故临床上易出现误诊。

综合分析，家长要多学习科普知识，就诊时仔细提供病史详细资料；医生看病时要详细询问病史、体格检查，针对假设诊断治疗无效时应该考虑多发性抽动症的可能性，介绍其到神经相关科室就诊。临床医师要多掌握有关多发性抽动症的基本临床表现和临床特点，尽早给予正确的诊断和治疗。

24. 孩子经常吸鼻子是毛病吗？

有的家长发现孩子总是吸鼻子，带孩子去了医院检查可能被诊断为鼻炎，回家后按照医生要求坚持吃药，但吃了一段时间后症状可能不见好转，而且越来越严重，最后才查出孩子患的是抽动障碍。抽动障碍患儿常见的表现有不自主地吸鼻、咧嘴、眨眼等，随着时间的推移，病情的不断变化，抽动症状逐渐多样化，呈波动性、进行性的发展过程，经常反复。对此，家长们一定要引起重视，防止与其他病症混淆，及时发现，提早治疗。

25. 孩子经常努嘴是什么问题？

孩子经常努嘴，家长可能觉得没什么，不会太放在心上，但是如果孩子经常努嘴，同时还会出现嘴角抽动等症状的时候，家长就要注意了，因为孩子经常性的努嘴，有的孩子可能是养成了不良的习惯，但是在临床上患有抽动障碍的患儿常常会表现为例如努嘴、眨眼等一系列的抽动障碍行为。如果怀疑小孩有抽动障碍，家长要及时带孩子到专业医院的小儿神经内科或心理科就诊。

26. 孩子经常肚子一鼓一鼓的，是什么病症？

有的家长发现孩子在日常生活中（比如听课时）偶尔肚子会一鼓一鼓的，有点像痉挛，但不疼，有的还伴随吸鼻子或身体某部位抽动症状，这时候家长需要注意，当排除患儿有消化系统相关器质性疾病的时候，应考虑到孩子可能是患上抽动障碍了。

27. 多发性抽动症可以以肢体感觉异常为首发症状发病吗？

近年来，40%~55%的多发性抽动症患者在运动性或发声性抽动之前自诉身体局部有不适感，如压迫感、痒感、热感、冷感或其他不适的感觉，也可是一种非局限性、无特征性感觉，如一种冲动、焦虑或其他精神感觉，这种现象被称之为感觉性抽动。多发性抽动症患者常通过产生运动性或发声性抽动以试图减轻这种不适感，可以认为感觉性抽动是一种先兆症状，而一旦出现运动性或发声性抽动，该先兆很快消失，因此常被误诊或漏诊。

28. 风湿性舞蹈病有何临床特点？

风湿性舞蹈病（sydenharn chorea）又称为小舞蹈症、感染性舞蹈症，其特征性的舞蹈样动作易与多发性抽动症患儿所表现的运动性抽动症状相混淆，且风湿性舞蹈病也可以出现皱眉、耸额、闭眼、缩颈及耸肩等动作，故两者需要加以鉴别。

风湿性舞蹈病的发病率在逐步减低，近5年来在发达国家已属罕见，与风湿热有关，是风湿热的一种临床表现。多发生于A组β溶血性链球菌感染后，病变主要为尾状核、丘脑下核神经元的一种可逆性炎性病变。

此病多发生在 5~15 岁的儿童，女孩多于男孩。整年发病，通常呈亚急性起病，早期常有不安宁、易激动、进攻性冲动、注意力不集中等表现，随着不自主运动的日趋明显而引起注意，继而出现典型的"舞蹈"样动作，肢体呈不自主、不规则的快速运动，四肢动作较多，以肢体远端最为显著，多涉及面部（似做鬼脸状），能够波及全身，动作幅度相对较大；可伴构音不全及咽下困难，但不会出现不自主发声或秽语。精细动作不能完成，常不能持物及解纽扣。可以出现肌张力降低和肌无力，从而导致特征性的旋前肌征（即当患者举臂过头时，手掌旋前，当手臂前伸时，而呈腕屈、掌指关节过伸，称为舞蹈病手姿）。舞蹈样动作出现时可影响正常动作及日常生活，如由上肢的异常动作影响写字，进食时不能持碗、持筷。

20%~60%的风湿性舞蹈病患者合并有风湿性心脏病，包括风湿性心肌炎、二尖瓣反流与主动脉瓣关闭不全，但合并皮下风湿性小结、结节性红斑、紫癜与风湿性赘生性心内膜炎等罕见。

实验室检查方面，咽拭子培养可得 A 组 β 溶血性链球菌。可见血白细胞增加、血沉增快、C 反应蛋白效价提高、类风湿因子阳性、ASO 升高、血清抗链激酶增加、血清黏蛋白增多等。由于风湿性舞蹈病的发生多在链球菌感染后 2~3 个月，甚至可长达 6~8 个月，因此，不少患者在发生舞蹈动作时，不再能用血清学显示链球菌感染。颅脑 MRI 检查多为正常。SPECT 可显示尾状核头部与基底神经节部位，尤其是壳核处灌注减低。PET 有时可见纹状体呈高代谢状态。

一般本病病程在 1~3 个月，不超过半年。可自行缓解，有时可复发，对抗风湿治疗及激素有明显疗效，发病后 2 年内约有 25%的患儿舞蹈症可反复。

29. 感染后脑炎与抽动障碍如何鉴别？

感染后脑炎通常是指在急性病毒感染之后，经比较长的潜伏期，续发的以弥漫性脑脱髓鞘病变为主要特点的脑炎。感染后脑炎中的部分患儿可以出现发作性挤眉弄眼、肢体抽动或咒骂等症状，与多发性抽动症的表现相似，二者需相互鉴别。

现认为与病毒感染后变态反应有关，故也称为变态反应性脑炎、急性脱髓鞘性脑炎或继发性脑炎，常见于麻疹、水痘、风疹或上呼吸道感染后所发生的脑炎。通常来讲，感染后脑炎患儿除了有多发性抽动症的抽动症状外，可同时伴有脑炎其他相应的症状，如发热、头痛、呕吐、意识障碍或惊厥发作等，脑脊液检查有相应改变，即腰椎穿刺检查出现颅内压增高、细胞数和蛋白轻度升高、糖和氯化物正常；脑电图检查可发现以弥漫性慢波为背景活动的脑功能抑制状态波形。

感染后脑炎经抗感染及支持治疗有效，随着脑炎的控制，运动性抽动及秽语症状亦消失，少见复发，无慢性过程。

30. 亨廷顿舞蹈病的主要临床特点？

亨廷顿舞蹈病（Huntington chorea）又称慢性进行性舞蹈病，多发性抽动症患儿所表现的运动性抽动症状，需要与舞蹈样动作相鉴别。亨廷顿舞蹈症是一种常染色体显性遗传病，其致病基因定位于第 4 号染色体短臂 1 区 6 带 3 亚带（4p16.3），患者由于 CAG 三核苷酸重复序列过度扩张，导致机体错误地合成"亨廷顿蛋白"堆积于脑内，引起脑内神经元退化凋亡所致。

患儿常发生在有舞蹈病史的家庭中，表现出进行性舞蹈样动作，主要累及躯干及肢体近端，并逐渐发生手足徐动、僵直及共济失调。还表现有进行性智力低下及因构音困难而口吃，50% 以上的患儿可有惊厥发作。

颅脑 CT 检查因尾状核严重萎缩而显示脑室扩大，且侧脑室的形态呈特征性的蝴蝶状。PET 检查可发现尾状核及壳核的葡萄糖代谢降低，这种代谢异常可先于 CT 所示的尾状核萎缩。

目前尚无阻止或延迟亨廷顿舞蹈病发生、发展的方法，治疗重点集中在对心理与神经病征两方面的症状治疗，同时进行必要的支持治疗。对舞蹈样运动的治疗，宜着眼于减少舞蹈样动作改善活动质量，可选用抑制或耗损多巴胺的药物，如舒必利、氯氮平等。病情呈进行性恶化，预后较差。

31. 多发性抽动症和小儿癔症有何不同？

小儿癔症属于儿童情绪障碍的一种，是由于患儿在直接精神因素影响下出现一过性的精神情绪障碍及肢体功能异常，但不能查出相应器质性损害的病理基础。按其临床表现可分为癔症性躯体障碍（转换型）和癔症性精神障碍（分离型）。

1）癔症躯体障碍（转化型癔症）表现为麻木，感觉过敏，突然失明，突然发生完全性听力丧失；失音或喉部梗阻感；肢体瘫痪、不能站立或不能步行，但无肌肉萎缩；痉挛发作，倒地、抽搐，常常是手足乱舞，有时扯头发、咬衣服。

2）癔症性精神障碍（分离性癔症）表现为突然情感爆发，哭笑不止，撞头、扯头发、咬衣服、捶胸顿足、满地打滚，常伴有情绪的急剧转变和戏剧性表现。还有的心因性遗忘病人，表现为有选择地遗忘那些与心理创伤有关的内容或某一阶段的经历；神游症患者，突然离开原先的活动，外出漫游，可历时数日。

由于癔症属于神经系统疾病，有时让人琢磨不定，同时没有器质性病变发生，所以，有许多人认为癔症是邪病，是鬼神等作祟，到处向巫医神汉求救。不仅被人骗去钱财，还往往导致病情加重，耽误了正常治疗。

32. 如何区别正常活泼儿童和多动症患儿？

正常活泼儿童的"好动"和多动症的症状似乎一样，但并不难区分。

首先，正常活泼儿童的好动，其活动是有目的的、有序的、行为可被理解；而多动症患儿的行为呈无目的、杂乱的，表现得比较唐突、冲动、无法理解。

其次，正常活泼儿童的活动虽多，但在活动内容和场合上具有选择性，比如在学习活动中表现"多动"，而在看电视或做游戏等自己感兴趣的活动上，则能专心致志；而多动症患儿的"多动"在活动内容和场合上没有选择性，不论什么场合什么活动都不能使其安静下来全神贯注，都会表现出多动、注意力不集中等症状。

最后，正常活泼儿童在特别要求下能约束自己；而多动症患儿则无法控制自己。

33. 小儿注意缺陷多动障碍应与哪些疾病相鉴别？

目前，注意缺陷多动障碍主要依靠家长、老师的病情介绍和观察孩子的症状来进行诊断，神经体征、实验检查、心理测验等均不具有特异性，因此给本症的鉴别诊断带来一定的复杂性。而且注意缺陷多动障碍的主要症状：注意力涣散和多动，可以在多种小儿神经精神疾病中见到。所以应注意与以下疾病鉴别：①多发性抽动症；②精神发育迟滞；③癫痫；④小舞蹈症；⑤听觉障碍；⑥孤独症；⑦儿童精神分裂症；⑧儿童过度焦虑；⑨特定性学习困难。

34. 小儿精神病可有抽动障碍的表现吗？

小儿精神病以精神分裂症（schizophrenia）为多见，其往往是在受到精神刺激后发病，多有家族史。精神分裂症患儿的装相做鬼脸症状可表现为类似抽动样动作，可有刻板动作及模仿言语，常有性格改变，不与小朋友交往，变得孤独退缩等，这些表现与抽动障碍有相似之处，但精神分裂症有感知障碍，各种形式的幻觉均可发生，以幻听、幻视多见，患儿可自述听到鬼叫声、看见鬼影等。有时为了与幻听的声音相呼应，可喊出别人听不懂的声音，这种声音虽然也重复，但不是单调的、刻板的。另外，有思维障碍，表现逻辑倒错性思维、破裂性思维或联想散漫等，可出现各种荒谬、离奇、脱离现实的妄想；情感障碍表现为情感淡漠或紧张性恐惧情绪；自知力不全或丧失。

治疗篇

1. 短暂性抽动障碍如何治疗？

本症一般预后良好，大多数可自行好转。对于抽动症状程度轻、干扰损害少者无须特殊治疗。抽动症状比较明显者可给予药物治疗，如口服小剂量氟哌啶醇或泰必利等。同时，给予正确的教育引导，培养和维护患儿的身心健康，避免过度紧张和疲劳以及其他过重的精神负担，以利于病情康复。

2. 何种情况下需要治疗注意缺陷多动障碍？

关于注意缺陷多动障碍可否用药，曾争论多年，近 20 年，随着儿科学、神经精神病学、心理和教育学的重大进展，大多数专家认为儿童注意缺陷多动障碍一经确诊，就可以给予适当的药物治疗，但仍须谨慎。用药标准如下。

1）年龄在 7 岁以上，完全具备多动症的诊断条件，包括多动、思想不集中、行为障碍、学习困难。

2）虽无多动表现，但思想完全不能集中、学习困难、成绩很差者，亦应开始药物治疗。

3）虽然学习无困难，但有严重多动、冲动、不守纪律、影响课堂秩序、使教师无法授课者，亦应开始药物治疗。

4）虽然有多动，思想不很集中，但学习成绩尚可者，可暂不用药物而进行心理指导和行为训练，如症状加重或学习成绩下降，再进行药物治疗。

3. 多发性抽动症不治疗能自愈吗？

事实上，轻微的多发性抽动症确实有不治疗可以自愈的可能，但是实际自愈率还是挺低的。有一部分患儿随着时间的推移，抽动部位增加，出现各种形态奇特的复杂性抽动，表现为冲动性地触摸东西、刺戳动作、踢脚、跪姿、走路旋转等，自己不能控制。家长面对抽动症儿童的时候，有两种错误的做法：一种认为是孩子的小毛病，严加管教，打儿顿就好了；一种认为是目前孩子不懂事，长大就好。结果都不采取积极措施，失去了自愈机会，导致病情日渐加重，出现注意力不集中，学习成绩下降等。

因此在疾病初期，家长若能警觉到家庭因素，立刻减轻孩子的心理压力，改变管教方式，让孩子的心情宽松下来，多数患儿根本不用药物治疗，就能自行恢复，不治而愈。

病情较重且持续时间较长的多发性抽动症，就不可能自愈了，必须依靠药物治疗。大量临床资料分析认为：病程越短，病情越轻，越容易治愈；反之，病之越重，就需要更长的时间加以调理。另外，坚持正确治疗是治愈的根本保证。

4. 多发性抽动患儿到了青春期可自然缓解吗？

近年来，研究表明，多发性抽动症是一种与遗传有关的神经发育障碍性疾病。至青春期后有自然完全缓解的可能，预后相对良好，对大多数抽动症病人来说，儿童时期起病往往是症状起伏波动，到了青少年时期症状达到顶峰状态，至青少年后期经常是抽动稳定下来和开始缓和的一个时期，在成年早期症状出现相当大地改善。据统计，儿童时期有抽动症，到了成年时，大约1/3的患者抽动症状完全缓解，1/3的患者症状明显减轻，另有1/3的患者抽动症状无明显的改善。客观地说，抽动症的患者自然缓解率为5%～52%，但完全终生的缓解是极少见的。

虽然对于大多数的患儿来讲预后是良好的，但确有部分患儿可因严重的抽动症状、强迫行为、品行障碍而影响生活质量，且这一部分患儿的比例随近年来社会发展的加快有所增加。

5. 多发性抽动症需要终生治疗吗？

短暂性抽动障碍预后良好，患儿症状在短期内逐渐减轻或消失；慢性运动或发声抽动障碍的预后也相对较好，虽症状迁延，但对患儿社会功能影响较小；Tourette综合征预后较差，对患儿社会功能影响较大，需较长时间服药治疗才能控制症状，但停药后症状易加重或复发。大部分患儿到少年后期症状逐渐好转，但也有部分患儿症状持续到成年，甚至终生，这样的患者就需要终生治疗。

6. 多发性抽动症患儿何时开始治疗？

具有较好社会适应能力的轻症患儿一般不需药物治疗，通过健康教育及心理治疗，患儿完全能够适应正常的学习和生活。当症状明显影响患儿的学习和日常生活，通过健康教育及心理治疗无法控制时，才考虑使用药物治疗。

7. 多发性抽动症的治疗原则是什么？

1）综合治疗：无特效治疗方法，只能做综合的对症治疗，包括健康教育、药物治疗、心理行为治疗、手术治疗等，其中健康教育是首选，药物治疗是主要的治疗手段。

2）明确治疗目标：根据每个患者不同的目标症状选择相应的治疗方法。目标症状是指对患者日常生活影响最大的一个或一组症状。通常分为3类：抽动、强迫障碍和注意缺陷多动障碍。抽动往往是治疗的目标症状，但也有些患者的目标症状是强迫障碍或注意缺陷多动障碍。

8. 多发性抽动症为什么提倡早期就诊、早期治疗？

多发性抽动症提倡早期就诊、早期治疗。家长和儿童早期认识本病，可以尽早做好孩子的护理、心理调整、行为矫正等。多发性抽动症不治疗容易出现以下危害：

1）继发学习困难：患儿的抽动和不自主发声导致注意力分散，严重抽动使患儿的眼睛很难盯在书本上。有些患儿上课时努力控制自己的发声抽动，注意力不能集中在老师的讲课上，学习成绩一般较差。同学、老师的歧视或嘲笑，使患儿更不喜欢上学，甚至厌学、逃学。

2）个性发展问题：4~12岁是儿童自我意识形成，从"自然人"向"社会人"发展的重要时期，这个阶段儿童心理发育的特点是：在与成人和同伴的交往中，其自我意识有所发展，对自我形成某种看法和评价，如自己是聪明的还是笨的，是漂亮的还是丑的等。年龄较小的儿童缺乏独立评价自己的能力，这种自我评价大多来自外界，如老师、同伴和家长。这一时期来自外界的积极或消极的评价，会对儿童自我意识和个性形成产生重要影响。如果在这一阶段经常受到家长责骂、老师批评、同学嘲笑，会对儿童身心发展产生巨大伤害。而儿童期形成的个性心理特征和个性倾向，是一个人个性的核心成分，会影响人的一生。抽动障碍患儿如得不到及时、有效的心理干预，不但难以建立自尊、自信，形成健全的人格，而且很容易产生反社会心理。部分患儿到了青少年时期即发展成为品行障碍。

3）社会退缩和社交障碍：随年龄的增长，儿童的社会交往和人际交往范围逐渐扩大，会产生一些高级的情感体验，如荣誉感、责任感等。如果患儿得不到及时有效的治疗，特别是抽动得不到控制，会严重影响他与同学、同伴的交往，产生自卑感、社会退缩、行为不成熟、社交障碍、口吃以及品行纪律问题，严重影响他们的社会交往和人际关系。

9. 多发性抽动症为什么不能快速频繁地更换治疗方案？

多发性抽动症病程长，容易反复，药物治疗的一个基本原则是从小剂量开始，然后缓慢逐渐地增加，达到令人满意的最小剂量，从而把症状控制到可耐受的水平，并时刻注意可能发生的药物副作用。所以在治疗期间要克服急于求成的心理，要配合医生寻找到一种合适的治疗方法。临床上，一些治疗中的孩子病情出现反复时，家长不是找原来的医生复诊，而是更换医生重新治疗，如病情变化再换一个医生，甚至隐瞒原来的就诊及用药情况，导致医生不能全面评估病情及治疗效果，没有调整药物的机会，所以孩子也不能得到合适药物及药量的治疗，疗效就不会满意。更有甚者，有些家长把几个医生开的药让孩子同时吃，造成孩子呆滞、反应迟钝，甚至不能上学。由于多发性抽动症这种慢性疾病的特点以及患儿个体的差异，需要有一个药物及药量的调整过程，在临床中，家长最好是找到一个具备专业知识的医生，相对固定，每次带上以前就诊的资料，按医嘱坚持治疗。1~2个月效果不满意，再考虑换医生。

10. 目前公认的多发性抽动症的最好治疗模式是什么？

多发性抽动症是一种复杂的慢性疾病，与生理、心理、周围环境等都有密切关系。其表现除抽动症状外，行为问题、心理问题都有可能存在，如强迫观念和行为、注意缺陷多动障碍等，或几种症状的不同组合而影响学习和生活，而且相互之间有促进作用，所以治疗方案应该是综合性的。不仅针对抽动症状给以药物治疗，还应该对患儿及家庭进行咨询，以取得合作，增强患儿及父母对治疗的信心。除了要对抽动症状进行控制外，更要注意其伴发的行为障碍（如注意缺陷多动障碍、强迫障碍等）的干预治疗，因为通常行为异常较抽动更能影响患儿的生活质量。在抽动症状被控制以后，行为异常可能会成为临床治疗的主要矛盾，同时亦会使抽动症状反复波动。故用药配合行为异常的心理疏导是必不可少的。另外，需要父母给孩子创造和谐、愉快、轻松的生活环境，帮助孩子克服心理障碍。所以现在认为，最理想的治疗模式应该是生理—心理—社会医学模式。

11. 多发性抽动症一般需要治疗多长时间？

多发性抽动症是一种复杂的慢性现代病，治疗需要一定的疗程、一定的药物剂量，才能见到效果，并非短期内可以治愈。治疗中不要急躁，不宜过早、频繁更换及停用药物。由于药物治疗是对症性治疗，所以当抽动症状被控制后还需要一定时期的维持治疗，以保证病情稳定，巩固疗效和减少复发。维持治疗时间要根据每个病人的具体情况而定，一般在半年或 1~2 年之间，对于病情相对比较轻的病人维持治疗需要 6~12 个月，对于重症病人应该维持治疗 1~2 年，或更长时间。早期停药多导致症状复发。

12. 中医治疗多发性抽动症有什么特点？

本病病因尚未明确，目前认为其发病主要与遗传因素、中枢神经系统介质代谢失衡以及精神、心理、家庭和社会因素的影响有关。西医通常根据发病类型以及病情严重程度采用药物治疗及心理治疗。中医则根据不同症候采用不同中医疗法进行治疗。

中医的特点：①发挥整体观念的作用，调整阴阳平衡和脏腑功能、全面改善患儿身体状况，在控制症状的同时，改善体质，使忧郁、内向的性格得到不同程度的改善，变得开朗；②根据患儿的病情轻重、年龄、季节进行辨证论治，分析病因及证型，参照舌质、舌苔、脉象，因人而异制订治疗原则，有目的地选择中药汤剂、中成药、针灸、推拿、耳穴、经络疗法等；③在治疗过程中，根据病情变化，随时调整药物，症状控制后可用扶正固本法以巩固疗效，减少复发；④通常患儿家长认为中药一般副作用少，因而更易于被接受。⑤中医疗法的疗效尚不肯定。

13. 哪些中成药、单个验方可治疗多发性抽动症？

中医治疗采用辨证论治，根据不同症候采用不同中药配伍。在多发性抽动症的治疗中使用中药的较多，经过文献荟萃分析显示较常用的有钩藤、白芍、甘草、天麻、僵蚕、全蝎、半夏、茯苓、柴胡、菊花、牡蛎、竹茹、酸枣仁、郁金、浙贝母、石斛、灯心草等，辨证加减治疗。方中钩藤、天麻、全蝎、僵蚕具有息风定惊的功效，是治疗惊风的良药，而抽动障碍在中医上属于"慢惊风"，因此疗效较好；茯苓具有利水渗湿、健脾和宁心安神等功能；菊花具有平肝明目的功效；竹茹能清热化痰，除烦；酸枣仁能养肝、宁心、安神、敛汗；郁金行气化瘀、清心解郁。根据不同症候选取不同药物配伍，但中医疗法疗效尚不肯定。

治疗多发性抽动症的验方文献报道很多，挑选报道效果较好的验方仅供参考。

1）柴胡桂枝汤：柴胡 9~15g，黄芩 9~12g，半夏 4~6g，桂枝 9~12g，白芍 12~15g，当归 12~15g，僵蚕 9~12g，钩藤 9~12g，蝉蜕 6g，甘草 6g。按年龄大小调整剂量，每日 1 剂，水煎分 3 次服，8 周为一疗程。

2）调肝息风汤：天麻 10g，法半夏 6g，陈皮 10g，茯苓 10g，白芍 12g，白芷 10g，胆南星 6g，天竺黄 6g，石菖蒲 10g，钩藤 10g，白僵蚕 6g，羌活 10g，全蝎 5g，蜈蚣 1 条，炙甘草 6g。

3）清秽止搐汤：水牛角 15g，蝉蜕 10g，胆南星 6g，钩藤 10g，天麻 12g，僵蚕 10g，龟板 10g，鳖甲 10g，白芍、生地、玄参、天门冬、枸杞子各 9g，茵陈、柴胡各 6g，肝胆火盛者加龙胆草、栀子各 9g，石决明 15g；心脾两虚者加太子参、白术各 10g，五味子 6g；阴虚火旺者加生地、知母、黄檗各 9g。

14. 多发性抽动症中医治疗的现状如何？

多发性抽动症症状多种多样，易于反复。西医根据发病类型以及疾病的严重程度采用心理以及药物治疗。中医认为，小儿抽动障碍的病因是多方面的，病初多实，久病易虚，肝、脾、肾三脏不足所致。病机为肝血亏虚、肾阴不足、脾虚痰聚。病位以肝为主。因此，在抽动障碍治疗中首先审因论治，重视健脾化痰，平肝息火，在此基础上注重化痰通络药物的应用，以使脾气得健，痰湿自化，肝木条达，抽动得以平复。其次辨证用药，抽动障碍的分型以肝风内动、痰风内扰、脾虚肝旺、阴虚风动为主，采用不同的方剂治疗，有些是药方，有些是中成药，根据临床经验以及病情轻重不等而用药有所权重。在中药的基础上，对一些严重及反复发作的患儿采用一些中医特色治疗。针灸是最常采用的方法，太冲、足三里、三阴交、肝俞、曲池、内关、神门等穴是较常采用的穴位。耳穴压豆疗法也常采用，就是在耳郭上耳部经脉与脏腑之间的联系点上反复进行按压从而达到目的。背部低频脉冲电疗法是在背部肝俞穴贴药片，用低频脉冲作为媒介将药物导入从而达到疏肝、止痉的功效。还有古琴五音情志调节疗法也在探索中。

15. 中医治疗多发性抽动症存在哪些问题？

中医药治疗抽动障碍虽然取得了较好的疗效，显示了其独特的优势，但目前仍然存在不少问题。多发性抽动症中医辨证分型名称繁多，目前在我国并未制订小儿多发性抽动症的中医证型分型标准，不利于指导临床。文献中多是单个医生治疗经验总结，缺乏多中心、随机、对照、双盲的大样本临床研究，希望采用科学、规范的研究方法，寻找更理想的辨证论治规律，以寻找更有效的治疗方法。没有统一的中医治疗病名，没有规范的分型论治标准，使得各家之间的病例在病情分类上难以进行比较。没有明确、科学的中医药治疗本病的机制以及相关实验数据。应用药物较多，药方也较多，没有明确、科学地指出在众多药物中具体哪种或者哪几种化学成分在其间发挥重要作用，从而达到去伪存真的目的，将可能的副作用降到最低。虽然目前中医药治疗还存在着这样或者那样的不足，但在轻症或早期的多发性抽动症的治疗中确实发挥着一定的作用。

16. 如何从肝辨证治疗多发性抽动症？

小儿多发性抽动症的病因是多方面的，与五脏均有关系，其中与肝脏的关系最为密切。病位主要在肝。中医认为，小儿一切与抽动、抽搐有关的症状都属于风，临床上多见到摇头、点头、挤眉弄眼等多样性的症状，因此平肝息风是治疗本病的重点。从肝论治，治肝之法有平肝、清肝、柔肝、疏肝之分。用药多采用茯苓、钩藤、白芍、石菖蒲、山药、合欢、珍珠母、龙骨、牡蛎、炙甘草等药物。还有很多中医名家采用平肝治疗，适用于头面部动作较多者，天麻钩藤饮加减治疗。清肝泻火明目是治疗多发性抽动症瞬目症的主要方法，龙胆泻肝汤加减治疗。养血柔肝主要用于以四肢动作为主要表现的，可用柔肝煎治疗。疏肝健脾化痰主要用于口鼻动作较多者，采用柴胡疏肝饮加减。对于肝郁化火动风和肝肾阴虚动风建议丹栀逍遥散与六味地黄汤加减施治，但以上中医疗法在临床中疗效尚不肯定。

17. 如何从肝肾辨证治疗多发性抽动症？

中医认为肝肾同源，当肾阴不足会影响到肝阴，导致肝阴不足，则肝阳偏亢，阳亢则风动，上扰清窍，导致本病发生。因此中医认为，肾虚肝阳、风阳鼓动是小儿抽动的基本病机。滋肾平肝是主要的治疗方法。中药上针对抽动频繁有力者，选用钩藤、全蝎、僵蚕、白芍等药物，针对发作次数较多，症状较重者可选用牡蛎、石决明，配伍木瓜、伸筋草等药物治疗。针对抽动症状持续时间较长的患儿，可选鳖甲、龟板、白芍、生地黄、知母、黄柏、牡丹皮、泽泻等药物。春季是抽动障碍相对多发季节，中医讲究"因时制宜"，因此多选用白芍，配伍玄参、生地黄、麦冬等，效果不错。另外，对于肝肾同病患儿配合针刺治疗能达到较好的效果。按照循经取穴和局部取穴相结合的原则。可选用肝胆经穴风池、太冲、行间、太溪，配合攒竹、阳白、地仓以及背俞穴，但以上中药及针灸疗法疗效尚不肯定。

18. 如何从肝脾辨证治疗多发性抽动症？

中医认为，小儿体属纯阳，"肝常有余，脾常不足"。肝主筋，脾主肌肉，脾土虚弱，肝木乏于制约，则出现频繁眨眼、摇头、扭颈、耸肩等表现。有中医专家认为脾虚肝旺是本病发病的根本病机，清肝息风、疏肝健脾法是治疗多发性抽动障碍的根本治法。临床上多应用天麻钩藤饮合甘麦大枣汤加减。天麻钩藤饮原方去掉栀子、黄芩、牛膝、杜仲、益母草、桑寄生、夜交藤、茯神，加用僵蚕、桑枝、菊花、龙骨、牡蛎、枳实、芍药和甘麦大枣汤组成基本方，若出现鼻抽涕，可加辛夷；若出现肢体抽动，可加伸筋草、木瓜、忍冬藤；若出现秽语不断，喉中异样叫声，加胖大海、金果榄、玄参、射干等；若出现其他部位抽动，可用全蝎、蜈蚣等。从五行学说分析，土虚金弱木旺，土不生金，肺金不足，内外风动是导致该病的原因之一，以六君子汤益气健脾、培土生金，土旺则肝木自平。健脾化痰息风也是治疗的主要方法，药用党参、钩藤、茯苓、半夏、僵蚕、陈皮、全蝎、天竺黄、黄芪、牡蛎等随症加减，但中医疗法疗效尚不肯定。

19. 如何从痰饮辨证治疗多发性抽动症？

多发性抽动症的病因是多方面的，包括遗传因素、生物因素、环境以及心理因素。中医认为，无论何种因素致病，均与"风"和"痰"有关。痰凝则血瘀，血瘀则痰滞，痰瘀互结，可产生各种复杂表相，并使病症缠绵难愈。临床上主要表现为头面部抽动为主，表现为挤眉弄眼、噘嘴伸舌、摇头耸肩等，有时伴有喉部发声。有中医名家将其分为4种类型：①风热袭扰型：以头面部的各种抽动为主，且咽喉红肿、声音嘶哑、时有咳嗽，舌边尖红，舌苔黄等症候。可选用辛夷、苍耳子、玄参、炒白芍、白芷、白僵蚕、远志等加减。②痰火扰心型：多见头面、四肢、躯干肌肉抽动为主，喉中发声，易激动，任性。可选黄连、半夏、陈皮、远志、胆南星、枳实、钩藤、石决明等。③肝肾阴虚型：频繁眨眼、蹙眉、耸肩等表现，伴有夜间盗汗、消瘦、便秘等症状，可选熟地、山茱萸、山药、枸杞子、龟板胶、鹿角胶、女贞子、麦冬等药物。④肺肾阴虚型：表现为吸鼻，喉中"吭吭"声，颈项躯干扭动，感冒后加重。可选用百合、麦冬、生地、熟地、玄参、当归、白芍、贝母、桔梗、胆南星、黄芩、瓜蒌等药物，但要辨证施治疗效尚不肯定。

20. 多发性抽动症西医治疗的现状如何？

自从多发性抽动症被描述以来，人们就在探索如何对其正确治疗，到目前为止，我们能够使用的治疗手段包括心理行为治疗、药物治疗、神经调控治疗、手术治疗等。遵循着药物治疗和心理治疗并重，同时还要注重治疗的个体化原则。若患者症状轻微，抽动症状没有妨碍到患者本人的工作、学习或生活，也未妨碍到周围人的时候，本人以及家长同意并认可的情况下可以暂时不用药物治疗，此时不论是家庭，还是学校以及社会，都需要给予患者强大的心理支持，包容他们，不歧视，不嘲讽。如果疗效不佳或者症状较重，需要在心理行为治疗的基础上加用药物治疗。首选药物可选用硫必利、匹莫齐特、舒必利、阿立哌唑、可乐定、胍法辛等，从最低剂量开始，逐渐缓慢加量（每1~2周增加一次剂量）至目标治疗剂量。病情基本控制后，需继续治疗剂量至少1~3个月，予以强化治疗。强化治疗阶段后病情控制较好，维持治疗6~12个月，剂量为治疗量的1/2~2/3。若病情完全控制，可考虑减停药物，减量期1~3个月。其他的药物如抗癫痫药物妥泰、丙戊酸也在多发性抽动症的治疗上占有一席之地。对于一些难治性抽动障碍患者，还可以考虑一些非药物治疗方法，如脑电生物反馈治疗、深部脑刺激治疗、经颅磁刺激治疗、经颅微电流刺激治疗以及手术治疗等。但具体采用何种方式需经医患双方慎重选择，其中口服药物仍然是儿童治疗抽动障碍的主要治疗方法。

21. 西医治疗多发性抽动症存在哪些问题？

多发性抽动症的治疗过程中往往存在以下几种情况，应引起医生及患儿家长的注意。

1）用药剂量不固定。用于多发性抽动症的药物使用剂量并非固定不变。要根据患儿情况个体化用药，在疾病发展过程中所用药物剂量可能逐渐增加，在疾病恢复过程中所用药物剂量需逐渐减停。目的是以最少药物剂量、最小药物副作用取得最大程度的治疗效果。在治疗过程中，由于每个人对药物的反应不同，病情又与每天生活环境及状况有关，所以药量很难掌握，给治疗带来一定的困难。

2）治疗时间长。治疗多发性抽动症因为每个人对药物反应不同，用药剂量都要从小量开始，逐渐增加。而药物的效果又不能马上反映出来，要观察数天或数周。在这个过程中，孩子的抽动症状不见好转，有的家长就会因缺乏耐性而中断治疗。找到相对合适的剂量后，又要维持治疗数月甚至数年才有希望使疗效得到巩固。所以治疗时间很漫长，需要家长与医生很好地配合。

3）停药要缓慢。因为现在的西药治疗都是控制症状，不能从根本上消除病因，所以有人用药症状就减少，停药即增加，甚者出现停药综合征，如抽动等各种症状加重及高血压、心动过速等较危险症候。所以在维持治疗一定时间后，药量的减少一定要循序渐进。有人甚至要终生服药。

4）药物副作用。在治疗多发性抽动症的药物中，大部分是中枢神经阻滞剂。选择性较差，不仅阻断了病理传导，同时也可能阻断生理传导。使患者出现反应迟钝、运动困难等较不好接受的副作用，但可以通过调整剂量和加药速度有效控制其发生。

22. 为何作用于 GABA 系统的药物能够治疗多发性抽动症？

儿童多发性抽动症是一种复杂的神经精神障碍，近年来有增多趋势，病因及发病机制尚不清楚，一般认为发病与遗传和神经递质系统的异常有关，其中氨基酸类神经递质的分泌与代谢紊乱，兴奋性及抑制性氨基酸含量与比值的变化与本综合征的发生密切相关。GABA 是中枢神经系统中重要的抑制性氨基酸，多发性抽动症患者血浆 GABA 增至生理水平时，抽动次数明显减少或消失，同时 GABA 也参与了神经元损伤，并且与兴奋性氨基酸的兴奋毒性相关，二者的比例失衡可导致细胞功能持久或不可逆的改变，大量实验证明 GABA 可对抗兴奋性氨基酸，减轻缺血时对神经细胞的兴奋毒性。

临床上，GABA 系统的药物常见的有：氯硝西泮（clonazepam）、巴氯芬（baclofen）、托吡酯（topiramate）和左乙拉西坦（levetiracetam）及尼古丁等，初步结果令人鼓舞。

23. 最适合开始西医治疗抽动障碍的时机？

对于影响到日常生活、学习或社交活动的重症多发性抽动症患儿，单纯心理行为治疗效果不佳时，需要加用药物治疗。

应当指出，多发性抽动症的药物治疗是一种不断尝试的过程，以不同药量治疗多发性抽动症，目的是为了尽可能减轻其症状，并避免引起任何副作用，不过有时两者很难取得平衡。因为每个病人对药物及剂量的反应不同，这些反应亦会因每天的不同状况而异。此外，用药的效果也许不是立即的，为了确定某一药物或其剂量是否恰当，医生或家长常要等待数周或数月，家长常会因为患儿症状发生而困扰并缺乏耐性，因而不易做到。所以患儿家长必须密切地与医生合作，并要明白医生其实与家长一样，都希望在治疗上有更大的进展。患儿家长最好能记录下每次用药的种类及剂量、对治疗所产生的特定副作用及行为上的变化，并提供给医生作为下一次调整用药的参考。

24. 怎样用氟哌啶醇治疗多发性抽动症？

氟哌啶醇对每个患者的有效剂量是不同的，要根据每个患者的具体情况，在达到最大疗效而副作用最小的前提下调整剂量。其服药应从小剂量开始，以缓慢增加剂量为原则，以减少药物副作用的发生。治疗多发性抽动症口服开始剂量为 0.5~1mg，每晚睡前顿服；以后每隔 4~7 天增加剂量 0.25~0.5mg，儿童常用治疗量为 2~8mg/d，分 2~3 次口服。由于氟哌啶醇容易引起药源性锥体外系反应，故需同时合用抗胆碱能药物，通常加服等量的安坦（苯海索），或者合用东莨菪碱，口服 0.1~0.2mg，每日 1~2 次，肌肉注射每次 0.3mg（对急性肌张力障碍效果好而迅速）。氟哌啶醇最低有效血药浓度为 2.0μg/mL，如超过 6μg/mL 可出现副作用。要完全教会患者及其家长识别症状是否严重、药物疗效和副作用的表现，医生与患者之间经常保持通讯联系对指导调整药物剂量很有帮助。调整剂量要以"低起点、慢增长"为准则，直到症状控制到能够耐受。"能耐受"是由症状的性质决定的（例如秽语较眨眼更不能耐受），并和个体自行控制其运动性和发声性抽动的能力有关。患者及其家长理解多发性抽动症症状性质是可变的非常重要，这样可以协助医生以合理的形式调整药量，根据症状加重或缓解情况而随之增减剂量。如果给患者大剂量用药以至于其所有的抽动均被抑制，那么医生就不知道当病情有反复时，病情何时能自行缓解。强调尽可能低剂量地使用氟哌啶醇（也就是"少为最好"）。大多数患者对每天 5mg 或更小的剂量有反应，而且很少超过 15mg。对于不会吞服药丸的儿童可以给予氟哌啶醇口服液（2mg/mL）。我国学者贾海燕于 1999 年对氟哌啶醇治疗多发性抽动症的剂量进行了探讨，认为其治疗用量在 0.025~0.05mg/（kg·d）这种小剂量范围即可，既可达到控制抽动症状，又不会有副作用发生，同时还可避免服用安坦。王文光等于 2001 年也对小剂量氟哌啶醇治疗多发性抽动症的疗效进行了报道，笔者设观察组 26 例，采用小剂量氟哌啶醇（起始剂量每日 0.025mg/kg，最大剂量<2mg/kg）结合支持性心理治疗，并与 21 例单纯小剂量氟哌啶醇组（剂量同前）及 28 例常规治疗剂量组（起始剂量每日 0.05mg/kg，最大剂量<6mg/ kg）做对照。结果发现观察组疗效显著高于单纯小剂量组，与常规剂量组相近；而在药物毒副反应方面，观察组（11.5%）明显低于常规剂量组（46.4%）。这表明小剂量氟哌啶醇结合心理干预是治疗多发性抽动症一个疗效好且安全的方法。

25. 氟哌啶醇治疗多发性抽动症的副作用有哪些？

氟哌啶醇的副作用相对比较大，但副作用的发生与剂量直接相关，随剂量增加副作用有加大的可能性。常见的副作用为嗜睡、乏力、头昏、便秘、心动过速、排尿困难、锥体外系反应（如急性肌张力障碍、静坐不能、帕金森病样震颤等）。在治疗的早期，可出现急性肌张力障碍（如张嘴、伸舌和角弓反张姿势），但如静脉给予苯扎托品（benzatropine）及苯海拉明（diphenhydramine）则可完全且迅速地逆转此反应。在治疗的数周或数月可能出现类帕金森病的症状，如震颤、动作慢、面具脸、肌肉强直、步态异常、流口水等。临床上当应用氟哌啶醇出现这些副作用后，需进行减量，同时还可考虑使用抗胆碱能药物。只要给病人使用正规的低剂量氟哌啶醇，药源性的帕金森症状就相对少见。最近发现，若给予成年多发性抽动症病人以多巴胺受体阻滞剂和 5-羟色胺再摄取抑制剂联合应用，则有发展为药源性帕金森病的危险，还可发展为另一运动障碍即"静坐不能"，将氟哌啶醇减量可使症状缓解。长期应用氟哌啶醇等多巴胺受体阻滞剂可导致迟发性运动障碍（tardive dyskinesia）副作用。迟发性运动障碍的不自主运动有别于多发性抽动症的抽动，它们趋向于包括舞蹈病或肌张力障碍的运动，而且不会像多发性抽动症那样病情有起伏。迟发性肌张力障碍（tardive dystonia）也是长期应用氟哌啶醇等多巴胺受体阻滞剂的副作用之一。嗜睡也是氟哌啶醇常见的副作用，偶尔伴随镇静这一副作用还可出现易激惹，如出现该现象，就应减量，长期镇静或智力迟钝会影响学习和生活，需停药。另有许多多发性抽动症病人在治疗过程中，会出现剂量相关性抑郁症状，包括流泪、悲伤、乏力等。而减量后，这些症状缓解或消失。氟哌啶醇治疗过程中，还会伴有学校社会恐惧症的出现。一些病人在治疗中会胃口大增，摄入过多，体重增加。对这些病人，有必要建立饮食制度和进行每日体育运动。

为了避免或减少氟哌啶醇副作用的发生，有学者提出应遵循下列 3 个原则：①小剂量开始，剂量个体化。一般以 0.25~0.5mg/d 开始，3~5 天递增 0.25mg 至起效；②小剂量维持，症状加重时临时加大剂量；③服用等量的安坦予以拮抗。

氟哌啶醇一般用药 1~2 周后症状减轻，2~5 个月后症状消失。但有的病人连续服用 2~3 年尚不能完全控制发作，仍需观察治疗。

26. 如何用哌迷清治疗多发性抽动症？

哌迷清（pimozide）又称匹莫齐特，属二苯丁哌啶类，是一种选择性中枢多巴胺受体阻滞剂，主要作用是阻滞突触后的多巴胺受体，在欧美广泛用于精神病的治疗，也较广泛地应用于多发性抽动症的治疗。哌迷清与多巴胺 D_2 受体的结合力是氟哌啶醇的 5 倍，其疗效与氟哌啶醇相当，有效率为 60%~70%。在镇静和致急性肌张力障碍或迟发性运动障碍副作用方面比氟哌啶醇要少。也有报道氟哌啶醇与哌迷清治疗多发性抽动症，双盲对照研究提示，哌迷清较氟哌啶醇疗效为高，而且锥体外系副作用少。哌迷清用于治疗多发性抽动症的起始剂量一般为 0.5~1mg，于夜晚睡前 1 次口服，1 周后可逐渐缓慢上调剂量，至疗效最佳而副作用最小为止，儿童每日剂量范围为 1~6mg。常用治疗量为 2~4mg/d，分 2~3 次服用，最大剂量为 0.2mg/（kg·d）（<10mg/d）。临床经验证明，高剂量并不能获得更好的疗效，相反会产生不良反应。多数患儿每日 2~6mg 时症状可得到充分缓解。

27. 哌迷清治疗多发性抽动症的副作用有哪些？

哌迷清药物治疗的副作用包括镇静、体重增加、抑郁、静坐不能、帕金森症状、急性肌张力障碍等。为防止锥体外系副反应的发生，可加服抗胆碱药物安坦 1~2mg，每日 2~3 次。另外，使用哌咪清治疗多发性抽动症应特别注意心脏副作用，可引起心电图改变，包括 T 波倒置、诱发 U 波出现、Q-T 间期延长致心率减慢。所述及的心电图改变在服药 1 周或剂量只有 3mg/d 时即可出现。用药前应常规做心电图检查，若 Q-T 间期正常方可使用，如发现有 Q-T 间期延长应避免使用；在调整剂量的过程中应监测心电图，一旦出现 T 波倒置或 U 波时应停药，若发现 Q-T 间期出现延长，可继续用药，但不要再加量。在低剂量使用哌迷清治疗时，临床上心电图的明显变化似乎要少一些。

28. 如何用泰必利治疗多发性抽动症？

泰必利是一种含甲砜基的邻茴香酰衍生物，属苯甲酰胺类，主要作用于中脑边缘系统，具有选择性阻滞多巴胺受体的作用。泰必利对多发性抽动症的治疗有效，抗抽动作用不及氟哌啶醇，但副作用少，耐受性好，为国内较常应用的药物，可作为首选药物之一。凡不能耐受氟哌啶醇副作用的病人，应用泰必利均可获得较好的疗效。

泰必利用于治疗多发性抽动症的起始剂量为每次 50mg，每日 2~3 次口服，然后根据抽动控制情况适当增加剂量，用药后 1~2 周见效，其治疗剂量一般在 150mg/d 以上时出现症状改善，并随剂量增加疗效也渐显著，以 300~450mg/d 为适宜治疗量，分 2~3 次口服，最大剂量为 600mg/d。其单独应用或者与其他药物（如氟哌啶醇、丙咪嗪、氯硝安定、肌苷或心得安等）合用，均能显示出良好的疗效，往往在合并用药时有协同作用。症状明显控制而无明显副作用或有轻微副作用但不影响正常学习、生活或工作时为最合适用量。坚持原量服用 2~3 个月后，病情稳定可试着减少剂量，先每天减少 50mg，1 周后病情如稳定，再减 50mg，到 150mg/d 时，维持服用一段时间，再以 1 周为单位视病情慢慢减量。在减量过程中如出现症状反跳应把药量加到原来的量。就临床而言，泰必利长时间连续服药疗效较好，有试验证明 1 年以上服药者改善率明显高于 1 个月服药者，说明泰必利治疗多发性抽动症需要较长的疗程才能取得较恒定的疗效，有的需要坚持服用几年，直至青春期缓解。个别青春期亦不能缓解者，甚至需要终身服药。治疗期间因停药症状加重或复发时，继续服用泰必利原剂量仍然有效，甚至有的患儿症状改善较停药前更加明显。

29. 泰必利治疗多发性抽动症的不良反应有哪些?

该药副作用少而轻，可能出现的副作用有头昏、乏力、嗜睡、胃肠道反应等，一般无须特殊处理。内分泌方面除催乳素增高外，其他如对甲状腺释放激素和生长激素等无影响。几乎无锥体外系不良反应，故无须服用抗胆碱能药物。对神经系统、心血管系统、呼吸功能等均无影响。亦未见肝肾功能和外周血象异常改变。但对长期服用而剂量偏大者，注意定期检查肝功能。偶尔过量（每日达 3~4g）可致神经抑制副作用，如镇静、运动不能（如动眼危象、牙关紧闭等），可用抗帕金森病药物进行治疗，但实际上这种副作用在停药后数小时内即可消失。

30. 利培酮治疗儿童多发性抽动症的疗效如何?

多发性抽动的治疗可选择氟哌啶醇、哌迷清、硫必利和可乐定等，其中氟哌啶醇是经典抗精神病药物的一种，有较强的多巴胺受体阻滞作用。自 1961 年用于治疗多发性抽动以来，至今仍是临床上应用广泛的药物。氟哌啶醇为多巴胺受体阻滞剂，属丁酰苯类，治疗多发性抽动有效率为 70%~80%，但因为氟哌啶醇具有较多的锥体外系、镇静、头昏、排尿困难等不良反应，所以应用受到限制。利培酮是一种性能独特、治疗范围广泛而又相对安全的药物，其不仅是有效的抗精神病药物，也有报道认为可以改善抽动症状、部分患者的抑郁症状。临床研究发现利培酮抗抽动疗效和氟哌啶醇无明显差异，而且在第 4 周的耶鲁综合抽动严重程度量表（YGTSS）减分率高于氟哌啶醇。随着时间延长，利培酮的疗效更为明显，除此之外，利培酮具有明显的镇静作用，从而改善睡眠和抑制兴奋症状。因此，利培酮在改善患儿睡眠方面也有良好的效果，最近有报道利培酮有引起多发性抽动患者出现迟发性运动障碍的危险，但只要运用剂量、时间合适，利培酮的不良反应还是明显少于氟哌啶醇。利培酮治疗多发性抽动症，为广大患儿提供一个新的、有效的治疗手段。

31. 利培酮治疗多发性抽动症的适应证有哪些？

利培酮商品名为维思通，属于苯并异噁唑衍生物，为选择性单胺能拮抗剂，与多巴胺能的 D_2 受体和 5-羟色胺（5-HT）能的 $5-HT_2$ 受体有很高的亲和力，从而对中枢神经系统多巴胺和 5-羟色胺具有拮抗作用。同时能与和 α_2 肾上腺素能受体结合，抑制中枢去甲肾上腺素的功能。其可用于治疗多发性抽动症，可望成为治疗本病的替代药物。其初始剂量为 0.25~0.5mg，每天分 2 次服用；若 1~2 周症状无改变或仅略有改善者，视情况逐渐缓慢增量，每 3~7 天可增加 0.25~0.5mg，最终用量为 1~6mg/d，尽可能使用最低有效剂量。儿童使用利培酮尚需谨慎选择。Brunn 等于 1996 年对 38 名年龄在 8~53 岁的多发性抽动症病人（包括 15 名年龄在 8~15 岁的儿童和青少年）采用利培酮治疗 4 周，所有这些病人都曾经使用过多巴胺受体阻滞剂或可乐定治疗，因疗效差或不能耐受副反应，而接受利培酮治疗，其起始剂量为 0.5~1mg/d，每隔 5 天增加 0.5~1mg，直到满意的剂量或者出现副反应为止，用药剂量为 0.5~9mg/d，平均剂量为 2.7mg/d，分 2 次服用。

32. 利培酮治疗多发性抽动症的副作用有哪些？

利培酮的常见不良反应为失眠、焦虑、易激惹、头痛和体重增加等。较少见的不良反应有嗜睡、疲劳、头昏和注意力下降等神经系统症状，便秘、消化不良、腹痛、恶心和呕吐等消化系统症状，也可出现视物模糊或皮疹等过敏反应。若这些不良反应较轻，可继续用药，经过 1～2 周副反应可能有所减轻或消失。若副反应较重，明显影响了日常生活和学习，则应在原剂量的基础上适当减少用药剂量，副反应会有所减轻。若减小剂量后副反应仍不减轻，或出现皮疹等过敏反应者最好停药。对于过敏反应严重者同时需做相应处理。此外，利培酮不引起粒细胞减少，但可引起血清催乳素升高。

利培酮对中枢神经系统多巴胺和 5-羟色胺能的平衡拮抗作用可以减少发生锥体外系副作用的可能。与氟哌啶醇等药物相比较，利培酮的锥体外系副作用较少，这一优点使其更容易被儿童患者及家长所接受。但也可出现运动迟缓、肌张力增高、震颤、流涎、静坐不能和急性肌张力障碍等锥体外系副反应。若出现这些副反应，可加用抗胆碱药或减少药物剂量。

33. 中枢性 α_2 肾上腺素能受体激动剂治疗多发性抽动症有哪些种类？

中枢性 α_2 肾上腺素能受体激动剂具有中枢性镇静、镇痛作用，用于治疗抽动症已有 30 年，是治疗轻至中度抽动的一线用药（B 类证据），推荐为治疗多发性抽动症的首选用药。常用药物包括：①可乐定（clonidine）0.025～0.05mg 口服，1 次/日，逐渐加量至 0.1～0.3mg/d，分 2～3 次口服，主要副作用包括镇静、口干、头痛、紧张及失眠等。由于可乐定有降血压作用，并可引起心律失常，建议用药时监测血压及心电图。对口服制剂耐受差者，可使用可乐定透皮贴剂治疗。透皮贴没有口服药物常见的副作用，临床使用安全有效。②胍法辛（guanfacine）作用与可乐定相似，半衰期较长，0.5～1.0mg 口服，1 次/日，可加量至 0.5～1.0mg，3 次/日，主要副作用类似于可乐定。

34. 什么情况下选择可乐定治疗多发性抽动症？

可乐定（clonidine）又称可乐宁或氯压定，是中枢性 α_2 受体激动剂，是一种中枢性降压药，小剂量作用在突触前 α_2 肾上腺能受体，大剂量作用在突触后 α_2 肾上腺能受体。其抗抽动作用是通过刺激突触前 α_2 受体从而反馈性抑制中枢去甲肾上腺素的合成和释放，以减弱中枢去甲肾上腺素能的活动。可乐定还有一些其他直接中枢作用，包括抑制促肾上腺皮质激素（ACTH）、刺激生长激素释放以及刺激中枢 H_2 组胺受体，也有报道可间接影响中枢多巴胺能神经元，以抑制大脑多巴胺的活性，或间接作用于 5-羟色胺系统。1979 年首次报道可乐定治疗多发性抽动症有效。初步研究认为此药有控制抽动的作用，可能是由于抑制蓝斑区突触前去甲肾上腺素的释放而使抽动症状减轻，并能改善伴发的注意力不集中和多动症状，是目前国外治疗多发性抽动症应用最多的药物，其疗效不及氟哌啶醇和哌迷清，但较安全，有效率为 22% ~ 70%，远期疗效还有待于进一步观察。由于可乐定没有致迟发性运动障碍的危险，临床上常将其作为治疗轻至中度多发性抽动症病人的首选药物。尤其适用于多发性抽动症伴发注意缺陷多动障碍（ADHD）等相关行为问题的治疗。

可乐定的剂型有口服片剂和经皮肤治疗的贴片（透皮慢释放剂）两种。可乐定经皮肤治疗是利用药物库与皮肤表面间药物浓度梯度和控释膜的控释作用，使其以基本稳定的速度向低浓度的皮肤一侧释放。可乐定口服起始剂量为 0.025 ~ 0.05mg/d，然后逐渐上调至最小的有效剂量，通常每 3 ~ 5 天增加 0.05mg，学龄儿童全天治疗剂量在 0.15 ~ 0.25mg 之间，或 3 ~ 4μg/（kg·d），0.3mg 以上时易出现副作用。开始用药时每日服用 2 次，由于其半衰期较短，以后每日药量需分3 ~ 4 次服用，每日总量一般不超过 0.5mg。国产可乐定片剂每片含 0.075mg，学龄儿童每日剂量在 2 ~ 3 片之间。可乐定的起效时间较氟哌啶醇慢，通常需服药4 ~ 6 周方可观察到有无疗效，不要过早地认为无效而停药。遵循"低起点与慢增长"调整剂量原则，可减少副作用的发生。对口服制剂耐受性差者，可使用可乐定贴片治疗。国产可乐定贴片每片含 2mg，每片释药速率 0.07 ~ 0.1mg/d，一般贴在两侧耳后，每次 1/2 ~ 1 片，每隔 6 日换贴片 1 次，但疗效不如口服法。贴片前局部皮肤应清洗干净，如贴药后出现皮肤过敏，可改换贴药部位。皮肤贴片给药途径尤其适用于不会吞服药丸的儿童，至少需要用药 3 个月方可获得满意的临床疗效。钟佑泉等于 2000 年报道可乐定皮肤贴片治疗多发性抽动症患儿的疗效肯定，儿童使用依从性好，简单方便，药效恒定，副作用轻微。

35. 可乐定治疗多发性抽动症的副作用是什么？

可乐定最主要的副作用是镇静，一般出现在治疗早期，尤其是剂量增加较快时，但几周后会减轻；其次是易激惹，少数病人有口干、失眠、心率增快等；大剂量时可能出现低血压和头晕，特别易出现在大剂量治疗的早期（如剂量大于0.4 ~ 0.5mg/d），小剂量对血压几乎无影响。少数病例心电图可出现 P-R 间期延长，有的可加重原已存在的心律失常。在用药过程中应注意监测脉搏、血压和心电图，一旦出现副作用，应及时调整剂量和减慢加药速度。停药时应逐渐减量，不可骤然停药，以免引起交感神经亢进的急性撤药反应，如血压升高、心动过速、多汗、烦躁不安、头痛和抽动症状恶化等。此外，可乐定经皮给药可能引起红色皮疹。

36. 丁苯那嗪如何使用？

丁苯那嗪（tetrabenazine）通过抑制中枢性囊泡单胺转运蛋白 2（vesicular monoamine transporter 2，VMAT2）耗竭突触前多巴胺的储存。疗效与氟哌啶醇相当，但不引起迟发性运动障碍（C 类证据）。起始剂量 25mg，1 次/d，可加量至 37.5~150mg/d，分次服用。主要副作用是昏睡、锥体外系反应、抑郁、自杀观念、自杀行为、失眠静坐不能，个别病例出现肌张力障碍。

37. 丙戊酸治疗多发性抽动症的药理机制是什么？

目前多发性抽动症发病机制尚不明确，考虑到和以下因素有关：
1）多巴胺能神经分布异常和转运体异常；
2）5-羟色胺转运体结合能力下降；
3）肾上腺素能系统失调；
4）氨基丁酸能（GABA）投射的直接和间接通路减少；
5）皮层抑制机制的兴奋性降低。
丙戊酸可提高谷氨酸脱羧酶的活性而增加脑内 GABA 的合成，抑制 GABA 转氨酶的脱氨基作用而减少 GABA 的降解，从而升高抑制性神经递质 GABA 的脑内浓度，起到控制抽动发作的作用。据不完全统计，丙戊酸治疗儿童多发性抽动症有效性在 70% 左右。

38. 丙戊酸治疗多发性抽动症的剂量是多少？

目前国内外应用丙戊酸治疗多发性抽动症的用法、用量并无统一的标准，多数学者选择如下方案进行。
方案 1：初始剂量 10mg/（kg·d），维持 1 周后根据发作控制情况及血药浓度，逐渐调整剂量，1 周调整 1 次，每次增加 5mg/（kg·d），最大量至 40mg/（kg·d）。
方案 2：按照 20~30mg/（kg·d）剂量给药，至少观察 3 个月评价临床效果。
用药期间需定期监测血常规、肝功能、肾功能、血氨、血乳酸及血药浓度变化。

39. 丙戊酸治疗多发性抽动症的不良反应如何？

丙戊酸对儿童多发性抽动症的临床症状的改善作用较好，且不良反应发生率较小，表明丙戊酸对儿童多发性抽动症的治疗安全性较好。目前研究表明，应用丙戊酸治疗多发性抽动症患儿，几乎无锥体外系的不良反应发生；少数患儿可能出现体重增加，发生率大约为 2.94%；约有 5.88% 的患儿发生肝肾损伤；部分患儿（约为 20.59%）可能有消化系统反应，如恶心、呕吐、腹痛等。上述不良反应在停用丙戊酸或减少药物剂量后即能缓解或消失。

40. 托吡酯为何能治疗多发性抽动症？

托吡酯（妥泰）是一个由氨基磺酸酯取代单糖的新型抗癫痫药物，其主要作用机制包括：①阻滞依赖电压变化的离子通道，抑制膜的去极化；②促进 GABA 引起氯离子通过神经元细胞膜通道，使细胞膜超级化；③拮抗谷氨酸对兴奋性氨基酸受体 Kainate/AMPA 亚型的作用，降低其兴奋作用。该药在 TS 的治疗中，可能与通过抑制 GABA 氨基转移酶、调节中枢 GABA 系统等多种作用机制有关。

妥泰治疗多发性抽动症具有以下优点：①依从性好：每日早晚 2 次服药，减少了患儿服药次数，避免了中午在校漏服药物的可能；②无肝、肾功能损害；③无锥体外系反应，如急性肌张力障碍、类帕金森综合征和静坐不能等不良反应发生；④药物持续 24 小时血药浓度可保持在治疗范围内，疗效可持久。

妥泰是一种广谱、有效、安全的治疗抽动障碍药物，对抽动障碍患儿可以取得较好的疗效，而且无严重不良反应，可以有效地缩短显效时间，降低治疗费用，增强患儿家长战胜疾病的信心。

41. 托吡酯治疗多发性抽动症的不良反应如何？

国内外研究表明，托吡酯治疗多发性抽动症具有疗效佳、安全性好和依从性高等优势。少数患儿可能出现嗜睡（大约占 2.9%）、记忆力下降（大约占 6.6%）、食欲减退（大约占 8.9%）、体重下降（大约占 4.7%）、少汗（大约占 2.4%）、胃纳差（大约占 2.4%）、恶心（大约占 1.3%）、疲乏（大约占 0.8%）、皮疹（大约占 0.8%）及低热出汗（大约占 0.5%）等不良反应，但上述不良反应可在减少药物剂量或停药后消失。

42. 氯硝西泮治疗多发性抽动症的剂量如何确定？

氯硝西泮（clonazepam）属于苯二氮䓬类药物，选择性地作用于大脑边缘系统，与中枢苯二氮䓬受体结合，促进氨基丁酸释放而起作用。非双盲设计研究表明，苯二氮䓬类药物氯硝西泮可用于治疗多发性抽动症，尤其适用于伴行为问题如易激惹或焦虑病人的选择用药。Gonce 等于 1977 年对 7 名多发性抽动症病人采用氯硝西泮与多巴胺受体阻滞剂联合用药治疗，结果病人的抽动症状明显减轻。Steingard 于 1994 年以氯硝西泮与可乐定联用，使一组多发性抽动症伴发注意缺陷多动障碍患者的症状平均消退 50%。小儿起始剂量为每日 10~20μg/kg，分 2~3 次服用，以后逐渐递增，一般用量为 2mg/d，最高剂量为 100~150μg/kg。较大儿童开始每日 0.5~1mg，分 2~3 次服用，最高剂量为 4~6mg/d。

43. 氯硝西泮治疗多发性抽动症的副作用是什么？

常见副作用为嗜睡、头昏、乏力、眩晕，严重者可产生共济失调和行为障碍。遇此现象应及时减量或停药，停药时也需递减。

44. 肌苷治疗多发性抽动症的机制是什么？

肌苷是嘌呤类代谢的中间产物，活体内的肌苷主要来自腺苷脱氨降解，其作为药物被认为可参与能量代谢和蛋白质合成，可用于改善代谢的辅助治疗。肌苷也可通过血脑屏障快速进入中枢神经系统，于多巴胺能轴突末梢部位，起类似氟哌啶醇的多巴胺受体拮抗作用，还具有镇静、抗惊厥作用，可作为治疗多发性抽动症较为常用的辅助药物。肌苷用量 0.6~1.2g/d，分 3 次口服。

45. 大剂量肌苷治疗多发性抽动症效果如何？

据报道单独用肌苷治疗多发性抽动症的近期有效率在 75% 左右，且使用安全，无明显毒副作用。肌苷通常与泰必利或氟哌啶醇联用，可减少泰必利或氟哌啶醇的用量。肌苷也可与 γ-氨基丁酸联用治疗多发性抽动症。

46. 儿童抽动—秽语综合征如何治疗？

儿童抽动—秽语综合征的治疗方法主要有以下几方面。

中医治疗：根据患儿的不同体质和症状，多采用滋阴降火、柔肝息风等方法。

西医治疗：主要应用氟哌啶醇、哌迷清、泰必利、妥泰以及调节心理精神等药物；这些药物属于神经精神科用药，应该在医生指导下进行，定期医院复诊，注意观察疗效和药物不良反应，千万不要自作主张，随便用药和停药。

心理治疗：可以把疾病适当地告诉孩子，让孩子不要有自卑心理，帮孩子树立战胜疾病的信心。合理安排好孩子的日常生活，使孩子精神放松，不要过度兴奋和紧张。

另外，家长一定要有耐心，当孩子出现抽动、秽语等表现时，不要直接制止、打骂、训斥，最好的方法是转移孩子的注意力，多表扬、鼓励、说服教育。

47. 干扰素能治疗多发性抽动症吗？

由于免疫学研究的不断发展，人们发现多发性抽动症的发生与免疫功能紊乱有一定关系。干扰素是一组具有多种功能的活性蛋白质（主要是糖蛋白），是一种由单核细胞和淋巴细胞产生的细胞因子，可增强自然杀伤细胞（NK 细胞）、巨噬细胞和 T 淋巴细胞的活力，从而起到免疫调节作用。有研究显示：多发性抽动症患儿中，大部分在病前有呼吸道感染史，或病程中反复呼吸道感染，或服药后抽动症病情已经控制但因感冒而再发。因此有学者推测，可能因病毒感染使神经递质紊乱或在脑内形成小的病灶或结节而引起抽动。由于干扰素具有广谱抗病毒作用，对多发性抽动症加用干扰素治疗理论上是可行的。国内有研究报道在常规给予泰必利、氟哌啶醇的基础上，同时加用干扰素每天 10~30μg 肌内注射，连用3~4周，结果显示应用干扰素后患儿细胞免疫功能明显增高，抽动症状明显减少。但国外一项研究报道了一位共患多种神经精神疾病的多发性抽动症患者，应用干扰素治疗后出现了癫痫发作事件，建议对于具有复杂疾病背景的多发性抽动症患儿，干扰素的应用要慎重。

48. 多发性抽动症合并抑郁如何治疗？

多发性抽动症患儿可共患抑郁症。抑郁症是较常见的精神类疾病，可表现为情绪高涨和低落交替为特点的双相情感障碍，也可表现为抑郁，严重者可有自杀行为。临床上应重视多发性抽动症伴发抑郁症的治疗。若抽动障碍合并的抑郁症状较轻，应用主要治疗多发性抽动症的药物后，随着抽动症状好转，抑郁症状通常也获缓解。若合并的抑郁严重，可考虑使用三环类抗抑郁剂或其他抗抑郁剂。有文献报道抗抑郁剂与治疗抽动障碍的主要药物（如可乐定）合用，治疗效果良好。三环类抗抑郁药的适应证为各种类型抑郁症，常用药物有丙咪嗪、阿米替林、多虑平、氯丙咪嗪等，主要适用于内因性抑郁症及其他疾病中出现的抑郁症状。选择性5-羟色胺再摄取抑制剂为新型抗抑郁药物，临床常用的有氟西汀、帕罗西汀、舍曲林、氟伏沙明、西酞普兰等，本类药物多用于脑内5-羟色胺减少所致的抑郁症。动物实验发现5-羟色胺再摄取抑制剂具有增强5-羟色胺的作用，推测此类药物可能对多发性抽动症的治疗有效。有临床研究显示约40%的多发性抽动症患者采用多巴胺受体阻滞剂治疗无效，而采用5-羟色胺再摄取抑制剂有效。

49. 多发性抽动患儿合并情感障碍和焦虑症时是否适合治疗？

目前没有证据表明原发性情感障碍、焦虑症与多发性抽动症伴发的情感障碍、焦虑症对药物反应具有明显差别，建议参考情感障碍和焦虑症治疗指南给予相应的治疗。

50. 多发性抽动症合并强迫症状如何治疗？

多发性抽动症患儿是否合并了强迫症状应该由心理精神科医生进行全面检查后才能确立诊断，何时开始药物治疗由看病医生和家长充分沟通后再做决定。一般强迫症状的药物治疗包括以下几类药物。

1）三环类抗抑郁药：氯丙咪嗪（clomipramine）是治疗强迫症状最有效的药物（A类证据）。起始剂量25~50mg，1次/日开始，逐渐加量至100~250mg/d，分次服用。主要副作用是QT间期延长、室性心动过速、疲劳、头昏眼花、口干、出汗、震颤、便秘、尿潴留、体重增加等。不推荐作为首选，当分别用两种SSRIs类药物无效时，再考虑使用。

2）SSRIs：除艾司西酞普兰（escitalopram）外，氟西汀（fluoxetine）、氟伏沙明（fluvoxamine）、舍曲林（sertraline）、帕罗西汀（paroxetine）和西酞普兰（citalopram）均对成人强迫症状有效（A类证据）；除艾司西酞普兰和西酞普兰外，其他的SSRIs均对儿童强迫症状有效（A类证据）。各种SSRIs疗效相当，推荐用于强迫症的首选用药，从小剂量起，缓慢增量。各种SSRIs用法用量如下：①氟西汀，5~20mg，1次/日开始，逐渐加量至10~60mg，1次/日。②舍曲林，25~50mg，1次/日开始，逐渐加量至50~250mg，1次/日。③氟伏沙明，25~50mg，1次/日开始，逐渐加量至50~350mg，1次/日。④帕罗西汀5~10mg，1次/日开始，逐渐加量至10~60mg，1次/日。⑤西酞普兰，5~10mg，1次/日开始，逐渐加量至 20～60mg，1 次／日。SSRIs 主要副作用有头痛、镇静、失眠、行为激惹、静坐不能、恶心、呕吐、腹泻、厌食、性功能障碍等。儿童容易出现行为激惹，以及自杀观念、自杀行为。此外，使用 SSRIs 应注意药物的相互作用：SSRIs 可以抑制肝药酶系统，影响药物的血液浓度。氟西汀和帕罗西汀可升高利培酮和氟哌啶醇的血药浓度，引起副作用增多。氟伏沙明可升高匹莫齐特和氯丙咪嗪的血药浓度，而 H_2 受体拮抗剂西咪替丁（cimetadine）可增加 SSRIs 血药浓度。应用 SSRIs 和氯丙咪嗪时，需注意药物之间的相互作用，及时调整剂量。还需注意服用舍曲林、氟伏沙明和帕罗西汀突然停药时可引起撤药综合征，表现为感冒样症状和出现抑郁情绪。建议逐渐减量，缓慢停用。

3）SSRIs 联合认知—行为治疗（cognitive-behavioral therapy，CBT）：舍曲林联合应用认知—行为治疗，尤其是该技术中的暴露和反应阻止法（exposure and response prevention，ERP），效果明显优于单用舍曲林或 CBT（C 类证据）。

51. 多发性抽动症合并癫痫如何治疗？

多发性抽动症可以合并癫痫发作，在临床诊治过程中应引起重视。多发性抽动症与癫痫的关系尚不十分明确，有学者认为二者可能有共同的神经生理解剖基础。治疗上可采用多巴胺受体阻滞剂联合抗癫痫药物，这样不仅可以改善抽动症状，同时也能控制癫痫发作；常用的抗癫痫药物包括丙戊酸、托吡酯和氯硝西泮。丙戊酸为一种广谱抗癫痫药，可以治疗多种类型的癫痫发作。有研究报道丙戊酸可治疗多发性抽动症，其机制可能与其能提高脑内 γ-氨基丁酸水平、减少脑内兴奋性氨基酸含量有关。托吡酯，商品名为妥泰，是一种具有多种作用机制的新型抗癫痫药物，用于初诊癫痫患者的单药治疗或曾经合并用药现转为单药治疗的癫痫患者，用于成人及 2～16 岁儿童部分性癫痫发作的加用治疗。有临床研究显示，试用托吡酯治疗多发性抽动症患者，显示出一定疗效。氯硝西泮为苯二氮䓬类药物，用于控制各型癫痫发作，对失神发作、婴儿痉挛、肌阵挛性发作疗效较好。氯硝安定选择性作用于大脑边缘系统，与中枢苯二氮䓬受体结合，促进氨基丁酸释放，可用于治疗多发性抽动症，尤其适用于伴行为问题患者的选择用药。在多发性抽动症合并癫痫的治疗选药时，还应注意到：某些抗癫痫药（卡马西平、苯巴比妥和苯妥英钠）可诱发或加重抽动，应慎重选择使用。

52. 多发性抽动症合并注意缺陷多动障碍如何治疗？

1）药物治疗：估计约 50% 的多发性抽动症患儿伴有注意缺陷多动障碍，多发性抽动症和注意缺陷多动障碍共存于同一患者，该伴随表现对患儿的社交行为和情感发育造成的不良影响可能比抽动症状本身要大。多发性抽动症伴发注意缺陷多动障碍的治疗是一个棘手的问题，对于这些患儿若仅按常规治疗方法虽然可能控制其抽动症状，但却难于缓解伴随的注意缺陷和多动症状；若使用中枢兴奋剂治疗其注意缺陷和多动症状又可能加重抽动症状。下述的一些方法可能有助于解决这一问题。

①中枢兴奋剂：采用利他林（ritalin，又名哌醋甲酯）等中枢兴奋剂治疗与多发性抽动症相关的注意缺陷多动障碍是有争议的问题。因用于治疗注意缺陷多动障碍的中枢兴奋剂如利他林等，有可能促使多发性抽动症的抽动症状加重，或者可促使一些原本正常的小儿产生抽动，目前认为凡因使用这类药物而产生多发性抽动症的儿童，多数可能携带有多发性抽动症基因。中枢兴奋剂所存在的加重或诱发抽动的危险性，给多发性抽动症伴发注意缺陷多动障碍的治疗带来一定的矛盾和困难。有人发现多发性抽动症伴注意缺陷多动障碍的病例服利他林、匹莫林等兴奋剂类药物，有 20%～30%的病例抽动症状加重。也有人认为这类患儿在用兴奋剂后显示抽动症状减少，但应用兴奋剂应慎重，同时应区别多发性抽动症自身症状的波动性，有无因用药引起抽动症状加重。Gadow 等于 1992 年使用不同剂量的利他林（每日分别为 0.1mg/kg、0.3mg/kg、0.5mg/kg），以双盲法与安慰剂对照观察结果，发现利他林平均剂量每日 0.3mg/kg，未发现加重抽动症状，故认为多发性抽动症伴注意缺陷多动障碍者可以应用中枢兴奋剂以减少多动、攻击行为及破坏行为。目前认为并非不可将利他林作为多发性抽动症伴发注意缺陷多动障碍的治疗选择，现主张多发性抽动症伴发严重注意缺陷多动障碍的患儿，在应用多巴胺受体阻滞剂控制抽动的同时，仍然可以考虑合用小剂量的中枢兴奋剂治疗。但在使用利他林时剂量要掌握适度，需从小量逐渐增加，以求最大限度地控制注意缺陷多动障碍症状，同时把抽动症状的影响控制在最低程度。

②可乐定：可乐定（Clonidine），化学名称是［2-（2，6-二氯苯基）］亚氨基咪唑烷，分子式 $C_9H_9Cl_2N_3$，分子量 230.10。可乐定是 α_2 受体激动剂，可直接激动下丘脑及延脑的中枢突触后膜 α_2 受体，使抑制性神经元激动，减少中枢交感神经冲动传出，从而抑制外周交感神经活动。可乐定还可激动外周交感神经突触前膜 α_2 受体，增强其负反馈作用，减少末梢神经释放去甲肾上腺素，降低外周血管和肾血管阻力，减慢心率，降低血压。可乐定具有抗抽动和改善注意力作用，对伴有攻击行为和品行障碍者也有效，其在儿童神经精神疾病中的两个基本靶疾病是抽动障碍和注意缺陷多动障碍。因此，对于伴有注意缺陷多动障碍的多发性抽动症患儿首选可乐定治疗，常可获得较好的疗效，欧洲临床指南推荐初

始剂量 0.05mg，治疗范围剂量为 0.1~0.3mg。Steingard 等于 1993 年将经可乐定治疗 4 年的伴或不伴多发性抽动症（TD）的 54 例注意缺陷多动障碍（ADHD）儿童进行回顾性对照研究，发现可乐定使 72% 的注意缺陷多动障碍症状和 75% 的抽动障碍症状得到改善。可乐定对 TD+ADHD 儿童行为改善有效率（96%）高于不伴 TD 的 ADHD 儿童（53%），从而认为可乐定可以用来治疗 ADHD，特别是 TD+ADHD，但是经过可乐定治疗，仍有部分患儿的抽动症状不能改善或者缓解不满意。这种情况下，推荐可乐定联用氯硝安定治疗。Steingard 等于 1994 年用可乐定治疗 7 例抽动障碍合并注意缺陷多动障碍患者，结果患者的注意缺陷和多动症状被控制，但抽动症状完全没有缓解，加用氯硝安定后，抽动的频度和严重程度都明显好转，而且注意缺陷和多动症状也没有被加重。可乐定与利他林也能进行联用，如每日早晨服用利他林（5~10mg），晚间服可乐定，是一种较安全有效的疗法。可乐定可能出现的副作用有直立性低血压、镇静、嗜睡。

③三环类抗抑郁剂：该类药物对治疗注意缺陷多动障碍有效，近来一些研究发现对注意缺陷多动障碍合并多发性抽动症也有较好疗效，其中以地昔帕明（desipramine，又称去甲丙咪嗪）的应用为主。Spencer 等于 1993 年用地昔帕明治疗 33 例 5~17 岁的慢性抽动障碍，其中 30 例合并注意缺陷多动障碍，结果显示 82% 患儿抽动症状及 80% 的注意缺陷多动障碍症状明显好转，追踪随访 16 个月，无明显不良反应，有 2 例未合并注意缺陷多动障碍的患儿其抽动症状的改善也很明显。提示三环类抗抑郁剂，主要是地昔帕明，可用于治疗抽动障碍（包括多发性抽动症）合并注意缺陷多动障碍，对注意缺陷多动障碍有较好疗效，不会使抽动症状加重，还可能缓解抽动症状。另外，在抽动合并焦虑、抑郁时，该药也是一个较好的选择。地昔帕明治疗多发性抽动症伴发注意缺陷多动障碍患儿，一般开始剂量为 12.5~25mg/d，每 1~2 周可增加 12.5~25mg，平均治疗量为 50mg/d，12 岁以下每日不宜超过 75mg，必要时可加至 100mg，每日分 1~2 次口服。该药副作用较小，大多数病人对其有良好的耐受性，可有口干、便秘，偶见视物模糊及心血管系统的改变。心血管系统的变化可有心动过速，收缩压和舒张压轻度升高，心电图 P-R 间期和 Q-T 间期延长等，并要注意此药有导致猝死的可能，其原因尚不清楚。在该药治疗前应做好躯体、血压、脉搏、心电图及肝功能的检查，在治疗期间也应定期复查血压和心电图。

④其他药物：胍法辛（guanfacin）和苯烯胺等药物，也可用于多发性抽动症伴发注意缺陷多动障碍的治疗，胍法辛欧洲临床指南推荐初始剂量 0.5~1.0mg，治疗范围剂量为 1.0~4.0mg，但要注意苯烯胺不可与氟西汀、氯丙咪嗪合用。最近尚有个案报道使用选择性 5-羟色胺再摄取抑制剂舍曲林（sertraline）治疗伴有注意缺陷多动障碍的多发性抽动症患者，获得一定疗效，但还没有较大样本的治疗研究。氯硝西泮可作为多发性抽动症伴发注意缺陷多动障碍的辅助药物治疗，与主要药物合用，如有研究报道先用可乐定治疗多发性抽动症伴发注意缺陷多动障碍，待注意缺陷多动障碍症状好转，但仍有一些抽动症状不能缓解，经合用氯硝西泮治疗后，抽动症状减少，而对注意缺陷多动障碍无不良影响。

2）心理行为干预：主要是利用行为治疗的方法让抽动症合并注意缺陷多动障碍的患儿学会适当的社交、学业（职业）等一系列社会化技能，用新的有效的行为来替代其不适当的行为模式。该类患儿通常缺乏一定的社会化技能，他们往往不知怎样去发起、维持和结束人际间的交流过程，如果抚养者过于将注意力放在孩子不适当的社会化行为上，给予过多的指责，将不利于他们学会遵守社会规则。行为治疗强调利用操作性条件反射的原理，及时对小孩的行为予以正性或负性强化。对于症状多、持续时间较长的患儿合并有不愉快、沮丧体验，他们自尊心低下，自我意识被破坏，可能形成了一些阻碍人际关系发展的观念，此时须结合认知行为治疗，提倡神经反馈治疗。该类患儿大多伴有家庭内部的与父母不同程度的冲突，父母教育方式的改变可明显改善患儿的行为。父母常频繁而生硬地责备小孩的问题行为，他们与小孩之间缺乏一致的、公平合理的、导致良性循环的沟通模式，让父母学会以一种不同的新的应对方式来解决家庭问题，学会如何与孩子共同制订明晰的奖惩协定，将选择权交给孩子，这样可有效地避免冲突。具体治疗方案的制订以及实施应该由专业人员来进行。对于品行障碍症状的治疗，一般以心理治疗为主，包括培训、行为治疗、认知治疗、采取特殊的教育管理方式等。

53. 多发性抽动症合并注意缺陷多动障碍的药物治疗有哪些?

多发性抽动症患儿合并注意缺陷多动障碍（ADHD）时可以采用以下药物治疗：

1）中枢兴奋剂：哌甲酯（methylphenidate）和苯丙胺（dextroamphetamine）是治疗 ADHD 的一线用药，但有引起或恶化抽动症状的副作用，不推荐单独使用。

2）α_2肾上腺素能受体激动剂：可乐定和胍法辛疗效较好，且副作用较少，推荐单独用药时首选（B 类证据），联合应用哌甲酯和可乐定比单用两者之一效果更好（B 类证据）。

3）选择性去甲肾上腺素再摄取抑制剂：托莫西汀（atomoxetine）国外应用

效果较好（A 类证据），国内已经有药物销售。

54. 多发性抽动症合并精神障碍如何治疗？

多发性抽动症患儿合并精神障碍时首先应当到心理精神科就诊，由专业医生评估后给予患儿一个恰当的诊断。在医生认为必要给予抗精神类药物治疗时，家长应当仔细阅读药物说明书，与医生充分沟通、交流后，开始精神障碍的治疗。一般药物分两种：

1）典型抗精神病药：即传统的多巴胺受体阻滞剂，主要是氟哌啶醇（haloperidol）和匹莫齐特（pimozide），该两药都是 FDA 至今唯一批准用于治疗抽动症的药物，也是最有效的药物（A 类证据），两者疗效相当，但副作用较多，不推荐作为首选。氟奋乃静和泰必利也有较好疗效（B 类证据），且副作用较氟哌啶醇轻。舒必利研究较少，效果不肯定（C 类证据）。几种药物的用法用量及注意事项如下：①氟哌啶醇从 0.25~0.5mg/d 开始，逐渐加量至 1~4mg/d，分 2~3 次服用，主要副作用是镇静和锥体外系反应，通常需加服等量的苯海索（安坦），以防止锥体外系反应。有 20%~30% 的患者因难以耐受药物不良反应而中止治疗。②匹莫齐特从 0.5~1.0mg，1 次/日开始，逐渐加量至 2~8mg，1 次/d，较少引起镇静和锥体外系反应，可引起心电图改变，尤其是导致 Q-T 间期延长。建议使用前查心电图，用药后定期复查。③氟奋乃静（Fluphenazine）从 0.5~1.0mg/d 开始，逐渐加量至 1.5~10mg/d，分 3~4 次服用，副作用较为多见，如锥体外系反应、白细胞减少、过敏性皮疹等，均较轻微。④泰必利（tiapride）起始量为 50mg，每天 2 或 3 次口服，治疗量一般为 150~500mg/d，分 2 或 3 次口服。副作用有头晕、乏力、嗜睡、胃肠道不适等，程度较轻。⑤舒必利（sulpiride）起始量一般为 50mg，每天 2 次或 3 次口服，治疗量为 200~400mg/d。副作用较小，以嗜睡和轻度锥体外系反应较常见。

2）非典型抗精神病药：即选择性多巴胺 D_2 受体和 5-羟色胺 2 受体双重抑制剂，包括利培酮（risperidone）、奥氮平（olanzapine）、齐拉西酮（ziprasidone）、喹硫平（quetiapine）、氯氮平（clozapine）等。由于拮抗 D_2 受体的强度不同，各个药物治疗抽动的效果也不同。利培酮疗效与匹莫齐特、可乐定效果相当（A 类证据）；齐拉西酮也有较好的效果（B 类证据）；奥氮平推荐用于抽动障碍的二线治疗（C 类证据），而氯氮平基本无效。几种药物的用法用量及注意事项如下：①利培酮 0.25~0.5mg，1 次/日，逐渐加量至 1.0~3.0mg，1 次/日或 2 次/日，常见副反应有嗜睡、激动、焦虑、失眠、头痛等，较少引起锥体外系反应和体重增加，偶可引起社交恐惧症。②齐拉西酮 10~20mg，2 次/日，逐渐加量至 20~80mg，2 次/日，目前尚缺乏儿童用量的资料，主要副作用是引起 Q-T 间期延长，禁用于 Q-T 间期延长的患者，禁忌与其他延长 Q-T 间期的药物合用。

55. 多发性抽动症合并偏头痛如何治疗？

多发性抽动症病人可以伴有偏头痛（migraine）。有研究报道 100 例抽动障碍患儿，有 25 例（25.0%）符合偏头痛诊断标准，明显高于 10%~13% 的成人和 2%~10% 的儿童比例。Barabas 等于 1984 年的研究发现，儿童期偏头痛在多发性抽动症组中的发生率比惊厥性疾病组和学习困难组显著增高，依次为 26.6%（16/60 例），11.3%（8/72 例）和 8.0%（5/62 例），而在一般学龄儿童中偏头痛的发生率则为 4.0%~7.4%，认为伴有偏头痛的多发性抽动症病人可能代表本病的一种亚型，其主要发病原因是以与 5-羟色胺代谢功能障碍有关的神经递质紊乱为基础。多发性抽动症和偏头痛在某些儿童中共存，可能反映两者有相似的代谢异常，也证实了偏头痛为抽动障碍的伴随症状。由此可见，治疗原发病是治疗的根本，同时需对症治疗伴随症状。有文献报道可乐定治疗偏头痛有效，但其治疗机制不明确，有可能通过稳定周围血管发挥作用。妥泰小剂量对抽动障碍和偏头痛均有疗效。

56. 多发性抽动症合并攻击和冲动行为如何治疗？

由于多方面原因，病程长的多发性抽动患儿容易合并攻击和冲动行为，此时家长应该重视孩子此时行为的变化，应多与孩子进行交流，多了解孩子的心声，尽早带领患儿去心理门诊进行咨询。当医患双方均认同这方面问题时，在充分知情交代的前提下，可给予患儿使用抗癫痫药、锂剂、心得安、可乐定、抗精神病药物。

应当指出的是：家长应仔细阅读药物说明书，了解药物的适应证和禁忌证，了解药物不良反应，密切观察并且变化，动态随诊，做好日常生活记录。对于抗精神病类药物，儿童的药物使用一般均为开放性非对照研究，尚缺乏足够的证据，有时可能属于超处方用药。

（1）**伴发强迫障碍的药物治疗**（表 3）

1）5-羟色胺再摄取抑制剂：在多发性抽动症疾病过程中，有 25%~60% 的患者发展有强迫性行为问题。家庭史和双生子研究结果表现，强迫障碍的一个亚型可能是构成多发性抽动症基因的一种变异表达。与多发性抽动症相关联的强迫障碍特点在于有比较频繁的触摸、拍打、摩擦和对药物干预反应良好。临床上对于多发性抽动症伴发强迫障碍者，大多采用氟哌啶醇或泰必利合用氯丙咪嗪（chlorimipramine）治疗，有明显效果。氯丙咪嗪为5-羟色胺再摄取抑制剂，具有抗抑郁、抗强迫和抗焦虑作用，为治疗强迫障碍首选药物。儿童开始口服6.25~12.5mg，每日1~2次；以后每3~5日增加6.25~12.5mg，全日治疗量为100~150mg，分2~3次口服。常见副作用为口干、眩晕、视力模糊、便秘、排尿困难、血压升高、心动过速和心电图改变等。根据疗效及副作用情况，可适当调整剂量；服药过程中需定期查血象和心电图。开放与对照研究表明，多发性抽动症伴强迫障碍病人对选择性5-羟色胺再摄取抑制剂如氟西汀（fluoxetine）或氟伏沙明（fluvoxamine），与低剂量多巴胺受体阻滞剂如氟哌啶醇或哌迷清的联合用药治疗也有效，但要注意二者合用时可能诱发急性帕金森神经功能障碍。氟西汀在儿童起始量为10mg/d，一般用量为每日10~20mg，分2次服用。可产生消化不良、恶心、食欲减退、口干、出汗、焦虑、失眠、头痛、皮疹等副作用，大剂量可诱发癫痫。少数报道舍曲林治疗可减轻抽动症状及强迫行为。哌迷清与舍曲林合用的疗效，较单一哌迷清疗效为佳。

2）其他药物：对多发性抽动症伴发强迫障碍的治疗，奥氮平（olanzapine），起始剂量2.5~5.0mg，治疗范围2.5~20.0mg，还有应用利培酮、氯硝西泮、氟苯草胺、锂盐、L-色氨酸治疗有效的报道。

（2）**伴发自伤行为的药物治疗**：应用氟西汀治疗可减少自伤行为，其机制尚不明确。也有报道应用阿片受体拮抗剂纳洛酮或纳曲酮治疗自伤行为有效。

（3）**其他疗法**：在治疗TD的同时，应采取教育训练、心理干预、联合用药等疗法，并及时转诊至儿童精神科进行综合治疗。

57. 抽动障碍的中国治疗指南是什么？

选自儿童抽动障碍的诊断与治疗建议（《中华医学会儿科学分会神经学组标准方案与指南》）。

治疗前应确定治疗的靶症状，即对患儿日常生活、学习或社交活动影响最大的症状。抽动通常是治疗的靶症状，而有些患儿治疗的靶症状是共患病症状，如多动冲动、强迫观念等。治疗原则是药物治疗和心理行为治疗并重，注重治疗的个体化。

（1）**药物治疗**：对于影响到日常生活、学习或社交活动的中至重度TD患儿，单纯心理行为治疗效果不佳时，需要加用药物治疗，包括多巴胺受体阻滞剂，α受体激动剂以及其他药物等。药物治疗要有一定的疗程，适宜的剂量，不宜过早换药或停药。

1）常用药物：治疗儿童抽动障碍的常用药物见表3（154页）。表3中标签外用药包括超病种适应证范围用药和超年龄适应证范围用药，用药前应与患儿家长进行有效的沟通，并注意监测药物的不良反应。常用药物主要包括以下4类。

① 多巴胺受体阻滞剂：是抽动障碍治疗的经典药物。常用药物如下：氟哌啶醇常用治疗剂量为1~4mg/d，2~3次/日，通常加服等量苯海索（安坦），以防止氟哌啶醇可能引起的药源性锥体外系反应；硫必利又称泰必利，常用治疗剂量为150~500mg/d，2~3次/日，副作用少而轻，可有头昏、乏力、嗜睡、胃肠道反应等；舒必利常用治疗剂量为200~400mg/d，2~3次/日，以镇静和轻度锥体外系反应较常见；利培酮常用治疗剂量为1~3mg/d，2~3次/日，常见副作用为失眠、焦虑、易激惹、头痛和体重增加等；阿立哌唑试用于治疗抽动障碍患儿，取得较好疗效，推荐治疗剂量为5~20mg/d，1~2次/日，常见副作用为恶心、呕吐、头痛、失眠、嗜睡、激惹和焦虑等。该类药物还有很多，如哌迷清、奥氮平、喹硫平、齐拉西酮、舍吲哚、匹喹酮、丁苯喹嗪、氟奋乃静和三氟拉嗪等，均具有一定的抗抽动作用，儿科临床应用不多。

②中枢性α受体激动剂：常用可乐定系α$_2$受体激动剂，特别适用于抽动障碍合并注意缺陷多动障碍的患儿，常用治疗剂量为0.1~0.3mg/d，2~3次/日；对口服制剂耐受性差者，可使用可乐定贴片治疗，该药副作用较小，部分患儿出现镇静，少数患儿出现头昏、头痛、乏力、口干、易激惹，偶见体位性低血压及P-R间期延长。胍法辛也是用于抽动障碍合并注意缺陷多动障碍治疗的一线药物，国内儿科经验不多，常用治疗剂量为1~3mg/d，2~3次/日，常见副作用有轻度镇静、疲劳和头痛等。

③选择性5-羟色胺再摄取抑制剂：为新型抗抑郁药，如氟西汀、帕罗西汀、舍曲林、氟伏沙明等，有抗抽动作用；与利培酮合用可产生协同作用；还可用于抽动障碍+强迫障碍治疗。

④其他药物：氯硝西泮、丙戊酸钠、托吡酯等药物具有抗抽动障碍作用，其中氯硝西泮治疗剂量为1~2mg/d，2~3次/日，常见副作用为嗜睡、头昏、乏力、眩晕等；丙戊酸钠治疗剂量为15~30mg/（kg·d），注意肝功能损害等副作用；托吡酯治疗剂量为1~4mg/（kg·d），应注意食欲减退、体重下降、泌汗障碍、认知损害等副作用。对于难治性抽动障碍患儿，应及时转诊至精神科或功能神经外科，进行进一步的药物或神经调控治疗。应用多受体调节药物联合治疗或探索新药，已成为难治性TD治疗的趋势。

2）药物治疗方案：①首选药物：可选用硫必利、哌迷清、舒必利、阿立哌唑、可乐定、胍法辛等。从最低剂量起始，逐渐缓慢加量（1~2周增加1次剂量）至目标治疗剂量。②强化治疗：病情基本控制后，需继续治疗剂量至少1~3个月，予以强化治疗。③维持治疗：强化治疗阶段后病情控制良好，仍需维持治疗6~12个月，维持剂量为治疗剂量的1/2~2/3。强化治疗和维持治疗的目的在于巩固疗效和减少复发。④停药：经过维持治疗阶段后，若病情完全控制，可考虑逐渐减停药物，减量期至少1~3个月。若症状再发或加重，则恢复用药或加大剂量。⑤联合用药：当使用单一药物仅能使部分症状改善或有共患病时，可考虑请神经科会诊，考虑联合用药；难治性抽动障碍亦需要联合用药。

（2）**非药物治疗**

1）心理行为治疗：是改善抽动症状、干预共患病和改善社会功能的重要手段。对于社会适应能力良好的轻症患儿，多数单纯心理行为治疗即可奏效。首先通过对患儿和家长的心理咨询，调适其心理状态，消除病耻感，通过健康教育指导患儿、家长、老师正确认识本病，不要过分关注患儿的抽动症状，合理安排患儿的日常生活，减轻学业负担。同时可给予相应的行为治疗，包括习惯逆转训练、暴露与反应预防、放松训练、阳性强化、自我监察、消退练习、认知行为治疗等。其中习惯逆转训练、暴露与反应预防是一线行为治疗。

2）神经调控治疗：重复经颅磁刺激、脑电生物反馈和经颅微电流刺激等神经调控疗法，可尝试用于药物难治性抽动障碍患儿的治疗。深部脑刺激疗效较确切，但属于有创侵入性治疗，主要适用于年长儿（12岁以上）或成人难治性抽动障碍的治疗。

（3）**共患病治疗**

1）抽动障碍合并注意缺陷多动障碍（TD+ADHD）：是最常见的临床共患病。可首选仅 α_2 受体激动剂，如可乐定，同时具有抗抽动和改善注意力的作用。托莫西汀不诱发或加重抽动，也适用于抽动障碍合并注意缺陷多动障碍的患儿。中枢兴奋剂存在加重或诱发抽动的潜在危险，但临床证据并不一致，临床实践中也有将哌甲酯用于 TD+ADHD 治疗的成功经验。现一般主张采用常规剂量多巴胺受体阻滞剂（如硫必利）与小剂量中枢兴奋剂（如哌甲酯，常规用量的1/4~1/2）合用，治疗 TD+ADHD 患儿，可有效控制 ADHD 症状，而对多数患儿抽动症状的影响也不明显。

2）共患其他行为障碍：如学习困难、强迫障碍、睡眠障碍、情绪障碍、自伤行为、品行障碍等，在治疗抽动障碍的同时，应采取教育训练、心理干预、联合用药等疗法，并及时转诊至儿童精神科进行综合治疗。

表3 常见抗抽动障碍的药物

药名	作用机制	起始剂量	治疗剂量	常见副作用	备注
硫必利	D$_2$受体阻滞	50~100mg/d	150~500mg/d	嗜睡、胃肠道反应	一线药物，有TD适应证
哌迷清	D$_2$受体阻滞	0.5~1mg/d	2~8mg/d	锥体外系反应，心电图改变	一线药物，有TD适应证
舒必利	D$_2$受体阻滞	50~100mg/d	200~400mg/d	嗜睡，体重增加	一线药物，标签外用药
阿立哌唑	D$_2$受体部分激动	2.5mg/d	5~20mg/d	嗜睡、胃肠道反应	一线药物，标签外用药
可乐定	α$_2$受体激动	0.025~0.05mg/d	0.1~0.3mg/d	嗜睡、低电压、心电图改变	一线药物（TD+ADHD），标签外用药
胍法辛	α$_2$受体激动	0.25~0.5mg/d	1~3mg/d	嗜睡、低电压、心电图改变	一线药物（TD+ADHD），标签外用药
氟哌啶醇	D$_2$受体阻滞	0.25~0.5mg/d	1~4mg/d	嗜睡、锥体外系反应	二线药物，同服等量安坦，有TD适应证
利培酮	D$_2$受体阻滞	0.25mg/d	1~3mg/d	体重增加，锥体外系反应	二线药物，标签外用药
奥氮平	D$_2$受体阻滞	2.5mg/d	2.5~15mg/d	体重增加，静坐不能	二线药物，标签外用药
托吡酯	增强GABA作用	0.5mg/(kg·d)	1~4mg/(kg·d)	体重下降，认知损害	二线药物，标签外用药
丙戊酸钠	增强GABA作用	5~10mg/(kg·d)	15~30mg/(kg·d)	体重增加、肝功异常	二线药物，标签外用药

注：治疗剂量建议根据年龄进行选择，≤7岁者使用最小治疗剂量至约1/2最大治疗剂量，如硫必利150~300mg/d；>7岁者，使用约1/2最大治疗剂量至最大治疗剂量，如硫必利300~500mg/d。

58. 如何在儿童抽动症中进行耳穴治疗？

耳穴治疗儿童抽动障碍疗效尚不能完全肯定，建议采用综合治疗。

（1）**取穴及部位作用**：耳尖、神门、心、交感、相应部位。实证加肝、胆；虚证加脾、肾。实证取肝、胆穴，清泻肝胆实火；虚证取脾、肾穴以健脾补肾。同时取耳尖、心、神门以宁心安神镇静，交感穴以调整自主神经功能，相应部位以直达病所。

（2）**操作方法**：耳尖穴以一次性采血针刺出血，出血量为 8~12 滴，最多可达 1mL，余穴行贴压法：即用黄荆子黏附于医用胶布上，贴压穴位后每日按压 5~7 次，每 2 天治疗 1 次，5 次为一疗程，疗程间休息 7~15 天。

（3）**心理疏导**

1）向家长介绍本病大部分预后良好，要求家长对患儿的症状不过分注意、不过分关心、不评论、不批评。

2）对学龄期儿童，向其老师讲解医疗知识，要求不歧视患儿，消除其紧张、自卑情绪，鼓励其与同学多交往。

3）避免过度兴奋和紧张疲劳。

本方法作为读者参考，建议家属经过正规中医科处置，切忌不懂穴位、不懂中医知识，盲目治疗。

59. Tourette 综合征与多发性抽动症治疗有何不同？

抽动—秽语综合征与多发性抽动症治疗没有不同。

60. 难治性抽动障碍如何治疗？

对于难治性病例，除常规给予心理行为治疗及抗精神病药物治疗以外，作用于中枢 α 受体药物、男性激素受体药物、烟碱及乙酰胆碱受体药物的使用已成趋势。即便使用合适剂量的神经阻滞剂或 α 受体激动剂，部分抽动障碍患儿的抽动症状仍难以控制而合并用药又会带来很多副作用，因此，治疗比较棘手，对于难治性抽动障碍（refractory tic disorders）患儿，应及时转诊至神经精神科或功能神经外科，进行进一步的药物治疗或神经调控治疗等。

对于难治性病例，近年来除抗精神病药物外，尼古丁类药物也被使用，如尼古丁或美加明等，可增强神经阻滞剂药物的治疗效果，其可能机制是延长尼古丁受体亚型的抑制时间。Silver 等使用尼古丁贴剂（7mg/d，并维持一段时间）治疗一些使用神经抑制性药物疗效欠佳的抽动障碍患者，其抽动症状明显缓解（由于尼古丁存在药物依赖性，不主张长期使用）。美加明治疗抽动障碍的试验设计和研究目前仍很难预测其疗效；不过最近一项双盲安慰剂对照研究显示，使用美加明单独治疗抽动障碍患者，剂量渐加至 7.5mg/d，与安慰剂组相比较疗效差异无统计学意义。

γ-氨基丁酸（GABA）作为一种肌肉松弛剂，能够影响脑内 γ-氨基丁酸神经递质，已有的研究显示，其治疗抽动障碍疗效尚有分歧。Singer 等曾对 10 例抽动障碍患儿进行了 2 项双盲安慰剂对照研究发现，功能缺损量表评分中 γ-氨基丁酸试验组（20mg，3 次/日）明显优于安慰剂组，但在抽动严重量表评分中，两者差异不明显。服用 γ-氨基丁酸患者功能或是主观感觉确实得到改善，但其机制尚不清楚。

一些开放性研究如 Kwak 等一项随机双盲对照研究，对采用注射稀释的肉毒杆菌毒素治疗抽动障碍患者疗效进行了观察，结果表明多数患者疗效局限于注射部位，最常见副作用为疼痛，还常出现肌无力、上睑下垂、轻而短暂的吞咽困难等，对眨眼和发声性抽动疗效最明显。对一些存在严重发声性抽动的患者进行直接声带注射治疗有良好疗效，但也会产生幻听等副作用。由此提示，注射肉毒杆菌毒素对于治疗特殊严重或损伤性抽动有利，但是对于非注射部位的抽动无改善作用。注射肉毒杆菌毒素治疗还有一个缺点是每隔几周需重复注射。

探索新药或药物联合治疗已成趋势。郑毅等采用丙戊酸并氟哌啶醇治疗难治性抽动障碍患儿，疗效肯定，副作用相对较轻，为难治性抽动障碍治疗提供了一种新方法。翟永华等应用利培酮治疗 132 例难治性抽动障碍患者，结果显示有效改善难治性抽动障碍的运动性、发声性抽动和综合功能损伤，疗效肯定，副作用相对较轻。郑胜云等采用利培酮联用氯米帕明治疗 55 例难治性抽动障碍的疗效肯定。这些研究为探索应用多受体调节药物治疗抽动障碍提供了新思路。

近年来，关于共患强迫、多动、焦虑、抑郁、自伤和攻击行为症状的难治性抽动障碍病例治疗，已越来越引起关注，成为抽动障碍治疗的又一难题。一般多采用非典型抗精神病药物合并抗抑郁剂和（或）抗焦虑药物联合治疗。对采用多种药物治疗无效的难治性抽动障碍病例，可采用深部脑刺激（DBS）、电痉挛（ECT）或神经外科立体定向手术如壳核囊切开术等。

61. 多发性抽动症能否手术治疗？

近十几年来，随着功能神经外科的发展，手术治疗神经系统的某些疾病，如癫痫、强迫观念、情感障碍等，取得了很大的进展，但对多发性抽动症的治疗尚无明显进展。目前神经外科手术治疗多发性抽动症仍处于探索阶段，除非病情特别严重且经各种药物、心理行为治疗后仍然无效时，再慎重考虑采用手术疗法，否则不宜手术治疗。

目前，一般认为多发性抽动症患儿，除非病情特别严重，极大地影响日常生活质量，而且经过多种药物、心理行为治疗仍然无效，才可以慎重考虑采用外科手术治疗，但应交代家属的期望值不能太高，有复发的可能性，做好术前知情交代。

62. 多发性抽动症的外科治疗适应证有哪些?

目前针对一些药物治疗无效、严重的、难治的多发性抽动症患儿，可尝试对大脑皮质、扣带回、丘脑或小脑区域进行神经外科干涉（可针对某一区域或多个区域）。目前针对多发性抽动症的手术治疗方法有 10 多种，但还没有证据证明任何一种手术疗法较另一种手术疗法高明。可以这样说，抽动障碍的神经外科治疗，目前只能看作是一种试验性的治疗方法。

63. 多发性抽动症的外科治疗应做哪些术前评估?

为了科学正规地开展试验性外科手术，必须建立多发性抽动症病人外科治疗的标准。较为理想的是以综合性的术前筛选开始，包括一位神经内科医生、一位精神科医生和一位神经外科医生的临床评估。应详细地复习病史以便确定原发性诊断和疾病的严重性，以及确定药物和行为治疗的效果。使用有效的结构性评估工具证实原发性诊断和并发症的诊断，以及对抽动的种类、严重性和相关行为问题（如焦虑、抑郁、强迫障碍）、社会功能水平进行定量的评估。术前还应做 EEG、MRI 和神经心理测定。术后，必须重复定量地进行临床评估，以便了解手术前后的变化。术后神经影像学研究也是必需的，以便探明外科毁损术的部位和范围。此外，定期随访也是必要的，以便于确定长期的疗效和不良的后遗症。

64. 多发性抽动症的外科治疗方法有哪些?

对一些药物治疗无效的难治性多发性抽动症病人，可针对其大脑皮质、扣带回、丘脑或小脑区域进行一系列的神经外科干涉（可针对某一区域或多个区域）。多发性抽动症的外科手术治疗方法有多种（表4），可归纳如下：额叶手术（额叶切除术、双侧额叶内侧白质切断术）；边缘系统手术（扣带回前部切开术、边缘系白质切断术）；新颖的多部位手术（扣带回前部切开术结合下丘脑毁损术）；丘脑手术（双侧丘脑嘴侧板内核群和内侧核群的电凝术、丘脑腹侧核群毁损术）；小脑手术（双侧小脑齿状核切开术）。至今，尚没有对多发性抽动症的神经外科治疗进行过对照研究或前瞻性研究，表 4 中所列举的 36 例患者，属于病例报道性质，多种手术方法被应用，每一种都仅被用于为数不多的被研究者，任何一种手术的患者均少于 20 例，发现在一些病例中对多发性抽动症及其相关症状产生了显著的疗效，但也有一些病例抽动症状并无改善，而且还产生了神经后遗症。没有证据证明一种手术疗法较另外一种手术疗法高明，多发性抽动症的神经外科治疗只能被看作是一种试验性的治疗。

表 4　多发性抽动症的外科治疗方法

手术类型	诊断	并发症	例数	临床疗效	副反应
额叶手术					
双侧额叶内侧白质切断术	TS	惊恐发作、产伤	1	抽动和惊恐发作明显减轻	伴有癫痫大发作的额叶脓肿
额叶切除术	TS	未提及	1	社会能够接受，病情改善	肥胖
边缘系统手术					
双侧扣带回前部切开术	OCD	TS，1 例伴发精神病发作	2	1 例仪式动作改善，1 例动作迟缓改善，未提及抽动改善	1 例短暂无菌性脑膜炎
双侧扣带回前部切开术	OCD	TS，胸腺功能障碍、酒精滥用、混合性人格障碍	1	OCD 明显改善，抽动症状	抽动症状轻度恶化
边缘系白质切断术	TS	严重的自伤性行为	1	破坏性行为完全持久消失，抽动症状减少 75%	轻度淡漠、智力受损、注意力集中困难
边缘系白质切断术	OCD	TS	1	TS 症状消失，OCD 症状明显改善	未提及
新颖的多部位手术					
双侧扣带回前部切开术+下丘脑毁损术	TS	ADHD、OCD	1	不自主抽动和爆破状发声改善 30%~45%，OCD 症状改善 68%	自伤性抽动重新出现和讷吃、发音困难、咽下困难、淡漠、字体过小症、核上麻痹

手术类型	诊断	并发症	例数	临床疗效	副反应
双侧扣带回前部切开术+下丘脑毁损术	TS	1例伴双相情感障碍,1例伴多种物质滥用	2	1例抽动减少90%,1例无改善	1例无副反应,1例仍有物质滥用和严重车祸
丘脑手术					
双侧丘脑腹外侧核群化学破坏术	TS	未提及	6	1例抽动症状改善90%,其他5例无详细报道	未提及
双侧丘脑嘴侧板内核群和内侧核群的电凝术	TS	未提及	15	4例改善90%~100%,5例抽动和秽语改善50%~80%,6例未见详细描述	2例无特殊性副反应(可能的运动不能和健忘)
双侧丘脑嘴侧板内核群和内侧核群的电凝术	TS	未提及	3	2例完全缓解,1年后均复发,1例无改善	1例精神错乱
双侧丘脑腹外侧核群冷冻破坏术	TS	OCD	1	所有抽动症状和秽语基本消失,社会功能改善,首次受雇佣	短暂的言语缺损(4天后缓解)
小脑手术					
双侧齿状核切开术	TS	未提及	1	抽动动症状减轻,犬吠声消失	未提及

注:TS. 多发性抽动症,OCD. 强迫障碍,ADHD. 注意缺陷多动障碍。

　　尽管对多发性抽动症试验性外科治疗有争议,任何一种外科手术都有一些疑问,诸如手术产生不可逆的改变,未知的后遗症和疗效的不确定性。然而,对严重难治性多发性抽动症病例,必须与传统治疗方法的危险性一起被考虑,诸如药物长期应用所致的迟发性运动障碍和难治性病例的病态表现等,最后通过权衡利弊做出可能合理的试验性外科治疗的决定。在病人及家属同意手术的前提下,需要仔细地筛选与评估病人,然后选择合理的外科手术方法。

65. 多发性抽动症的外科治疗的疗效如何？

目前虽然有手术治疗多发性抽动症的有效性和安全性研究报道，但只能被看成是试验性治疗。对外科手术治疗必须严格选择手术指征，临床医生应通过对多发性抽动症的严重性、药物治疗和心理行为治疗的效果进行慎重评估和筛选，确定手术治疗是否为必需的疗法。仅对一些难治性多发性抽动症患者可以考虑尝试使用外科手术治疗。目前尚无令人信服的证据说明哪一种手术疗效好。其中扣带回切开术在缓解抽动症状方面特别无效，而下丘脑毁损术可能特别危险。

66. 多发性抽动症的外科治疗机制是什么？

额叶切除术切断前额叶皮层与脑其他部位之间的联系。不仅额叶丘脑轴、FSPTF 回路和额叶扣带回之间联系被切断，而且额叶皮层与其他皮层之间的联系也被切断。因而额叶切除术打断了与额叶丘脑轴相关的冲动，阻断了抑制性反馈回路，从而产生额叶综合征。

双侧额叶内侧白质切断术局限性地切断内侧白质通路，也就切断了额叶丘脑间的联系，特别是额叶眶回皮层至丘脑内侧核群间的联系。

扣带回前部切开术是对扣带回皮层前部和扣带束前部的毁损。而扣带束是由与扣带回皮层毗邻的 Papez 回路有固有联系的白质所组成。边缘系白质切断术是对眶回丘脑通路和双侧扣带回前部的毁损。扣带回前部切开术结合下丘脑毁损术是切断扣带回和毁损下丘脑。下丘脑邻近丘脑腹侧核群，下丘脑毁损影响丘脑腹侧核群的传入和传出冲动。

丘脑是几个相互独立的结构组成的复合体。每个结构有其独特的传入和传出纤维。丘脑内侧核群接受丘脑其他核群、边缘系诸结构和前额叶（包括眶部）皮层的冲动，传出纤维至前额叶皮层。板内核群是由分散在髓板内组织中的几个小核群组成。它接受丘脑其他核群的弥散性冲动，也接受网状结构和基底神经节的冲动，同时传出冲动至额叶皮层、运动皮层和运动前区皮层。因此，丘脑内侧核群和板内核群是 FSPTF 回路的中继站。双侧丘脑内侧核群和板内核群的毁损术被认为在丘脑内部打断了额叶丘脑轴，而丘脑其他核群未受损害。丘脑腹侧核群是感觉和运动系统的主要中继站。它的毁损被认为是在丘脑内部切断了皮层—纹状体—丘脑—皮层的感觉运动回路。

小脑通过与丘脑的联络纤维影响运动系统。齿状核是一个小脑深部核，其传出纤维经小脑上脚至丘脑腹侧核群，归入丘脑束。丘脑腹侧核群也综合基底神经节的冲动，又传出冲动至运动皮层和运动前区皮层。该通路理论上对肌肉运动的准备、学习和执行起作用。因此，小脑齿状核的毁损阻断了肌肉运动的这种作用，据报道能消除与多发性抽动症状相类似的某些突发性异常运动。

67. 多发性抽动症的外科治疗的总体预后如何？

目前手术治疗多发性抽动症的有效性和安全性研究报道不多，只能被看成是试验性治疗。对于难治性的多发性抽动症、药物治疗和心理行为治疗效果不佳的病例，可以考虑手术治疗。至今，尚没有对多发性抽动症的神经外科治疗进行过对照研究或前瞻性研究。

68. 有快速完全根治多发性抽动症的治疗方法吗？

多发性抽动症是一种复杂的慢性现代病，并非短期内可以治愈的没有一种方法可以快速治愈或完全根除本病。对于诊断明确的多发性抽动症的病人，在明确目标症状后应该及时进行治疗。对于病情相对比较轻的病人维持治疗需 6~12 个月，对于重症病人应维持治疗 1~2 年或更长时间。全面分析病人的临床表现，在控制运动性和发声性抽动的同时，也重视相关的行为和情绪症状，对多发性抽动症病人的治疗和康复以及疗程的评判有重要意义。

69. 中西医治疗多发性抽动症的现状？

中医：我国古代医籍对本病无特殊记载。近年来临床报道较多，在病因、病机、辨证原则、治疗方法各方面渐形成共识。多数人认为，病变涉及脏器主要是肝、肾、肺、脾；致病因素主要是风、火、痰，但辨证及治疗侧重有所不同。以肝风立论者从肝论证，平肝息风，清火安神；肝木克土，虚实夹杂者则扶土抑木，疏肝健脾。从肾论证者则培补先天之本，滋水以涵木。从肺论证者则清肺祛火，祛风化痰，以净储痰之器。从脾论证者则健脾祛湿，理气化痰。不管哪种立论，均以辨证论治为原则，根据不同的症状加减用药。总结资料看到，使用频率较高的药物有：钩藤、白芍、全蝎、半夏、陈皮、菊花、桔梗、蝉蜕等。治疗效果众说纷纭。目前剂型多以中药汤剂为主。

西医：因为目前为止多发性抽动症的病因还不清楚，所以治疗多是在控制抽动症状这个层面。鉴于中药治疗的疗效波动性，目前症状重者多以西药为主。神经阻断剂能较好地阻滞多巴胺受体，控制抽动症状。较常用的如氟哌啶醇、泰必利、哌米清等。因其作用受体没有选择性，副作用往往在有效剂量时随之出现，主要是锥体外系不良反应、动作缓慢、肌张力增强、张口困难等。部分病人因副作用影响学习和生活而被迫中断治疗。同时加用安坦可减轻副作用。其他几类药物也有一定疗效。目前有人主张联合用药，即不同种类的 2～3 种药物同时应用，各单独剂量相对较小，由此既有效地控制症状，又没有较严重的副作用。

随着研究的深入，针对病因治疗的尝试也有报道，如认为与感染有关的用抗生素、抗病毒药物治疗；认为与免疫有关的应用免疫制剂治疗；亦有人提出认为与颈椎病变有关从而采取针对颈椎病变的治疗，均取得一定的成绩。

70. 免疫疗法对多发性抽动症的治疗有何意义？

A 组 β 溶血性链球菌感染和一些病毒感染可以触发自身免疫过程，而该过程可能引起或加重多发性抽动症患儿的病情。针对 A 组 β 溶血性链球菌感染，能够选择性地在位于基底神经节的神经抗原发生交叉反应，产生抗神经性的抗体。在以前或现在患有上呼吸道感染的前提下，有一些抽动症状会突然地、暴发地出现，或复发并有加重。有研究表明，随着抗神经性抗体滴度的变化，抽动症状亦会随之而波动，两者之间存在关联性。基于以上的观察，临床上已经开展了改变免疫功能的治疗研究，被研究的对象是在上呼吸道感染后突然出现多发性抽动症或强迫障碍的患儿。Alen 等于 1995 年对 4 名 10～14 岁男孩进行了开放研究，他们都有中至重度的多发性抽动症或伴有强迫障碍的多发性抽动症，并且有阳性 A 组 β 溶血性链球菌感染的证据或者近期有病毒感染病史，给予血浆置换、静脉注射丙种球蛋白或应用免疫抑制剂量的泼尼松治疗，结果均取得了满意的临床疗效，有两名多发性抽动症的抽动严重程度根据 Shapiro 的抽动评分标准，抽动减少了 38%～100%。近年来也有研究报道，青霉素对一小部分有 A 组 β 溶血性链球菌感染证据的多发性抽动症患儿治疗有效，这种抗感染治疗也被认为是一种免疫调节治疗。

目前，由于所研究的对象样本小以及是在非盲法的条件下进行的，加上存在相关的医疗风险，免疫调节治疗仅为一种试验性的治疗，使用该疗法必须极为小心，以免患儿发生意想不到的危险。对于多发性抽动症患儿，如果在近期有上呼吸道感染的前提下突发抽动症状加重，抗链球菌溶血素 O（ASO）滴定度高，或者个人、家庭有风湿热病史者，可以考虑经验性地试用抗生素（如青霉素）治疗。需要指出的是，对于免疫调节治疗在多发性抽动症中所起作用的评价，必须依靠双盲交叉随机对照研究结果。

71. 什么是行为治疗？

人的行为，不管是功能性的还是非功能性的，是正常的还是病态的，都是经过学习而获得的，也可以经过学习而改变。所以，通过一些行为的训练，可以控制抽动症状的发生。

有人报道习惯颠倒训练法对减少和控制抽动有一定疗效。其主要特点是利用与抽动相反的抵抗反应来阻止抽动动作。通过有意识的肌肉训练，以减少和控制抽动的发生。具体就是有意识地拉紧与抽动有关的肌群。如当预感到上肢抽动时，立即把胳膊肌肉收紧，使胳膊变硬。这样，就能控制住这次抽动的发生。当预感到有发声抽动时，可紧闭嘴唇，通过鼻腔继续深而慢的呼吸，可以使抽动症状减少。平时应用正性强化法即表扬和鼓励的方法，让孩子用自己的意念克制抽动症状，如自我监督训练、松弛训练等可试用。

72. 多发性抽动患儿心理行为治疗有哪些？

心理行为治疗主要是进行心理调节和疏导，包括对患儿进行支持性的心理咨询，鼓励患儿建立良好的心理状态，消除紧张心理，尤其要消除自卑心理；对家长进行支持性指导和行为疗法，合理安排患儿正常生活。行为治疗包括：①习惯反向训练（habit-reversal training，HRT）：即利用对抗反应来阻止抽动发作。对于发声性抽动，对抗反应可采用紧闭嘴，通过鼻腔进行慢节奏深呼吸以阻止发声性抽动的发生；对于运动性抽动，相反的对抗反应是拉紧与抽动相对应的肌肉。②正性强化：要求家长帮助患儿用意念克制自己的抽动行为，只要抽动有减轻，家长给予适当表扬和奖励。③松弛训练：教会患儿以系统的方式轮换地紧张、放松某一肌群，通过反复训练，可使抽动症状减轻。④消极练习法：令患儿在指定时间里（如15~30分钟）有意识地重复做某一种抽动动作，随时间进展，患儿逐渐感到疲劳，抽动频率减少，症状减轻。行为治疗可采取一种或多种联合方法，根据不同患儿慢慢找到适合的训练方式，但对其有效性并没有进行系统的研究。

73. 多发性抽动患儿为何要进行心理行为治疗？

多发性抽动症会对患儿的学习、生活及其家庭带来不同程度的干扰和影响，且患儿的症状也往往因学习负担、情绪波动、精神创伤及家庭环境等因素加重。

因此，对多发性抽动症患儿除药物治疗外，还应进行心理行为治疗，这对任何多发性抽动症患儿都是必不可少的，绝不可单纯应用药物治疗代替这些工作。而具有良好社会适应能力的轻症多发性抽动症患儿，还可考虑只进行心理行为治疗，而不用药物治疗。

74. 什么是精神心理治疗？

多发性抽动症患儿的精神心理治疗并非直接消除抽动症状，而是帮助患儿消除心理负担，减少紧张、抑郁、焦虑等负面情绪的不良影响，使患儿更好地适应社会环境。多项研究显示，越低生活质量的多发性抽动症患儿，抽动症状越严重，更容易合并注意缺陷多动障碍、强迫障碍。精神心理治疗同时需要家长、老师和同学的共同合作。首先应告知患儿、家长、老师、同学关于抽动症状及合并的相关行为问题方面的内容，帮助患儿消除自卑心理，发展良好的伙伴关系，增强自信。家长应当正确认识抽动症状是该病的病态表现，不应过分关注、苛责、处罚患儿。同时应及时向家长解释多发性抽动症的性质、可能发生的病情转归及预后，以解除家长的顾虑，配合诊疗。为患儿创造轻松的学习生活环境，合理规划日常生活，积极鼓励并正确引导其参加适当的游戏活动以转移注意，避免过度兴奋、疲劳，避免观看恐怖刺激的影视节目等。这些心理治疗可在一定程度上促进多发性抽动症患儿的早日康复。

75. 如何进行行为治疗，疗效如何？

目前多发性抽动症的行为治疗主要包括：正性强化法（positive reinforcement）、消极练习法（massed negative practice）、自我监督法（self-monitoring）、松弛训练（relaxation training）和行为反向训练（habit reversal training）等。对同一个病人可以联合使用一种以上的方法。

（1）**正性强化法**：正性强化法，是要求家长帮助患儿用意念去克制自己抽动行为的一种治疗方法。只要患儿的抽动行为有一点儿减轻，家长就应及时给予适当的表扬和鼓励，以强化患儿逐渐消除抽动症状。研究指出，正性强化法对早期轻症多发性抽动患儿具有良好的疗效。

（2）**消极练习法**：消极练习法是最早应用于治疗多发性抽动症的行为干预治疗法，通过在特定的一段时间内（比如 15~30 分钟）有意识地反复多次重复一个抽动表现，引起疲劳积累性抑制抽动发作。但有研究指出，单独使用该法治疗多发性抽动症时，往往不能减少抽动的发作频率。

（3）**自我监督**：自我监督法是鼓励病人通过自我监督以达到减少或控制抽动症状。需要患者在规定期间内用计数器或笔记本记录抽动发作，目的是鉴别抽动在何时、何种情况下发作。但有研究指出，自我监督往往用于行为治疗的早期阶段，病情仅有暂时性改善，后期仍需其他治疗。

（4）**松弛练习**：最常应用的松弛训练方法是渐进性放松，它是教会病人如何以系统的方式去轮换地紧张、放松每一肌群。其核心是通过各种固定的训练程序，反复练习，让多发性抽动症病人学会放松和呼吸调节，把紧张的肌肉松弛下来，可使抽动症状减轻，对改善焦虑情绪也有作用。但有研究指出，松弛练习仅可在短期内改善病情。

（5）**行为反向训练**：行为反向训练，是行为治疗中应用最广泛的一种，通过有意识地训练在抽动发作前，应用相反的或是不一致的对抗反应，中止、抑制抽动发作。患儿需要学会识别抽动发作的先兆，在抽动即将发作或已经发作时，进行 1~3 分钟甚至持续至抽动结束时的对抗反应。对于运动性抽动，拉紧与抽动相对应的肌肉；对于发声性抽动，通过鼻腔进行缓慢深呼吸；鼻部的发声性抽动，则通过口腔缓慢深呼吸以阻止抽动发生。多项研究指出，行为反向训练可明显减少抽动发作频率、减轻病情严重程度，对于儿童及成人的多发性抽动症均有一定效果。

76. 行为治疗必须要与其他治疗方法联合应用吗？

多发性抽动症治疗前应确定治疗的靶症状，即对患者日常生活学习或社交活动影响最大的症状。抽动常常是治疗的靶症状，而有些患者的靶症状是共患病症状，如多动冲动、强迫观念等。治疗原则是药物治疗和心理行为治疗并重，注重治疗的个体化。

对于具有良好社会适应能力的轻症多发性抽动症患儿，可考虑只进行心理行为治疗，即进行心理疏导和行为训练。心理疏导是对患者和家长进行心理咨询，消除自卑心理，调适好患者的心理状态。行为训练可采取一种或多种联合的训练方法，减少抽动发生的频率。

对于影响到日常生活、学习或社交活动的中、重症多发性抽动症患儿，或单纯心理行为治疗效果不佳时，应加用药物治疗。药物治疗的总体原则是以最低剂量起始、逐渐加量至治疗量。药物治疗要有一定的疗程，适宜的剂量，不宜过早换药或停药。当使用单一药物仅能使部分症状改善，或其有复杂的伴随症状，可考虑联合用药。

77. 多发性抽动患儿需要特殊教育吗?

多发性抽动症是一种以抽动为特征的神经系统疾病,疾病本身对多数患儿的智力水平没有明显的影响。所以多发性抽动症患儿,尤其是没有其他并发症的轻症患儿是不需要特殊教育的。

但有些重症,特别是伴有注意缺陷多动障碍、学习困难、情绪障碍等并发症的患儿,除了为其创造良好的学习环境外,特殊教育也是有必要的。有资料表明,难以克制的频繁的抽动、注意力不集中、情绪异常所带来的学习困难是需要特殊帮助的,在国外,多用录音磁带、计算机等对于一些抽动难以克制的患儿进行远程教育,可以让他们暂时离开教室,缓解部分压力。对某些伴有心理行为障碍的患儿,还可以进行额外的心理行为及社会生活辅导。

78. 多发性抽动患儿如何进行家庭教育?

患儿一旦被诊断为多发性抽动症,不同的家庭、不同的父母会有各种不同的反应。有的认为,这简直就是对父母的惩罚,对孩子不自主地抽搐、挤眉弄眼等一系列的表现,家长不能接受,充满了负罪感;也有的家长认为孩子是"完美"的,根本不相信孩子得了多发性抽动症;特别是患儿出现喉部声响,甚至是"秽语"时,家长会更加忧虑和不安。所以正确地教会家长认识多发性抽动症,对患儿的治疗、促进患儿康复有着重要意义。

首先家长切忌在患儿面前讲本病的难治性,更不要在患儿面前过多提及或过分关注其所表现的症状。患儿出现的抽动症状均为病理所致,并非患儿品质问题或坏习惯。家长不要进行责骂甚至体罚,须知,多发性抽动症患儿对症状无控制能力,斥责或体罚只会加重孩子的精神负担,可使病情加重或反复,还会造成父母之间、父母与孩子之间的矛盾。

此外,父母之间的争吵、有激烈情节的动画片及电影等均对儿童不利,家长要尽量避免此类因素对患儿的影响;极少数患儿有自残及伤害他人的行为,父母应把利器、木棒放在适当的位置,不能让孩子容易拿到。另外,父母对患儿也不要过分溺爱、纵容,避免使孩子养成任性、固执、暴躁或不合群等不良性格。

家长应积极配合医生对孩子进行治疗,特别是"治疗没有必要,到青春期就会自愈"的观点是要改正的,对于伴有行为异常的更应该积极干预治疗。还要提醒家长,要克服急于求成的心理,任何药物不会在1周之内取得明显效果,医生会根据病情逐渐调整药物。如频繁更换医生或同时于多名医生处就诊使用多种药物，极有可能给患儿带来更多的药物副作用。

79. 耳穴贴能治疗儿童多发性抽动症吗？

儿童多发性抽动症是一种心理精神方面疾病。由于其发病机制尚未完全阐明，目前无特效治疗药物。治疗上主要采取综合性治疗措施，尤其强调心理调整和日常生活调理。中医疗法常用于多发性抽动症的治疗，但由于是心理精神方面疾病，疗效尚未被完全肯定，一般可获得短暂性疗效。

耳穴疗法属于针灸疗法之一，是通过刺激耳郭上的穴位以诊治疾病的一种方法。耳穴是耳郭表面与人体脏腑经络、组织器官、四肢百骸相互沟通的部位。十二经脉均与耳有直接或间接的联系，《灵枢·口问》："耳者，宗脉之所聚也。"耳穴疗法具有治病广、见效快、疗效稳定、复发率低、副反应小、经济安全等优点。取神门、脑、心、中耳背起到宁心镇静安神的作用；肝、脾、肾、三焦、内分泌起到调节脏腑功能的作用；交感可调节自主神经系统；皮质下可调节大脑皮层的兴奋与抑制；抽动穴为经验穴，对于抑制抽动具有特殊功效。总之，耳穴疗法可根据每位患者的临床特点，辨证施治，全面改善患儿身体机能状态，调节患者阴阳，平衡脏腑功能，从而提高临床疗效。

通常临床上采用的主穴为：抽动穴（位于耳尖下缘，经验穴）、神门、心、肾、肝、脑、内分泌、交感、皮质下、中耳背，配穴取眼、目1、目2、咽喉、口、内鼻。

80. 按摩能治疗多发性抽动症吗？

推拿疗法可以辅助治疗小儿抽动障碍，这种方法相对于口服给药的厌食、失眠等副作用来说，安全、绿色，副作用小，且对于小儿神经系统、免疫系统及呼吸系统等都具有调节作用，是目前值得推广的一种新方法。目前各家主要手法有揉法、拿法、运法、推法、按法、掐法、捣法、捏脊法等。治则有如下几种看法：①按照肝风治疗，主张采用养阴平肝之法；②风动痰扰是本病的主要病机，应采用健脾化痰息风法；③从风痰鼓动机制出发，采用从肺论治的方案；④本病系气虚夹瘀、风邪所致，可采用益气活血祛风法治疗；⑤本病病机为肾虚肝旺、风痰阻络、益肾平肝、息风祛痰为主要治疗方法。以上各种方法可以同时辅以中药治疗，并且均取得了不俗的成绩。因此，综上所述，推拿可以辅助治疗小儿抽动障碍，且是当今一些不接受药物治疗家长们比较推崇的一种方法，但疗效不

167

肯定。

81. 针灸能治疗多发性抽动症吗？

多项临床研究已经证实，针灸是可以治疗小儿抽动障碍的，且联合中药治疗的效果明显优于单纯针刺治疗。早在古代，已有针灸治疗小儿抽动障碍的文献，如《卫生宝鉴·卷十九·小儿门》、《针灸聚英·卷二·玉机微义针灸证治》、《重楼玉钥·卷下·督脉穴》等。目前针灸手法主要有：体针、头针、耳针、手针、针刺加耳穴、体针加头针、埋针配合针刺及耳压法等；通常选穴在风池、合谷、足三里、三阴交、太冲、丰隆等，并且配合以平肝息风、健运脾气、化痰清心等药方，尤其是针灸能够多靶点、多方位地对机体进行整体调节，无毒副作用，这都是西药所不能及的，但由于抽动障碍患儿生来胆小、敏感、脆弱，有损伤的疗法是否可以加重心理负担和痛觉刺激而加重症状，需注意观察疗效。

82. 什么是脑电生物反馈治疗？

近年来，许多研究提示儿童多发性抽动症可能是一种与遗传相关的神经精神发育障碍性疾病，病因迄今尚未明确。但多发性抽动症患儿的脑电地形图异常发生率较高，虽无特异性的异常脑电图特征，但总体特点是 θ 节律慢波增多，尖波、棘波、尖慢复合波增加。

针对多发性抽动症患儿的脑电生理改变特点，近年来，开发出了通过神经生物反馈仪，将大脑皮层各区的脑电活动信号放大转变为视觉、听觉信号，然后反馈给多发性抽动症患儿，使其了解自己的脑电活动，并对特定的脑电活动进行训练，学会主动调控自己脑电活动的脑电生物反馈治疗。

脑电生物反馈治疗儿童多发性抽动症的短期疗效已被肯定，且因其具有无创伤，操作较简单，患儿易接受，除缓解抽动症状外，对改善注意力，纠正多动冲动行为也有明显疗效等特点，逐渐被推广应用。但脑电生物反馈治疗能否彻底根除抽动症状，是否能改善多发性抽动症患儿的远期预后尚无大样本报道，仍需进一步探讨。

83. 脑电生物反馈治疗儿童多发性抽动症的疗效如何？

脑电生物反馈始于 20 世纪 60 年代末，是治疗儿童抽动障碍的一种新方法，优势在于无副作用，且具无创性的特点。目前应用脑电生物反馈治疗注意缺陷多动障碍的报道较多。国内应用脑电反馈治疗抽动障碍，通过采集患儿脑电图和肌电图，以各种图像方式进行实时反馈，主要以提高感觉运动区脑电节律以及降低θ波为治疗方案。应用该种方法治疗多发性抽动症，各家医院疗效不一。虽然脑电生物反馈有优点，但是也有一定的局限性，尤其是对于一些病情较重、病程长且反复发作并伴有其他心理行为问题的多发性抽动症患儿，脑电生物反馈疗效不理想。

84. 肉毒毒素治疗多发性抽动症的机制是什么？

肉毒毒素（botulinum toxin）可选择性作用于外周胆碱能运动神经元的突触前膜，与突触囊泡蛋白-2结合后被摄取，通过降解突触小体相关蛋白-25，导致不能形成突触融合复合体，突触小囊与突触前膜融合受阻，抑制突触前膜释放含有乙酰胆碱的囊泡，阻断神经冲动传递，使其支配的效应器官（肌肉等）出现功能减弱，引起肌肉松弛性麻痹，这种作用称为化学性去神经支配作用。

鉴于肉毒毒素注射后通过与突触前神经表面受体结合，抑制乙酰胆碱的释放，从而减少注射部位的肌肉收缩。有人推荐肉毒毒素注射用于局灶性运动性抽动（频繁眨眼、肌张力障碍性抽动、颈部抽动）或发声性抽动（B级证据）。一个部位或多个部位共30~300单位肌肉注射。主要副作用是注射部位酸痛、无力、失声等。

本疗法尚未取得广泛性认可，肉毒毒素注射的剂量仍在探索中。

85. 家长如何通过观察临床症状判断药物疗效？

多发性抽动症病人治疗前后均在同一环境连续录像录音1小时，根据录像录音分别记录症状发作出现的次数，进行治疗前后的对比，这种评定的客观性比较强。也可以将病人治疗前后有关症状发作情况记录在相应的观察表上，然后计算治疗前后发作频率减少程度，这种评定方法的准确性比较差，可能还带有一定的主观性。疗效评定标准如下。

显效：发作次数减少75%以上。

有效：发作次数减少50%~75%。

无效：发作次数减少50%以下。

恶化：发作次数增加。

目前，还有应用抽动严重程度量表［如耶鲁综合抽动严重程度量表（见附录）］来对多发性抽动症病人治疗前后的疗效进行评定，这种评定相对比较全面和客观。评定结果不仅可以反映治疗前后抽动发作频率减少的程度，而且还能够反映出抽动严重程度的减轻情况、对学习和生活及社交活动影响的改善情况，有部分量表还能够了解相关行为问题（如强迫症状）的改善情况。以治疗前后量表评分的减分率作为疗效评定标准，减分率=［（治疗前量表评分−治疗后量表评分）/治疗前量表评分］×100%。具体疗效分级如下。

显效：减分率在60%以上。

好转：减分率在30%~59%。

无效：减分率在30%以下。

86. 多发性抽动症合并双相情感障碍时如何进行干预治疗？

发病较早的双相情感障碍（BPD）患儿预后较差，一般这种患者存在长期的功能衰退。儿童期BPD的病程通常是慢性的，对治疗反应不好、症状不典型、快速循环病人治疗难度更大，自杀的风险高。

儿童期BPD的治疗主要是药物治疗和心理治疗。针对儿童期BPD的药物治疗的安全性和有效性的研究较少，主要是关于碳酸锂的研究（一种心境稳定剂）。这些研究发现，碳酸锂用于治疗儿童的躁狂症状的疗效显著，因此碳酸锂是治疗儿童期非精神病性躁狂的一线治疗药物。可以用于治疗儿童期躁狂的心境稳定剂还有丙戊酸、卡马西平和加巴喷丁。患儿如果存在精神病性症状应该结合非典型抗精神病药治疗。双相情感障碍的抑郁症状可以使用抗抑郁治疗，但有可能会引发躁狂发作。

对于共患多发性抽动症和BPD患儿，应该首先治疗躁狂或抑郁症状。当躁狂或抑郁症状缓解后才开始治疗多发性抽动症症状。当躁狂或抑郁症状非常严重或伴有精神病性症状，可能威胁到患儿的生命安全时，可以考虑使用电休克治疗。

心理社会干预针对减少BPD的复发和缓解发作发挥着关键作用。当儿童的BPD症状稳定以后，应该尽早实行心理社会干预。治疗方法包括患者和家庭的教育、认知行为疗法、行为疗法。2004年Pavuluriet等人提出了针对儿童期BPD的以患儿和家庭为中心的认知行为治疗。该治疗方法整合了认识行为疗法和人际关系治疗，并修改了传统的行为治疗和强调移情的作用。该方法还能帮助父母认识到自身存在的错误认知和学习如何帮助患儿。另外，Carla等人还提出了以经验为基础的青少年BPD的认知行为疗法，这个方法包括：心理教育，促进对药物治疗的依从性，情绪的监测，预见应激源和合理解决问题，辨识和改造无益的认知，睡眠的调整和放松训练，家庭的沟通与交流。通过各种心理治疗，可以增进患儿与家庭成员的沟通，帮助患儿掌握合理解决问题的方法，促进患儿对药物治疗的依从性，帮助父母和儿童早期发现情绪的变化，从而促进患儿康复，减少和预防疾病的复发。

87. 多发性抽动症合并情绪障碍如何治疗？

情绪障碍表现为自卑感、扭捏、害羞、社会退缩、焦虑、哭泣、敏感、抑郁和慢性忧伤等，过去称为神经症，国际疾病分类第 10 版（ICD-10）称之为情绪障碍；而美国《精神疾病诊断与统计手册》第 4 版（DSM-IV）认为情绪障碍的核心症状是焦虑和恐惧，将情绪障碍统称为焦虑障碍。

多发性抽动症合并情绪障碍的发生率为 20%~25%，患者常伴有焦虑和抑郁情绪，成为治疗本病的主要障碍之一。焦虑主要表现为烦躁不安、脾气暴躁、心烦、不听话、哭泣、紧张、害怕、难以安抚、对家庭不满、抱怨、发脾气、搓手顿足、唉声叹气等。抑郁主要表现为情绪低落、无愉快感、好发脾气、对玩耍不感兴趣、自我评价低、自责、孤独、退缩等。

如多发性抽动症患儿合并情绪障碍，则氟西汀等 5-羟色胺再摄取抑制剂应作为治疗的首选药物，而利培酮、奥氮平、齐拉西酮等非典型抗精神病药可作为候选的一线用药；也可采用去甲米帕明等三环类抗抑郁剂治疗。同时应更加重视心理治疗及行为治疗等辅助治疗方式。

88. 左乙拉西坦能用于儿童多发性抽动症的治疗吗？

儿童多发性抽动症病因复杂，可能由神经递质失调、遗传因素、免疫因素、环境因素及社会心理因素等共同作用所致。而儿童多发性抽动症的主要发病机制可能是由于大脑基底神经节病变及边缘系统皮质多巴胺系统功能紊乱所致的相关神经递质失调，即多巴胺能神经递质失调及抑制性神经递质 γ-氨基丁酸（GABA）的抑制功能降低。左乙拉西坦可通过解除负性变构剂对 GABA 能和甘氨酸能神经元的抑制，间接增强中枢抑制作用；阻断大脑皮质 GABA 受体下调，并将下调的受体滞留于海马而增强 GABA 对神经元回路的抑制作用，从而对多发性抽动症起到一定治疗作用。

89. 怎样用左乙拉西坦治疗儿童多发性抽动症？不良反应如何？

左乙拉西坦治疗儿童抽动障碍的剂量选择方案为：按照 5~10mg/（kg·d），

口服，1 周内逐步增加到 10~15mg/（kg·d），平均分为 2 次用药，症状控制或基本控制后不再增加剂量，最大剂量 2000mg/d。

国内外研究表明，左乙拉西坦治疗儿童多发性抽动症有一定疗效，不良反应较轻，耐受性好。常见不良反应包括嗜睡、烦躁、乏力、头痛、头晕、流感症状，无严重不良反应发生。目前认为左乙拉西坦尤其适用于抽动障碍合并癫痫患儿，但应当指出，对于抽动障碍合并冲动、抑郁、焦虑患儿不应当选用本药。

90. 自主神经系统调节治疗方法有哪些？

自主神经系统调节通过迷走神经刺激及自主生物反馈完成。目前已有报道植入迷走神经刺激器可改善抽动患者抽动症状。生物反馈是一个非侵入性的生理心理干预方法，它能直接被用于调节人的生理反应。它能使患者通过视觉及听觉反馈感知自己身体的信息，最终能够控制被觉醒的自身状态。2009 年 Nagai 等通过应用皮肤电生物反馈训练，针对交感神经兴奋水平发现，交感紧张的减少与抽动频率的下降相关，然而 Nagai 等于 2014 年却发现生物反馈治疗效果不能维持长久。

91. 早期治疗 Tourette 综合征重要吗？

是的，特别是其症状被某些人看作是稀奇古怪、富有破坏性和令人害怕的时候，早期治疗就显得尤为重要。有时，Tourette 综合征的症状会招致普通人、邻居、老师，甚至偶遇者的嘲笑和排斥。父母亲也会因为孩子的奇怪行为而一筹莫展。孩子则被吓唬，被剥夺了玩耍权利及不能享受正常亲情关系。这些问题在青春期可能变得更为突出。为了避免心理上受到伤害，早期诊治是至关重要的。此外，对于比较严重的病例，采用药物控制症状是可能的。

92. 患有 Tourette 综合征的学生需要特殊教育吗？

患 Tourette 综合征的学生作为一个群体，其智商在平均水平，许多人需要进行特殊教育。有资料表明他们可能存在学习困难。学习困难加上注意力不集中和难以克制的频繁的抽动是需要特殊教育帮助的。经常需要帮助的内容包括：录音磁带、打字机或计算机等用于阅读和书写困难，不限时的测验（如果出现发声性抽动应在私人房间里进行）和当抽动变得难以克制时，允许离开教室。一些患儿需要额外的帮助，如在娱乐室里对他们进行教学。

当困难在学校里无法解决时，需要进行教育评估。在美国联邦法律的支持下一项结论鉴定作为"其他健康损害"，将有助于为患儿提供一项个人教育计划（IEP）。这个计划是有关学校特殊教育问题的。这种方法能使妨碍年轻人发挥潜力的学习困难明显减少。由于患儿需要特殊的帮助，这些无法在公立学校得到相应教育的患儿，将在特殊学校注册，从而得到最好的辅导。

护理篇

1. 多发性抽动症日常生活注意事项有哪些？

1）当孩子被确诊为多发性抽动症后，家长要有信心。虽然此病治疗比较麻烦，但大部分预后尚好，解除心理因素可能会自然缓解。

2）家长不可打骂孩子，避免夫妻吵架。不要在患儿抽动的时候注视患儿，这样会对患儿造成一种心理压力，要视而不见。给予患儿更多的鼓励、关心、建立自信，缓解压力。

3）应与学校老师沟通，避免老师给予患儿敏感性语言批评教育，避免让孩子参加剧烈运动，如军训、长跑、竞技性体育活动及重体力活动。

4）帮助孩子制订合理的作息时间，不可过度劳累，要保持足够的睡眠，学习时间不宜过长。

5）注意治疗期的合理饮食。

6）季节交换期，尤其是春、秋季为感冒高发期，应注意患儿的脱、穿衣，谨防感冒，因为感冒极易引起患儿症状复发或加重。

7）每天看电视时间不可超过半小时，且不可看过于激烈、刺激画面，对于重症者应避免看电视。避免使用电脑，如确有学习需要，每次使用电脑不宜超过0.5~1小时，杜绝过度使用电脑或玩游戏。

2. 抽动障碍患儿如何护理？

在应用药物治疗的同时，积极开展各类心理健康教育对本病的早日治愈起重要作用。包括患儿父母健康教育、对患儿的健康教育以及对学校教师的心理健康教育。许多家长非常关注孩子的预后问题，这个病属于发育障碍性疾病，随着年龄的发育，有逐渐缓解的趋势。以往认为这种病是属于终身性疾病，近年来的研究表明本病有自然缓解的可能，预后相对比较好，抽动症状可随着时间的推移逐渐减轻或自然缓解，大多数患儿在长大成人以后，病情向好的方向发展，能够过上正常人的生活，少数病人症状迁延，可因抽动的症状或者伴发的行为异常而影响生活质量，有资料表明，大约50%的患儿在青春期过后，抽动症状自然缓解，25%的病人抽动症状明显减轻，只剩下25%的病人抽动症状迁延到成年。也就是到成年以后，还是会有抽动症状。

3. 孩子被诊断多发性抽动症后家长的心态怎样？

疾病不仅对患儿本身造成了精神和肉体上的痛苦，而且对患儿的家庭同样产生较大的影响和压力。新近诊断为多发性抽动症患儿的父母会有各种反应，包括觉得孩子出现的不自主抽动是对父母的惩罚，有犯罪感；对孩子的将来比较担心；因他们的孩子是"十全十美"的梦想破灭而忧伤；甚至有的父母起初并不承认他们的孩子患有本病。如果他们自己也新近被诊断患有多发性抽动症，那么他们的反应会更加复杂。另外，有些父母难以接受某些不被社会所接受的或违背宗教信仰的特殊症状（如秽语）。

4. 孩子诊断多发性抽动症后父母心理应做哪些调整？

近年来多发性抽动症的发病呈逐渐上升趋势，患病率为0.05%~3.00%，发病年龄2~18岁，多在4~12岁起病，至青春期后逐渐减少。症状呈波动性，数周或数月内可有变化。国内外研究认为多发性抽动症作为一种心理障碍和行为障碍性疾病，在药物治疗的同时辅以心理护理和家庭护理有利于患儿的康复。

一般家长大多不太了解多发性抽动症是怎么回事，当医生说给孩子诊断多发性抽动症后，家长多数有以下两种反应：①家长到医院就诊前就已经通过网络、书籍或咨询等方式，初步了解一些多发性抽动症的相关知识，对于这个诊断可以平静地面对；②家长认为孩子没有疾病，只是坏毛病或不良习惯，不是什么严重的问题，不愿意承认孩子患病，心理上也不重视孩子的状况，一般也不接受治疗。

但当患儿症状加重或反复发作，家长在充分认识、了解多发性抽动症以及疾病的性质后，多数家长常常表现为明显的焦虑、紧张，有时会过多地关注或干涉孩子的症状。部分家长更害怕同学或周围人对患儿有歧视的不良心理；其次由于部分多发性抽动症患儿的病程长、症状经常反复、波动，甚至加重，在治疗过程中，一些家长难免产生更加焦虑、紧张的心理、孤独内向的心理以及固执发泄的心理情绪，一些家长频繁地去多家医院就诊，频繁地更换药物，或抱怨医生看病以及用药的效果差，使治疗的依从性差，更加难以达到满意的治疗效果，这样对患儿的治疗不利。

5. 家长如何正确对待多发性抽动症患儿？

作为父母应当知道父母的关爱和理解对患儿来说非常重要，在某种程度上可以减轻抽动的发作。当小孩患多发性抽动症被确诊后，家长要尽量保持平静的心态，与医生做好配合对患儿进行治疗。虽然此病治疗较麻烦，但大部分预后良好。特别不要在患儿面前讲此病的难治性，更不要不时在患儿面前过多提及或过分关注其所表现的症状。患儿所表现的抽动症状为病理情况，并非患儿品质问题或坏习惯，家长不要认为是小孩故意捣乱，进而责骂甚至殴打。家长应当知道，患儿对症状无控制能力，责骂或殴打会加重精神负担，可能使病情加重或反复，还将造成父母之间、父母和小孩之间的矛盾。除此之外，父母亲还应注意增加亲子接触、交流与沟通，稳定患儿的情绪，缓解其恐惧与焦虑；同时父母也不要因为患儿有病就过分溺爱和顺从。已用药者需遵医嘱全程用药，不能随意停药及调整剂量，注意药物的不良反应，有问题及时就医。另外，夫妻吵架、激烈动画片及电影、紧张惊险的小说等均对儿童不利，家长要尽量避免此类因素对患儿的影响。个别患儿有自残及伤害他人行为，家长要把利器、木棒等放在适当位置，不让孩子容易拿到。另外，也不要认为小孩有病就过分溺爱、顺从，以免促使患儿养成任性、固执、暴躁或不合群等不良性格。

6. 老师如何对待多发性抽动症患儿？

就老师而言，老师大部分时间直接面对学生，加之老师的职业特长更善于观察学生的面部表情、肢体动作等。当上课本应聚精会神时，有的同学挤眉弄眼、咧嘴耸鼻，或有不该有的肢体动作时，先不要批评，应认真观察，如频繁无规律地交替进行，或有异常发声时，要考虑到该学生可能是病态，提醒家长及时带患儿到医院就诊。当确诊为多发性抽动症后，老师要出于爱心，对患儿更加爱护，并提醒同学们不要因患儿的怪异动作而哄笑、讥讽、看不起。要主动与患儿接触，帮助其解决由于疾病带来的学习和生活上的不便。在学习上有所进步时，要及时鼓励。家庭和学校社会的温馨对患儿心理健康发育非常重要。

7. 多发性抽动症患儿饮食应注意什么？

合理饮食非常重要。家长应注意给多发性抽动症孩子多吃素食、不喝饮料；

尽量不吃方便面、煎炸类食品、涮羊肉、烤羊肉串、火腿肠、糖、巧克力、膨化食品等含防腐剂、色素添加剂的袋装食品；不吃或少吃生姜、生葱、生蒜、生熟辣椒等辛辣刺激性食物；减少或不吃油腻、含铅量高的食物；不吃雪糕，不喝饮料（雪碧、可乐）、凉茶、滋补高汤。建议患儿食用的食物有：多吃蔬菜、水果、粗粮、豆制品。动物脑子及骨髓：蒸煮均可，常吃可益肾填髓，提高注意力及记忆力。鲜鱼清蒸（尤其是海鱼）：鱼类含有许多有益于智力开发的物质，清蒸食用，成分破坏少，有益智作用。莲子百合粥：莲子、百合两药加粳米共煮成粥，每天早晨吃一次，有补肾脾、安心神的功效。茯苓山药粥：茯苓粉与鲜山药共煮加玉米面适量熬成粥，可健脾助运，以消痰湿。牛奶与含水和维生素多的天然食品最适合患儿的日常食用，尽量多吃蔬菜，勿乱进补。

8. 多发性抽动症患儿日间生活需注意什么？

应合理地安排好多发性抽动症患儿的日常生活，做到生活有一定的规律性，如每日的作息时间相对比较固定等。要保证患儿有充足的睡眠时间，避免过度疲劳、紧张或兴奋激动等。患儿的饮食可以和正常儿童一样，但最好给予富于营养易于消化的食物，多食清淡含维生素高的蔬菜和水果，不食辛辣、刺激性食物，勿暴饮暴食。此外，患儿可以按时进行常见传染病的疫苗预防接种；如果因患其他方面的疾病万一需要手术时，也可以采用各种麻醉方法实施手术。

当然，有部分多发性抽动症患儿可因抽动给其生活带来不便，如头颈部抽动可影响患儿的进食；四肢抽动可影响患儿穿衣；膈肌的抽动可引起呕吐；膀胱肌肉抽动可引起尿频；还有的患儿出现频繁的强迫性咬唇、咬嘴、咬牙等症状，造成躯体异常。对于这部分患儿，在生活上必须给予照顾，如喂饭、协助穿衣、协助大小便等。

9. 多发性抽动症患儿饮食有禁忌吗？

建议多发性抽动症患儿在饮食上不喝饮料，尽量不吃方便面、煎炸类食品、涮羊肉、烤羊肉串、火腿肠、糖、巧克力、膨化食品等含防腐剂、色素添加剂的袋装食品；不吃或少吃生姜、生葱、生蒜、生熟辣椒等辛辣刺激性食物；减少或不吃油腻、含铅量高的食物；不吃雪糕，不喝饮料（雪碧、可乐）、凉茶、滋补高汤。勿暴饮暴食。

10. 多发性抽动症患儿居家环境注意哪些？

多发性抽动症患儿的居室环境除了要注意开窗通风、适宜湿度、适宜温度以外，最重要的是要求环境安静，减少噪声。噪声是一种公害，频率高低不一、振动节律不齐、难听的声音。过强的噪声会打乱人的大脑皮层兴奋与抑制的平衡，影响神经系统正常的生理功能，有害于健康。长期生活在较强噪声环境里，可使人感觉疲倦、不安、情绪紧张、睡眠不好。严重时则出现头晕、头痛、记忆力减退。多发性抽动症患儿存在着中枢神经系统功能紊乱，如噪声长期干扰，必将加重病情或诱发抽动。所以，当儿童患有多发性抽动症后，要保证居室安静，尽量减少噪声，如空调、冰箱、洗衣机等要离患儿居室远些；不要大声放摇滚乐、打击乐，可适当放些古典乐、小夜曲等缓慢、柔和的音乐，使患儿生活在一个相对安静的环境中，将有利于疾病的康复。

11. 多发性抽动症患儿睡眠注意哪些？

要保证患儿有充足的睡眠时间。

首先养成按时睡眠的好习惯。每日的作息时间相对比较固定，形成一种生物钟现象。每天到时间就睡，睡觉的环境要安静、无光，患儿要全身放松。白天多参加户外活动、体育锻炼，因为身体有疲乏感后睡眠会更好。睡前不要吃东西，不喝茶或可乐等饮品，不吃巧克力等使大脑兴奋的食物。可以睡前用热水泡脚，这种方法也有利于睡眠。向右侧卧的睡姿对安睡有好处，右侧位不挤压左侧的心脏，有利于血液循环，较多的血液流经右侧的肝脏，可加强肝脏的代谢功能，也有利于肠胃食物的向下运动。不要蒙头睡，因为随着呼吸，氧气越来越少，二氧化碳越积越多，可引起大脑缺氧，影响脑功能。不要趴着睡，这样会压迫内脏，影响心、肺功能。

另外，要保证患儿有充足的睡眠时间，但不是睡眠时间越长越好，要克服睡懒觉的不良习惯，以保证下次睡眠的质量。

12. 多发性抽动症患儿学习如何管理？

多发性抽动症儿童的智力发育和普通儿童基本是一样的。多发性抽动症一般不会影响智力，患儿可以正常学习。但家长要注意避免给孩子的学习压力过重，父母不要对患儿有过高的期望值，让孩子达到一些不切实际的要求，不要勉强孩子做一些极为反感的事情，也不能要求孩子学习成绩必须达到什么水平，各门功课必须达到什么分数，更不能强求孩子过多地参加各种学习班、补习班。当患儿抽动症状发作频繁、影响其他人正常学习，而且用药又不能控制时，可休学一段时间，等症状减轻或基本控制后再继续上学。

13. 娱乐活动影响抽动吗？

只要科学合理地安排多发性抽动症患儿的作息时间，他们的生活内容可以更加丰富、多彩，所以，鼓励患儿参加有益的文体娱乐活动，但同时还要避免过度兴奋和紧张疲劳。

14. 多发性抽动症患儿如何与同学相处？应注意哪些？

多发性抽动症患儿首先要了解自己的不可控制症状是因疾病而致，就像头痛时捂头一样自然，这样告诉别人，同学们也是可以理解的，不要自己看不起自己。主动和同学交往，以增进友谊。当影响学习使成绩下降时，要知道是暂时的，通过加倍努力后会追上超过别人的。可以和其他同学一起学习，这样就能证明自己是有毅力、有能力的。

15. 怎么鼓励抽动障碍患儿与别人正常交往？

一般来说，病情较轻、行为基本正常的患儿完全能够与周围的人正常交流，融洽相处。家长应鼓励患儿多出外玩耍，多交朋友，期望形成外向性格，以最大限度减少抽动障碍带给患儿的不良影响。

16. 病情严重的抽动障碍患儿，家长又该怎样鼓励孩子与正常人交往呢？

病情较重的抽动障碍患儿与人交往时可能存在困难，一方面是语言表达上言不由衷，另一方面是由于学习成绩下降或因自己的症状表现而自卑退缩，再者因为频繁秽语及怪异行为遭到周围人排斥，这样不仅给患儿人格的形成带来不良影响，也给其日常交往带来诸多不利。家长应该帮助患儿树立战胜疾病的信心，了解自己的病是可以治好的，并积极主动地配合医生的治疗。

17. 老师知道患儿病情后应该如何做？

多发性抽动症患儿容易遭到同学们的歧视。多发性抽动症患儿中约35%在他们的班级中被列为不受欢迎的人。因此，家长与多发性抽动症患儿的学校老师及同学应及时取得沟通，尤其重要的是应对患儿的同班同学加以有关抽动障碍的知识宣传，正确引导、教育同学们去关爱患病的同学。①首先需要患儿家长与学校老师进行耐心交谈，让老师能够了解患儿所患病情，必要时临床医生也可以出面向老师加以解释，然后再通过老师去教育同学们，营造出患儿良好的学习氛围，以消除歧视。同学们受到科普教育后，多发性抽动症患儿不再因他的症状而受耻笑，同学们给予他更多的理解和同情。②老师和家长应该告诉同学们多发性抽动症不是一种传染性疾病，本病不会在同学之间传染。③老师和家长应该让患儿本人知道多发性抽动症不是一种致死性的疾病，当他或她长大成人后，症状会有明显好转，甚至完全缓解。明白这两点其实是比较重要的，不仅可以消除同学们对患儿不必要的思想顾虑，更有利于增强患儿战胜疾病的信心。

18. 抽动障碍家长与老师如何沟通？

抽动障碍儿童对于老师和家长来说，都是一种挑战。老师应了解患儿的病情以及在不同的环境状况下所表现出的抽动症状。对于患儿来说，学校是最紧张的环境，但儿童在学校抽动发作的可能性小（由于主动地抑制或有意识地努力控制抽动）。儿童在教室发生抽动的可能性最小，而在与同学单独交流中，抽动发作的可能性大，患儿独自待在房间里抽动发作的可能性最大，患儿放学回家后抽动发作也会比较多。不同的环境中抽动发作的差异，常使学校老师及患儿父母和其他人员产生极大的迷惑。不了解多发性抽动症的老师常怀疑父母也许夸大了患儿的病情，甚至会问"为什么在学校很少看见患儿抽动?""父母是否言过其实了?"相反，父母看到孩子从学校回来后发生频繁抽动时，怀疑学校给他们的孩子施加了某种压力或遭到歧视，因而使患儿的病情恶化。这种相互猜疑，将破坏父母和学校潜在的合作，可能对患儿造成损害。因此，老师和家长应该经常沟通，共同了解患儿随环境不同而呈现抽动发生变化的特点，消除父母和学校之间的不信任，避免相互之间发生误解或矛盾。老师和家长应该经常沟通，还应该对孩子的学业要求达成共识，减少对学习成绩的要求，注重心理调整，使患儿度过快乐、美好的童年。

19. 多发性抽动症患儿适合什么形式的体育活动？

体育锻炼对人的身体健康是很有益处的，但是对于患有多发性抽动症的患儿来说，参加体育活动要注意以下几点。①儿童抽动症患儿多性格内向，又易产生自卑心理，容易拒绝与人接触。所以家长和老师要有意识地鼓励患儿参加正常体育活动。让其在活动中分散精力，展现自我，证明自己的能力。②当患儿没有大的躯干及肢体抽动时，不必限制患儿的运动项目。当然，在不能控制的大抽动频繁发作阶段，除不要参加体育竞赛外，要注意一些有危险的运动不要参加，如游泳、双杠、单杠等。当孩子适当参加些轻型运动时抽动可能会减少。③家长需要让孩子干自己喜欢干的事情，例如让孩子凝神定志的绘画、书法、编织等业余活动，对患儿恢复有一定益处。④不可让抽动障碍孩子参加剧烈运动，如军训、长跑、竞技性体育活动及重体力活动。

20. 多发性抽动症患儿适合什么样的游戏活动？

关于游戏活动，不要让患儿玩电子游戏机或者电脑游戏，禁止看一些惊险、恐怖的影片或电视节目，对于武打片或枪战片要少看甚至不看，以避免精神过度紧张而诱发抽动加重。

21. 多发性抽动症患儿为什么不能过多沉溺于动画片和游戏？

为什么近 10 年儿童抽动障碍发病率大增，这应该与儿童生活方式的改变有关。以前城市里没有这么多高楼，孩子们经常在一起嬉戏，但现在的孩子基本上都住在高楼之中，不方便呼朋引伴到室外玩耍。对于现在的儿童来说，最方便的游戏方式就是看动画片、打电子游戏，有些孩子甚至一看就是十几个小时。而不管是动画片还是电子游戏的节奏，都与日常生活有很大差异，颜色也过于鲜艳，儿童的神经细胞发育本来就不成熟，时间久了自然容易出现肌肉失控抽动的情况。

22. 家长如何帮助多发性抽动症患儿进行心理调整？

在心理护理中另一不可缺少的环节是争取家庭和社会配合，以保证患儿的情绪稳定性。家长应给患儿以耐心和关怀，平时要多关心照顾，合理安排生活。当患儿犯错误时，不能辱骂、殴打或大声吵闹。要细心开导、耐心说服，以使患儿的情绪平稳顺从。要与学校老师取得联系，让老师多给以正面引导，让同学们多给予帮助，其目的在于不要让同学或周围人对患儿有歧视，让患儿觉得到处都是温馨和安全的环境，让患儿感到生活中有快乐感，从而消除自卑心理，降低心理防御水平，有利于缓解抽动症状。

23. 多发性抽动症患儿适合上什么样的学校？

由于多发性抽动症患儿的智力一般不受影响，故可以正常上学，但要注意患儿的学习负担不要过重，家长更不要对患儿提一些不切实际的要求，比如要求各门功课达到多少分以上。更不要过分强求孩子课外学习。患儿通常可以参加学校组织的各种活动，如春游、参观和课外文娱活动等。患儿也可以参加体育活动，至于参加哪种体育活动，可以根据患儿的年龄特点及兴趣选择，但要注意运动不要过量，有一定危险的活动应有人在旁边照看。但是，当患儿抽动发作特别频繁、用药不能控制或同时伴发比较严重的行为问题时，就需暂时停学一段时间，待临床症状明显减轻或基本控制后，再继续上学。

24. 多发性抽动症患儿家长如何观察病情？

家长为了更好地了解并掌握孩子的真实病情，需认真观察多发性抽动症患儿：①抽动出现的时间；②抽动起始发作的部位、形式、频率、强度、复杂性及干扰程度等，做出详细的记录，以作为临床诊断和疗效观察的依据；③充分了解引起抽动加重或减轻的因素；④要注意观察有无发作先兆或诱因；⑤患儿的伴发症状，如脾气、行为、心理、学习、睡眠；⑥抽动的发展规律，变化形式。

25. 为什么建议抽动障碍患儿家长写日记？

现实生活中父母都十分忙碌，有时孩子是由老人或保姆看护或寄养他人家中等，每天不能及时、仔细观察孩子的细微变化，甚至部分家长对孩子患病几年了都没有及时了解。有些家长偶尔看到孩子的异常行为也认为是小孩子的把戏而已，不予高度重视，所以，耽误了孩子尽早就诊的时间。为了督促和仔细观察患儿病情的转归，对药物的反应以及药物不良反应等，建议家长写日记，及时记录孩子的细微变化，动态观察病情轻重变化，尽早发现加重和减轻的致病因素，了解孩子的诱发因素，以便医患合作，治疗患儿。

26. 多发性抽动症患儿如何选择看电视节目?

多发性抽动症患儿尽量避免看电视、电脑、手机等电子类产品，如果看电视也尽量每天不要超过半小时，可以选择一些轻松、缓解压力的、内容平缓的纪录片等，尤其要避免看一些刺激性的节目，比如恐怖片或竞技比赛类节目。

27. 如何对待多发性抽动症患儿犯错误?

对多发性抽动症患儿犯错误的管教，应当像普通小孩一样去正常管教，不要娇惯。管教方式应该是耐心地说服教育、表扬、鼓励式说教，不要打骂或体罚。家长不要担心患儿有病就不敢管，否则，最后患儿的病治好了，却留下一身坏毛病，如不懂礼貌、任性、脾气暴躁、打骂父母等。

28. 多发性抽动症患儿应养成什么样的起居习惯?

应该让他们从小养成按时作息、起居的生活习惯，保证充足的睡眠时间，并从有规律的生活中培养他们形成一心不可二用的好习惯，例如吃饭时不看电视等。不迁就孩子的某些兴趣，例如不能无限制地让他们长时间看电视或电影等。饮食注意要清淡而富有营养，不要让孩子挑食、偏食，也不要让孩子吃辛辣、油炸、生冷食物以及牛羊肉等发物，不要吃零食饮料等垃圾食品。

29. 如何教育多发性抽动症患儿与他人相处?

在小孩患有多发性抽动症的家庭里，多发性抽动症患儿像所有其他小孩一样，首先要了解他们自己及周围的世界。正是家庭给了他们对疾病的最初认识，也使得患儿的自我约束、自知力、自信及自尊等得到提高。多发性抽动症多起病于学龄前期或学龄期儿童，这个年龄组的儿童，具备了一定的思考判断能力，家长要把此病适当地告诉儿童。当患儿知道自己的疾病后，可以充分调动主观能动性，对疾病的康复是有好处的。为了促进病情的康复，建议儿童要做到以下几点：①树立战胜疾病的信心，了解自己的病是有可能治好的，积极主动地配合家长和医生的治疗。②了解自己的不可控制症状是因疾病而致，就像头痛时捂头一样自然，同学们是可以理解的，不要自己看不起自己。主动和同学交往，以增进友谊。③当影响学习使成绩下降时，要知道是暂时的，通过加倍努力后会追上或超过别人的。④避免情绪波动。平时少看电视，不玩游戏机，不看恐怖影视片。与同学和睦相处，不打架斗殴。

30. 合并精神障碍的多发性抽动症患儿如何护理？

1）起居问题：合并精神障碍的多发性抽动症患儿要加强生活护理，注意大小便排泄情况。卧床患儿加强皮肤护理，按时翻身、拍背，防止褥疮的发生。

2）情绪观测：注意精神障碍患儿的精神状态的变化，观察有无复发的迹象，如睡眠障碍、情绪失调等，或以往症状复现等，应定期复查。

3）家庭协助：作为精神病患者的家属要懂得一些精神障碍的基本常识，协助患儿适应社会生活，以摆脱强迫状态。同时，要创造良好的家庭与社会支持系统。家庭成员与社会的理解与关心，对患儿增加治疗疾病和重返社会的信心都有积极作用。

4）行为矫正护理：家属要与患儿协商，制订行为矫正方案，如生活日程活动，规定起床、更衣、洗漱等时间，鼓励并督促患儿逐步严格地实施各项要求，以达预期的目的。

5）此外还要鼓励患儿积极参加户外活动，转移注意力，以集体活动代替强迫动作，缓和患儿焦虑情绪。

31. 如何缓解儿童抽动障碍的抑郁情绪？

很多儿童在成长的过程中由于某些原因患上儿童抽动障碍，这不仅会导致孩子在学习上的困难，还会在孩子的心理上有一定的影响。家长们都知道一个孩子的心理教育对于孩子的成长有多重要。那么家长该通过以下方式来缓解抽动障碍的抑郁情绪。

1）亲子交流

抽动障碍患儿的情绪很容易受到影响，所以在交流的时候一定要注意患儿的感受。专家指出，亲子之间的沟通对患儿的情绪缓解比较有利，因此，有时间的话，家长要多和孩子谈一些高兴的事情。

2）科学培养

首先应该多锻炼患儿的动手能力，在日常生活中，要注重患儿的营养补充，养成良好的生活习惯，这些都可以改善患儿的抑郁情绪。

3）重视抽动障碍患儿的抑郁症状

如果抽动障碍患儿一连好几天不进食，对平时喜欢的事情也失去兴趣，变得少言，行为反常，坐立难安等情况时，患儿可能是得了抑郁症，需要及时到医院就诊。

孩子对很多事情都有一定的新鲜感，所以对于外界的事物自己没有一定的抵制力，此时就需要家长的帮助与护理。对于抽动障碍患儿来说，只有家长才能帮助孩子缓解抑郁情绪。只有这样，才能让孩子健康快乐地成长，不再一直沉浸在自己的抑郁情绪里。

32. 合并癫痫的多发性抽动症患儿护理时应注意哪些？

合并癫痫的多发性抽动症患儿应建立良好的生活制度，生活应有规律，可适当从事一些轻体力劳动，但避免过度劳累、紧张等。应给予富于营养和容易消化的食物，多食清淡、含维生素高的蔬菜和水果，勿暴饮暴食。尽量避开危险场所及危险品，不宜从事高空作业及精力高度紧张的工作，如登山、游泳、开车、骑自行车，小孩不宜独自在河边、炉旁，夜间不宜单人外出，尤其不要做现代化的高空游戏，如蹦极等。癫痫可以影响患者的身心健康，患者常感到紧张、焦虑、恐惧、情绪不稳等，时刻担心再次发病，家庭成员应经常给予关心、帮助、爱护，针对思想顾虑及时给予疏导，使其有一个良好的生活环境、愉快的心情、良好的情绪。一旦出现癫痫发作，不必惊慌，应立即将患者平卧、头偏向一侧，迅速松开衣领和裤带，将毛巾塞于上下牙齿之间，以免咬伤舌头，不可强行按压抽搐的身体，以免骨折及脱臼。如出现癫痫持续状态，应及时送治疗，尽快终止癫痫发作。

33. 合并注意缺陷多动障碍患儿护理时应注意什么？

家长平时要注意对患儿的合理教养，重视儿童的心理状态，培养良好的生活习惯，不要在精神上施加压力，要善于说服，少责骂或体罚，多安慰和鼓励。生活上不进食冰冷、兴奋性、刺激性的饮食，尤其是海鲜发物不吃。注意休息，少看电视、电脑，不看紧张、惊险、刺激的电视节目。同时鼓励患儿参加适当的体育活动，通过运动进行调节，减轻患儿的精神压力，从而帮助疾病恢复。

34. 多发性抽动症患儿发脾气时如何疏导？

家长要充分认识儿童多发性抽动症的特点，对多发性抽动症患儿进行精神安慰和心理疏导，多表扬鼓励，耐心地了解患儿的心理活动，父母对患儿绝不能表现出不耐烦和焦虑神情。患儿精神状态不好时、发脾气时不要激惹他，更不要训斥打骂，要耐心劝导，晓之以理、动之以情，父母多亲近患病孩子，多交流沟通，不与患儿谈不愉快的事情，以保证患儿的情绪稳定，平时要多关心照顾，合理安排生活，当患儿犯了错误时，家长不能打骂孩子，要细心开导，耐心说服，以使患儿的情绪平稳、顺从，让患儿感到生活安全愉快，消除自卑感，有利缓解抽动症状。

35. 多发性抽动症患儿常见哪些加重因素?

对于儿童患者来说，多发性抽动症疾病越早发现改善越容易，越容易摆脱疾病的病症折磨，但是有些家长对于儿童健康的疏忽加上很多外界的不和谐因素，让多发性抽动症儿童病症越来越严重。

1）目前由于处于应试教育的大环境下，最突出的是学习压力和各种心理压力。家庭、教育和社会环境对此病影响是显而易见的。

2）饮食因素：过食肥甘厚味如麦当劳、肯德基等；过食海鲜和羊肉等发物；过食辛辣食物；过食寒凉食物如冰淇淋、冷饮等；过食可乐等兴奋类的饮料。

3）感染：感冒等呼吸道感染会加重病情，因此要尽量避免感冒，如患病后要及时治疗。

4）运动过度：临床发现运动过度会加重抽动的现象，同时也发现有假期旅游回来后，抽动加重的情况。生活的不规律和改变都有加重抽动的可能。

5）长时间看电视尤其是暴力、闪烁的动画片，玩游戏机或迷恋于电脑中的游戏软件。过于沉溺于网络也是孩子抽动加重、反复和抽动不容易控制的重要因素。

6）家庭不和睦，特别是父母吵架以及打麻将等赌博不顺时向患儿谩骂发泄。临床发现有此现象：每当父母吵架时，患儿病情就会明显加重或反复，甚至出现治疗效果不好，是病情不容易得到有效控制的主要因素之一。

36. 抽动障碍的诱发因素有哪些?

抽动障碍的诱发因素有环境污染、饮食结构不良；感染因素：上呼吸道感染、扁桃体炎、腮腺炎、鼻炎、各型脑炎、病毒性肝炎等；精神因素：惊吓、情绪激动、紧张、过分悲伤、看惊险及刺激性的电视、小说等；家庭社会因素：父母关系紧张、离异，或经常受父母、老师的训斥、打骂，久之社会交往缺乏自信、自尊、自爱，继而发展到学习困难、情绪紧张、行为障碍等。环境因素：经常受同学欺负、多处于嘈杂、烦闷的环境。心理因素：典型强迫障碍、闭锁心理、过于活跃、过激、性格过重。其他：如某些突发的疾病，例如上呼吸道感染、脑部的轻微损伤癫痫、外伤、一氧化碳中毒、中毒性消化不良、过敏等。

37. 多发性抽动症患儿的服药护理应注意哪些？

1）家长要督促检查多发性抽动症患儿按时按量、准确无误服药，防止少服、漏服和多服；

2）家长不可随便更换药物或剂量，无论是增减药物或是更换药物的品种，均需在医生的指导下进行；

3）要注意观察用药后的不良反应，尤其要注意锥体外系副反应的发生。不良反应轻微者，不需处理；重者，应在医生的指导下减少药物剂量或更换药物品种；

4）当孩子患有其他疾病时，应注意同时服用多种药物的顺序及相互间有无药物作用。

38. 多发性抽动症患儿的心理护理包括哪些？

通过医生、患儿、家长和老师之间的充分交流、沟通，了解患儿及家长心理、患儿的行为状态，以及家庭及社会环境状况，分析并发现患儿及家长的心理及护理知识需求，从而制订较系统全面的心理护理方案，教授家长施行家庭护理的方法。心理护理一般包括：①家长和年长儿童认识本病易反复、波动频繁的特点，克服急于求成的心理，保持良好平静的心态，正确对待患儿无法控制症状的现象，因为责骂或殴打可使病情加重或反复；②建立良好的家庭和社会关系，对患儿进行精神安慰与正面引导，以友好的方式主动接触患儿、与患儿交谈，语言和蔼，多使用表扬和鼓励的语言；根据患儿不同的年龄阶段，采取儿童容易理解的方法，让患儿积极主动配合家长和医生，使患儿认识自己的不可控制症状是因疾病引起的，像头痛时捂头一样自然，不是自己的错，其他人、同学是可以理解的；③对年长儿以正强化方式，只要孩子的抽动行为有一点减轻，就及时给予适当的表扬和鼓励，以强化孩子逐渐消除抽动行为，从而达到治疗的目的；④尽可能不谈及患儿不愉快的事情，用医务人员的爱心、耐心和同情心去关心、体贴患儿，使患儿对我们充满信任感；⑤耐心地了解患儿的心理活动，决不可表现出不耐烦和焦虑，当患儿发脾气时，不要激惹他，更不能训斥，而要耐心劝导，帮助患儿保持愉快的心情，树立乐观、自信、增强战胜疾病的信心。

39. 多发性抽动症患儿的家庭护理有哪些?

家庭对于多发性抽动症患儿的疾病发生、病情好坏、轻重变化有十分重要的作用。一般多发性抽动症患儿的家庭护理包括以下几方面:①患儿居室环境保持安静;②学习作息时间要规律;③膳食合理,禁食某些调味品,避免刺激性、辛辣、咖啡等易兴奋的食物;④避免生活中的强刺激,如观看激烈的比赛、恐怖片、重大突发事件的打击;⑤家长要鼓励和引导孩子参加各种有兴趣的游戏和活动,转移其注意力,帮助孩子摆脱自己的封闭状态,振作精神,放松心态;⑥增强机体的免疫力,预防各种感染;⑦家长要多给予心理支持,对患儿的抽动和发声症状给予理解和宽容,帮助孩子排除紧张感和恐惧感,千方百计地创造条件,让孩子生活在平静和自信的气氛中;⑧按时按量服药,防止少服、漏服或多服,并注意药物的不良反应及处理方法。

40. 对于多发性抽动症,健康教育应从哪些方面入手?

多发性抽动症相关的健康教育目标应包括患儿、患儿父母、老师以及其他与患儿有较多接触的人员。应告知抽动以及行为障碍是一种病态,是患儿自己无法控制的,并非患儿本身品质有问题。一般健康教育方式包括:个体指导、口头讲解、书面卡片提示、电话咨询、科普宣传、专门网站等。具体实施要根据不同的心理状态、文化层次及家庭社会因素等,因人而异进行施教。我们提倡全社会都应该了解有关多发性抽动症的知识,关爱多发性抽动症患儿及其家庭,帮助他们正视疾病、走出误区,调整好心态,勇敢面对困难。

1)针对患儿:帮助患儿认识自己的病是可以治疗改善的,不要紧张,消除自卑感,增强战胜疾病的信心;同时鼓励孩子多与人交往,多参加活动,帮助患儿获得同学的接纳。

2)针对父母:应告知父母对患儿的关爱和理解非常重要,在某种程度上可以减轻抽动的发作。相反,父母过多的责备、惩罚和忽视,将有可能加重抽动的发作。增进亲子接触和交流沟通,稳定患儿的情绪,缓解其恐惧与焦虑;同时也不要认为患儿有病就过分溺爱和顺从。已用药者需遵医嘱全程用药,不能随意停药及调整剂量,注意药物的不良反应,有问题及时就医。

3)针对老师:应告知老师有关的医疗知识,并通过老师教育其他同学不要因患儿的怪异动作而讥讽、嘲弄或歧视患儿,帮助患儿消除由疾病引发的紧张、自卑心理;同时,老师要对患儿更加爱护,帮助其解决由于疾病带来的生活和学习上的不便。家庭、学校和社会都要为患儿创造一个宽松的环境，以最大限度减少抽动障碍带给患儿的不良影响。

41. 多发性抽动症患儿的病情是否应该告诉老师？

对于多发性抽动症儿童的患病情况一般家长由于多方面的原因多不愿意告诉老师。实际上，作为负责任的家长应该把患儿的病情以及轻重程度告诉老师。其实有经验的老师多已经了解有关多发性抽动症的医疗知识，部分患儿的病情是老师告诉家长到医院进行诊治的。

多发性抽动症患儿的病情告诉老师的好处在于：①通过老师教育其他同学不要因患儿的怪异动作而讥讽、嘲弄或歧视患儿；②老师可帮助患儿消除由疾病引发的紧张、自卑心理；③老师知道病情后对患儿更加爱护，帮助其解决由于疾病带来的生活和学习上的不便。对于多发性抽动症儿童，家庭、学校和社会都要为患儿创造一个宽松的环境，以最大限度地减少抽动症带给患儿的不良影响。

42. 多发性抽动症患儿家长为什么要对病情进行观察？

每天认真观察患儿抽动所发作的部位、形式、频率、强度、发声变化等，要做出详细的记录，便于作为诊断疗效、了解用药效果和性能数量的考量依据，根据病情症状及时调整，也能了解掌握引起抽动症状加重或减轻的因素，并能注意观察抽动有无发作先兆或诱因等。

43. 抽动障碍患儿及家庭如何获得社会帮助？

患儿成长的社会环境存在较大的变异性，有抽动及古怪行为的小孩往往不被社会生活中的人们所理解，还有可能遭到部分人的歧视甚至污辱，这种环境对患儿的病情康复及成长均是不利的。曾有一份来自沙特阿拉伯的报道，那是关于一个患有抽动障碍女孩的故事，在家里，她遭到她哥哥的欺负；在学校里她遭到同学们的取笑，因为她有秽语（不分场合不可克制地说出一些污秽的语言）而被老师罚站在教室门口，以至于她被吓坏而尿湿了裤子。最后她被学校开除，被软禁在家里。

对抽动障碍患儿来讲，在积极治疗的同时，要鼓励患儿多与周围人进行正常交往。当病情较轻，抽动症状不重及行为基本正常时，一般不影响与周围人的正常交往与相处。家长应鼓励患儿多出外玩耍，多交朋友，期望形成外向性格，以最大限度地减少抽动障碍可能带给患儿的不良影响。当病情较重，多组肌肉频繁抽动，伴有怪异发声及行为异常时，与人交往困难，一方面是语言表达言不由衷，另一方面是由于学习成绩下降而自卑，再者因为频繁秽语及怪异行为使周围人讨厌，这样就给患儿人格的形成带来不良影响。此时，家长应发挥亲情关系的优势，主动亲近患儿，还要与学校老师及同学取得沟通，并主动找医生进行治疗，大部分患儿通过用药及心理行为治疗，其病情是可以控制的。要注意患儿在青春期后抽动症状即使得到了控制或缓解，但由于长期的心理影响，往往使患儿心理不健康，有的甚至抽动已完全停止仍不能适应社会，不喜欢或拒绝与周围人交往，形成自闭心理。个别患儿还会有慢性焦虑、压抑感及一过性情绪不能控制。这些都影响了抽动障碍患儿的正常交往，使自尊受挫或被排斥在集体之外。此时要主动找心理医生治疗，并鼓励患儿大胆与周围人交往，家长和周围人的爱心可给患儿创造一个温馨的环境，将有利于患儿病态心理的康复。

西方许多国家成立了专门的 Tourette 综合征协会（Tourette Syndrome Association，TSA），能够对抽动障碍患者及其家庭提供支持和帮助。抽动障碍协会可以为父母们提供患儿的诊治信息，并对参加协会的父母们定期组织聚会，通过对患儿病情的相互交流，能够达到彼此理解与宽慰。当家庭气氛变得紧张的时候，他们通过打电话与协会联系，在协会工作人员的帮助下，有可能缓解这种紧张的家庭气氛。抽动障碍协会通过举行夏令营或其他形式的聚会，为那些新近诊断的患儿与抽动障碍老患儿提供见面的机会，虽然一些父母或年轻患儿最初不愿意这样做，但同其他的患儿相聚使孩子明白世界上并不是他（她）一人患有本病，尤其是对那些觉得没有朋友和被社会拒绝的抽动障碍患儿，可使他们觉得自己其实能被社会接受，对未来有积极的态度。

有一些抽动障碍协会在互联上有自己的网页，上面详细列举出所能提供的服务项目，对于那些生活地区没有设立抽动障碍协会的家庭，可以通过互联网获得帮助。特别是边远地区的患儿与其他患儿直接联系似乎不太可能，用网上资源或聊天室可使他们找到伙伴或获得帮助。

我国目前尚未建立抽动障碍协会，这将不利于患儿的社区教育和康复。与西方发达国家相比，我国对抽动障碍的认识和研究还存在着较大的差距，要想缩短这个距离可谓是任重而道远。相信在不远的将来，我国一定会建立起自己的抽动障碍协会，以便更好地为抽动障碍患儿服务。

44. 为什么要加入 Tourette 综合征协会？

1）通过支持 Tourette 综合征协会来帮助减少人们对 Tourette 综合征的偏见，

增进公众对 Tourette 综合征的了解。

2）帮助进行 Tourette 综合征的早期诊断和正确治疗。

3）收到 Tourette 综合征协会按季度出版的业务通信，包含有关 TS 治疗、研究方案和最新的科学发现。

4）通过会议与其他的家庭沟通，讨论最常见的问题和相互提供支持。

5）折价获得录像带及出版物。

6）支持 Tourette 综合征协会的宣传节目。

7）参加 Tourette 综合征协会组织的国内会议，有资格折价缴纳登记费。

8）帮助 Tourette 综合征患者。

45. Tourette 综合征协会是一个什么样的组织？

Tourette 综合征协会（TSA）创立于 1972 年，它是一个不带赢利性质自愿参加的民间会员组织。协会致力于：①查找 Tourette 综合征病因；②发现 Tourette 综合征治疗方法；③控制 Tourette 综合征的影响。

会员包括患者、他们的亲属和其他有兴趣的相关人士。协会制作和传播教育资料给个人、专业人员、康复机构、教育和政府部门；帮助 Tourette 综合征患者及家庭，以解决与本病相关的问题；为 Tourette 综合征研究工作提供资金，以便于最终找到 Tourette 综合征的病因和根治方案。同时，协会不断改进治疗手段和寻求新药。

Tourette 综合征协会还着眼于①在紧要关头通过信息和相关联的服务来为 Tourette 综合征家庭提供直接帮助；②为科学家、临床工作者和其他在 Tourette 综合征研究领域里工作的人们组织专题讨论会；③增强大众对 Tourette 综合征的理解和认识；④维护好专业人士的联合数据库；⑤筹备 Tourette 综合征数据库计划，该计划包括为科学研究搜集急需组织的工作；⑥为全美和世界上成千上万的会员提供服务；⑦通过大会展览、文化传播及全国性的会议，提高 Tourette 综合征专业人员对本病健康护理的知识；⑧发展和管理好从事 Tourette 综合征诊治工作的医生名单；⑨组织和协助地方分支机构，并支持美国和世界各国 Tourette 综合征机构；⑩向政府反映会员的意见，诸如孤儿用药、健康保险及就业等问题。

预防篇

1. 母亲患有抽动障碍对怀孕有影响吗？

目前研究表明抽动障碍可能是遗传因素、神经生理、神经生化及环境因素等相互作用的结果，与遗传因素关系很明显，但目前遗传方式尚不明确，此外，研究发现在一些家庭中，Tourette综合征、其他类型的抽动障碍和强迫症之间存在的一定联系，因此，提示Tourette综合征、其他类型的抽动障碍、强迫症可能为共同的遗传易感性的不同表达，但是鉴于抽动障碍的可治疗性，抽动障碍患者也适宜怀孕，但母亲患有抽动障碍对怀孕可能存在一定的影响，尤其是孕妇同时伴有剧烈呕吐、精神紧张、睡眠障碍等精神神经疾病时对胎儿也有影响，但是这种影响可能也不是很大，孕妇没有必要过于紧张，造成神经系统畸形和脑性瘫痪的可能性不大，即使有也是其他致畸因素导致的。建议孕妇定期到医院随访。建议怀孕3个多月时查B超以进一步了解胎儿的发育情况，必要时于怀孕16~20周时做个羊水穿刺检查以进一步明确诊断。怀孕8~9个月时做胎儿头核磁共振检查脑发育状况。如果孩子出现问题，及早采取措施，早期干预，胎儿期也可以开始营养神经药物治疗，有效改善预后。

2. 亲属中有抽动障碍的夫妇怀孕时应注意什么？

儿童抽动障碍的病因很大程度上是由遗传因素决定的，也就是说，儿童抽动障碍具有很高的家族聚集性。一项641例抽动障碍患者的家族研究中发现35%的患者一级亲属有抽动表现，而被寄养的22个抽动障碍患者的亲属中未发现抽动病史。说明本病的形成与家族有一定关系。

儿童抽动障碍的发生分为先天和后天因素，先天因素包括：①遗传因素：抽动—秽语综合征患儿家族中抽动障碍和抽动—秽语综合征的发病率为10%~66%；②孕妇妊娠期间的健康状况，特别是精神状况、曾用药物；③难产、早产、剖宫产所致的小儿颅脑外伤或缺血、缺氧。后天因素包括：①环境因素：环境污染、饮食结构不良等；②感染因素：上呼吸道感染、扁桃体炎、腮腺炎、鼻炎、各型脑炎、病毒性肝炎等；③精神因素：惊吓、情绪激动、紧张、过分悲伤、看惊险及刺激性的电视、小说等；④家庭社会因素：父母关系紧张，离异，或经常受父母、老师的训斥、打骂，久之社会交往缺乏自信、自尊、自爱，继而发展到学习困难、情绪紧张、行为障碍等。

抽动障碍的遗传属于先天因素，抽动障碍的遗传在双生子中表现得较多，而且在抽动障碍患者的一、二级亲属中，抽动障碍及其他心理行为疾病相对正常人也比较多见。经研究，抽动障碍遗传的方式可能是常染色体显性遗传或多基因遗传。

亲属中有抽动障碍的夫妇怀孕时应注意：加强优生优育学习与宣传教育；杜绝近亲婚配；注意孕妇妊娠期间的健康状况，特别是身体状况、曾用药物，尤其注意避免各种感染，如上呼吸道感染、腹泻、盆腔感染、腹腔感染；保持精神愉快，避免孕妇情绪激动、惊吓、紧张、过分悲伤、看惊险及刺激性的电视、小说等；保持良好的睡眠质量和时间；避免孕妇饮食结构不良，提倡健康饮食；远离环境污染，避免各种金属中毒。家族中伴有多种神经系统、精神行为异常的父母也可以羊水穿刺排除染色体病、基因及代谢疾病。

3. 小儿的正常心理发育分几个阶段？

儿童心理发展是一个从量变到质变的过程，在其发展过程中有着明显的阶段性。儿童从出生到成人，其心理发展经历6个较大阶段，这就是：

乳儿期（从出生到1岁）；

婴儿期（从1岁到3岁）；

幼儿期或学龄前期（从3岁到6岁）；

童年期或学龄初期（从6~7岁到11~12岁）；

少年期或学龄中期（从11~12岁到14~15岁）；

青年初期或学龄晚期（从14~15岁到17~18岁）；

不同发展阶段之间存在着量的差异和质的区别，各个阶段具有其本质特点。儿童心理发展同时具有一定的顺序特性，各个阶段之间存在着密切的联系，各个阶段的先后顺序不能颠倒或超越。我们了解儿童心理发展各个阶段的特点，掌握它发展的来去龙脉，就可以通过教育，有目的、有计划、有组织地去发展儿童的智能和个性品质，在可能的范围内加速儿童心理发展的进程。

4. 小学生的性格特征？

性格是一个人对客观事物的稳定性态度和习惯化了的行为方式。性格既具有稳定性，又具有可塑性。人的性格除了有先天遗传因素之外，主要是通过后天与社会环境相互作用形成的。一般来说，小学生性格分5种性格类型：A型为平均型，B型为不稳定不适应积极型，C型为稳定消极型，D型为稳定适应积极型，E型为不稳定不适应消极型。其中D型为良好性格类型，E型为不良性格类型。

性格类型的性别差异显示，B型性格比例男生大于女生，而D型性格的比例则相反，表明在这一时期，与女生相比，男生情绪不稳定、容易冲动，对社会、现实不够适应，但活动性强、反应快。而女生相对于男生则情绪稳定、适应性强、活跃、善于与人相处、有抱负、组织能力较强。男、女学生在抑郁性、主客观性、细致性、支配性及性格类型分布上差异有显著性。

每个人的性格各有差异，社会需要各种各样性格的人，所以对不同性格的儿童应因材施教、因势利导、扬长避短、协调发展，使其性格结构合理，突出特性得到矫治，防止发展成为偏常性格，产生病态心理。

对情绪不稳定的学生，在教育、教学中给予与其能力相适应的工作和学习任务，有进步时及时表扬与鼓励，让他们克服自卑感，消除抑郁性，建立自信心，培养进取精神；对社会适应能力差的学生，使其在集体活动和与人交往中，了解他人，认识自己，克服主观固执心理，消除猜疑偏激情绪，理智地对待现实，改善人际关系。有针对性地确定群体、个体的教育途径和方法对于家长和老师来说非常重要。

5. 婴幼儿时期教育应注意哪些方面？

人的大脑有两个发育关键期，分别为胚胎期及婴幼儿期。在婴幼儿期中脑部重量增长最快，主要为胶质细胞增长、神经髓鞘及突触产生、树突细胞发育。神经细胞增殖是从妊娠3个月开始至出生后1岁，神经纤维细胞至4岁才完成分化。这时期是婴幼儿神经系统代偿能力最好、发育最快的时期。如果在这时期给予良好的刺激，能有效促进树突、轴突等细胞结构形成及功能代偿。

0~3岁是婴幼儿身心发育的关键时期，处于该时期的婴幼儿可塑性强，发展潜力强大，是促进婴幼儿心智发育、体格发育及形成良好性格行为的关键期。近年研究发现婴幼儿心理、社会适应性、性格的形成与早期教育关系密切。研究结果也表明对0~1岁的婴幼儿按其神经心理年龄发展规律，由家长为其创造条件，有计划地对其进行精细动作、大动作、语言、社会交往能力、感知觉、抚触等训练，干预 6 个月、12 个月及 18 个月后发现接受干预训练的儿童显著优于未进行干预训练婴幼儿，表明脑部发育与早期教育及成长环境具有密切的关系。早期教育训练能有效促进婴幼儿智力发展，且随着训练时间延长，效果显著。

情绪是婴幼儿心理特征之一，良好的情绪有助于婴幼儿形成良好的心理素质及情商，但情绪的控制在一定程度上受外界因素的影响。早期对婴幼儿情绪进行控制及干预不仅有助于婴幼儿形成良好的人格，同时有助于促进婴幼儿智力及体格的发育。研究结果显示，接受早期教育的婴幼儿在干预 6 个月、12 个月、18 个月后依恋、哭闹、趋避、节律性差、反抗情绪、注意力分散及总体情绪控制好于未接受训练婴幼儿。表明早期教育将有助于培养婴幼儿良好的性格及情绪，这可能与早期教育能增加家长与婴幼儿接触的机会、促进亲子交流、改善亲子关系、促进婴幼儿神经心理发育、降低心因性疾病发病率有关。此外，抚触及大动作训练可起到促进婴幼儿神经发育、体格锻炼及增强抵抗力的作用。

6. 提高免疫力对多发性抽动症患儿有何好处？

多发性抽动症的病因、病理机制目前尚不清楚，存在多种病因假说，如脑结构发育异常、遗传、多巴胺受体系统功能的障碍及微量元素失衡等，另一个重要的病因学说即免疫病因学。

国外学者 Leckman 等在一项前瞻性纵向调查中，检测 46 例 TS 或 OCD 患者及 31 例对照者血清的 IL-2、IL-4、IL-5、IL-6、IL-10、IL-12、IFN-α、IFN-γ 以及脑源性神经营养因子等 10 种细胞因子浓度，发现病例组中 IL-12 和 TNF-α 浓度较对照组增高，且在症状加重期间这两种细胞因子的浓度均进一步增高，提示 TS 患儿存在免疫学方面的改变。国内学者对 46 例抽动—秽语综合征儿童进行免疫功能观察，用免疫荧光法检测 T 淋巴细胞亚群 CD3、CD4、CD8，以单向免疫扩散法测定 IgA、IgG 和 IgM，结果是 43 例（93.48%）患儿在治疗前 T 淋巴细胞亚群均不同程度地低于正常值，治疗后则有显著升高。43 例患儿 Ig 指标在治疗前均不同程度降低，治疗后其指标均有显著性升高，提示 TS 的发病可能与细胞免疫功能低下有关。临床工作中家长和医生也发现 TS 患儿继感冒之后抽动症状加重。大量研究报道认为发病与感染后自身免疫病理损害有关，其中以研究继发于 A 组溶血性链球菌的感染多见，也有研究报道认为与肺炎支原体感染、巨细胞病毒感染有关。MP 对中枢神经系统损害表现为神经节病变，而且可能是 MP 感染后引起的自身免疫性疾病。可能的机制为 MP 的隐性感染引起非特异性的多克隆 B 细胞激活，诱导其自身神经节苷脂抗体的产生，引起神经节的损害。

以上结果提示 TS 发病可能与 MP 的肺外长期的隐性感染有关。另外结果证实，在 MP 感染和无 MP 感染的 TS 患儿间 YGTSS 评分比较，并无明显的差异性。说明 MP 感染与 TS 的发病严重程度无关。由此说明，MP 可能参与 TS 的发病过程，但可能仅为 TS 发病的一个触发因素。

综上所述，免疫状态、机体内感染因素以及健康水平与多发性抽动症发病有一定关系，定期检测或治疗免疫紊乱、清除体内感染因子对于多发性抽动症的防治有益处。

7. 调整微量元素重要吗？

研究表明，多发性抽动症发病与血锌、铁、钙、镁微量元素缺乏有一定关系。钙是神经细胞代谢的激活剂，它是维持正常神经兴奋性和冲动传导所必需的物质，对保持肌肉和神经系统的兴奋性特别重要。当机体缺钙时，神经递质释放受到影响，神经系统的兴奋和抑制功能发生紊乱而导致多发性抽动症的发生。铁是人体的必需元素，尤其是对神经系统发育有重要作用，它担负着氧的代谢与转运。几十种含铁酶及依赖铁的酶参与人体组织的重要代谢过程。铁缺乏还会造成脑内单胺氧化酶活性降低，影响单胺类神经递质的传导。锌是脑组织中含量最高的微量元素。脑中锌的含量远高于机体其他部位，它能抑制氨基丁酸合成酶，在调节神经元的氨基酸浓度中发挥重要作用。锌缺乏还会导致机体内某些辅酶合成障碍，导致机体免疫功能下降，神经递质传导受阻，精神神经系统发育落后。缺锌能改变人的注意力、活动度、神经心理行为和运动的发展，影响认知能力。镁是多种酶的激活剂，体内重要的新陈代谢过程需要许多酶参与。镁还直接参与体内三大产热营养素的代谢，神经冲动的产生、传递，肌肉收缩等，因此，缺镁时可以发生肌肉颤抖、抽搐、注意力不集中及冲动行为，严重者出现惊厥。铜是过氧化酶、细胞色素酶、抗坏血酸氧化酶的重要组分，体内铜缺乏能引起酶体系的代谢紊乱，将使脑细胞色素氧化酶减少，神经系统失调，大脑功能会因此发生障碍，使脑活力下降，出现记忆衰退、思维紊乱、反应迟钝以及步态不稳、运动失调等症状。血铅含量过高是多发性抽动症的另一个危险因素，铅的沉积可导致机体免疫功能下降，同时还会造成神经细胞伤害，尤其是大脑皮质和小脑，而这些部位正是多发性抽动症发病的主要解剖学损伤部位。

综上所述，多发性抽动症发病与血锌、铁、钙、镁微量元素缺乏有明确的相关性，因此，小儿生后各个发育阶段都应该密切关注机体的微量元素水平，及时纠正微量元素紊乱对预防多发性抽动症的发病有非常重要的意义。

8. 预防感冒对抽动障碍重要吗？

感冒是抽动障碍发生的常见诱因之一，当服药使大部分症状得到控制后，一次感冒又可能使症状加重，所以预防感冒可以减少抽动障碍的发作。因此，抽动障碍患儿适当运动提高机体免疫力，及时加减衣服避免着凉、受热，流感流行期间抽动障碍儿童不到或尽量少到公共场所。一旦出现感冒症状也不要着急，尽快服用相应药物控制刺激症状，如滴眼药水预防结膜充血诱发眼部症状，含片含化以减轻咽部刺激症状，同时应用抗病毒等感冒药物，防止抽动障碍的再发或加重。

9. 学习障碍儿童的性格特点？

学习障碍又称特殊学习技能发育障碍，通常是在理解、使用口头或书面语言方面的一种或多种基本心理过程障碍，表现为听、说、读、写、思考、数学计算等方面的一种能力缺陷。

调查显示在校学生中有17%的儿童存在着不同程度的学习困难。男童的发生率比女童高，且性别间具有非常显著性差异。造成学习障碍的因素是多方面的，有遗传与生理的因素、社会因素、家庭的因素及儿童自身的心理因素等。

学习障碍的儿童存在学生自身的个性心理障碍。不良性格的儿童从心理方面多表现为：自卑、脾气暴躁、情绪不稳定、意志力薄弱、志向水平低，对学习不感兴趣等。其外部表现为：行为懒散、放任；上课时注意力不集中，不主动参与学习；回避老师，不主动向老师请教；严重的会干扰课堂纪律，参与打架斗殴，缺课等。相比其他儿童而言，这类儿童发生学习障碍可能性明显增高。学习障碍儿童除了表现为学习成绩差以外，还伴随着社会性发展不良或心理行为问题。研究发现，考试焦虑、人际关系紧张、感觉学习负担重、缺乏学习兴趣等，均为儿童学习障碍发生的危险因素。由于在学业和社会化过程中面临诸多困难，这些儿童承受了太多的压力和痛苦，表现出多种行为问题，如得不到及时矫治，这些行为问题将会进一步加重其学业挫败和社会适应不良。国内学者对一般儿童行为问题的研究发现，正常儿童，无论是其行为问题的发生率还是其行为问题的构成，均明显有别于学习障碍儿童。因此，家庭、学校和社会应为他们创造良好的生活和学习空间，结合他们自身的性格、心理行为特点，制订个性化的预防和矫治计划，家长与学校应该密切配合，正确引导，共同提高预防和矫治效果。家长还应带学习障碍的儿童尽早到医院进行诊治，祛除病因，促进脑功能发育，纠正多动注意缺陷，及时治疗抽动障碍等。

10. 培养什么样的性格可减少多发性抽动症的发生？

多发性抽动症多在儿童时期发病，属发育障碍性疾病，主要表现为不自主、快速、反复、无目的的运动障碍。发病机制不清，普通人群中患病率为 0.07%，亦有报道高达 3%。本病病程较长，许多患儿症状迁延，治疗困难，甚至延续至成人，严重影响患儿的生活质量和身心健康。

目前多数学者认为多发性抽动症患儿具有一定的个性特征，与发病诱因有关。

1) 精神质的个性特征：患儿过于敏感、多疑，容易干冒险和新奇的事情，并且不大顾及后果；对外界适应能力差，比较孤僻、古怪、麻烦，同时存在不安、受害感等持久的心理压力。

2) 明显内倾的个性特征：性格内向，可能是由于难以控制的抽动使患儿感到难堪，影响患儿的正常社交，变得怕见人，尤其是生疏的人，常表现出退缩、孤僻、离群、沉默少语，从而导致明显的内倾个性。

3) 神经质个性特征：患儿存在稳定控制性差，情绪不稳定，易激惹，易产生焦虑和抑郁，故对外界刺激易反应过度，情绪激发后难以平复，有时发生不理智的冲动行为，表现出控制能力降低。

多发性抽动症患儿有较突出的个性特征，其个性特征影响患儿的预后。所以多发性抽动症患儿在正规药物治疗的同时还应注意其个性特征培养与矫正，有针对性地根据其个性进行疏导，创造良好的家庭环境，多与患儿进行感情交流，倾听和疏导孩子的苦闷、烦恼和抱怨，保持平和的家庭氛围。理性的关爱、良好的心理支持，适度地对抽动症状视而不见可减轻病情。

11. 影响儿童心理发育的因素有哪些？

儿童的心理状态还没有发育成熟，他们的世界观和自我调节能力还没有形成，但现代的生活方式却给他们带来过大的压力。过去，童年是最无忧无虑的年龄，他们心里的想法与大人不同，也不用去承受大人要承受的生活压力。但随着我国人口的不断增多，升学压力越来越大，孩子们过早地体会到社会、家庭和生活的压力，使本不成熟的心理更加脆弱，也导致儿童心理发育不健康，最终引发儿童心理障碍、发育不良、自闭等严重情况。因此，要加强对儿童心理健康发展的重视度，保障儿童的身心健康。

影响儿童心理发育的因素包括：①家庭因素：儿童从出生到成长，接触最多的就是家庭，它是社会环境的一种微缩体现，是儿童生存和学习的主要场所，因此，家庭的影响对于儿童心理发展来说是终生的。家庭的组成成员比较多，大体可以分为父母、祖父母以及亲戚等，这其中对于儿童来说最为亲近的就是父母，而对儿童影响最大的也是父母。从儿童出生后与父母第一次见面开始，父母的一言一行就在儿童的视线中，由于双方的关系最为亲密，因此儿童对父母的言行也是观察最为仔细的，所以一些教育学者就提出了"父母是儿童的首任老师"的理论，将父母对儿童的影响重要性突显出来。②教育因素：儿童在到达一定年龄的时候就要开始上学，由幼儿园一直到大学，以至于以后迈入社会，一生都是要在学习中度过的。儿童的幼年教育，尤其是小学教育对于儿童的心理健康发展有着非常大的影响。当儿童步入小学的时候，教育对于儿童的心理发展的影响就已经开始了，小学的儿童思想比较单纯，对于老师的话言听计从，不敢违背老师。学校和教师质量与素质对于儿童来说非常重要。老师必须要以身作则，为学生树立起一个高大的形象，在教导学生们遵礼守法的同时，老师必须要做出表率，以榜样的力量帮助学生形成正确的心理健康发展规律。③社会因素：社会因素也可以被称为环境因素，它是一种综合的体现。现在的社会环境与以往相比有着巨大的改变，节奏越来越快的城市生活已经影响到了儿童的心理健康，使得儿童的心里也开始浮躁起来。同时，社会中充斥的一些负面的事物对于儿童的影响也是巨大的，如现在的电视节目，杀人、犯罪、黑社会等镜头越来越多，而儿童又处在一种向早熟发展的趋势中，儿童在幼年时已经有了自己的看法，一旦他们接受负面的事物，那么他们的心理发展方向就会受到一定的影响，潜意识里就会接受不好的事物，对儿童的成长以及身体健康造成影响。为此，社会一定要对这方面做出响应，应该将相关的电视节目设定界限，避免儿童对这些东西的过早接触，保证儿童心灵的纯洁。

要使儿童的心理朝着健康的方向发展，保证儿童的身心健康，最佳的方法就是家庭、学校、社会三方面形成统一的方案，社会在完善自身管理的同时，要为家庭以及学校提供必要的资源，使其能够更好地对儿童的心理进行引导。而家庭与学校也要互相配合，通过共同的努力对儿童进行心理健康的教育工作，只有三方面一起努力，才能使儿童的心理更加健康。

12. 家庭对儿童性格特点的影响如何？

良好的性格对于儿童的健康成长和未来发展有着极其重要的影响。一份全国22个城市协作调查组4~16岁儿童的行为问题调查结果表明：全国4~16岁儿童行为问题检出率为 12.97%，可见儿童性格问题已成为一个不可忽视的社会问题。

　　儿童性格特征不是天生的，是在先天素质的基础上，通过后天的家庭、学校和社会环境的影响逐渐形成的。家庭是儿童出生后接触到的最初教育场所，家庭因素对儿童的性格形成与发展有不可忽视的作用。国内学者的调查结果显示文化程度高、工作比较稳定的父母的孩子其性格比较外向；家庭和睦的孩子其神经质和精神质的得分较低，情绪控制比较稳定，情感表达正常；家庭经济收入情况好、幼时在非寄宿制幼儿园的孩子的精神质得分也相对较低。而父母与孩子自身是否为独生子女及父母的婚姻状态并不能影响儿童的性格得分，家庭所处的经济地位和政治地位、文化程度等对儿童性格的形成有非常重要的影响。不良家庭气氛是儿童行为问题发生的重要危险因素。家长应认识到家庭环境在儿童、少年身心发育中的重要作用，注意自己的言行，积极创造一个和睦温暖的家庭氛围，为孩子提供一个健康、和谐的家庭环境，有利于其形成健康的心理、健全的人格。为了促进儿童的心理健康，家长要采取积极的方式，营造亲密融洽的家庭氛围。

13. 多发性抽动症儿童的家长应注意哪些？

　　孩子被诊断多发性抽动症后家长们都有一定的心理反应，但为了治疗好孩子，家长还应以大局为重，正确对待疾病，积极配合医生，参与治疗与康复。建议家长们应注意：①日常生活中的心理教养培养与训练：积极培养孩子的业余爱好与兴趣，有助于减轻症状，建立自信心；积极帮助患儿理解和接受症状，帮助减少负面认知，如"我有个坏毛病"、"我不好，我是奇怪的孩子"等，减轻由于抽动带来的羞愧、不安和自卑；在理解和尊重孩子的基础上给予明确的行为引导，如转移注意力法、消退法，不去理会孩子抽动症状，继续原来正在做的事情。②饮食调整：添加剂是促使抽动障碍患儿发病的危险因素，所以，对于膨化食品和反季节食品尽量少吃；含咖啡因的饮料可加重抽动症状，应避免孩子食用含食物添加剂、色素、咖啡因和水杨酸等食物，如西式快餐、烧烤食品、奶油食品、冷性食品、辛辣食品等。另外，培养孩子正确的饮食文化和饮食习惯。③目前还没有能够完全治愈抽动—秽语综合征的药物，所用的药物主要是控制症状及缓解症状。常用的药物包括：可乐定、胍法辛、肌酐以及抗精神病药物，如氟哌啶醇、利培酮、阿立唑、喹硫平等。家长看到抗精神病药物，就不敢让孩子服用。其实，这些药物于 1961 年开始就用于抽动—秽语综合征的患儿，疗效确切，也是美国、英国、加拿大、澳大利亚等使用最广泛的药物。家长一定要遵医嘱给孩子用药，不可马虎。很多人也提出了不同的行为治疗的方法，如集结消极训练、习惯反向训练、自我监督法、放松练习、生物反馈、感觉统合训练等，个别报道有一定的效果，但有效性尚待长期的、大规模的评估。

14. 分娩方式对抽动障碍有影响吗？

研究调查显示，我国抽动障碍患儿中，早产、难产、剖腹产儿童发病率明显高于正常儿童，其中以剖腹产儿童最多见。专家认为早产、难产儿童与神经发育相对正常儿童滞后有关，而剖腹产儿童则可能是因产道挤压过程缺失所致。

15. 孕期保健可降低抽动障碍的发病吗？

因为孕期的一些并发症可能与多发性抽动症的发生有关系，所以做好孕期保健至关重要。预防如先兆流产、子痫、妊娠严重反应、早期感染发热、孕期风疹、情绪抑郁等这些孕期有害因素的发生，同时防止出生时新生儿窒息、新生儿重度黄疸等危险因素，都可以降低抽动障碍的发病。

16. 多发性抽动症患儿如何预防犯罪？

多发性抽动症作为一种心理障碍和行为障碍性疾病在国外研究已有百年的历史，而我国起步较晚。随着报道的不断增多，逐渐引起了家长们的重视，就诊、确诊多发性抽动的患儿也逐渐增多。国内外研究显示多发性抽动症的患儿多存在以下心理问题：①紧张、害怕心理：由于患儿交替出现挤眼、抽鼻、吸气、扭颈、耸肩等难以自制的肌肉收缩，有的还伴有咳嗽声、打嗝声、犬吠声，甚至出现刻板式骂人话，加之部分老师、家长对本病认识不够，常认为是品德问题、坏毛病，或常被误当作结膜炎、鼻炎、咽炎而反复就诊，以致延误诊断，长期容易造成患儿精神紧张、心烦意乱，一方面害怕受到老师、家长的批评、责骂，另一方面较大患儿又担心害怕自己是否患了难以医治的疾病。②孤独、自卑心理：由于儿童抽动症并未引起人们足够的重视，加之伴有多动症的患儿因自控能力差，课堂上不遵守纪律，注意力不集中，导致学习困难，容易让人们误解为愚笨或低能，又常常受到同学的讥讽、嘲笑和疏远，久而久之，使患儿产生强烈的自卑感，不愿与人交流，逐渐变得孤独、怪僻。③急躁、易怒心理：由于自我控制能力差，病程长，病情反复，当受到意外刺激时患儿常常情绪不稳定，易激动、冲动，性格多任性、倔强、固执，常为一点小事引起强烈反应，大吵大闹，甚至破坏东西，打架伤人。④焦虑、抑郁心理：多见于病程长的、性格内向、胆小、年龄较大的慢性抽动症患儿，尤其是需要长期服药且症状无明显好转者。⑤逆反、仇恨心理：少数家长文化水平低，教育方法粗暴，认为孩子给自己丢脸，轻则骂，重则打；个别老师因孩子学习成绩差影响班级平均分常常训斥孩子，使患儿自尊心受到很大伤害。

根据以上心理障碍情况，医生、家长、教师等应该针对患儿的心理状态进行有效的干预，防止心理障碍进一步加重，甚至走向犯罪。针对患儿方面主要是进行心理护理：应主动热情地与患儿接触、交谈，态度和蔼，耐心了解每个患儿的生活习惯、个性特点及心理活动。对患儿多采用表扬和鼓励、具有启发性的语言。每次复诊都让患儿汇报自己近期的表现和学习情况，对患儿的进步要给予充分的肯定，当进步不大时，要帮助其分析原因，克服急躁情绪。医务人员与患儿之间只有建立良好的合作关系，才能使患儿相信和配合治疗。根据患儿不同的性格特点采取不同的方式，恰当地告之病情，充分调动其主观能动性，树立战胜疾病的信心，让患儿认识到只要积极主动地配合医生的治疗，相信自己的病是可以治好的；让患儿了解自己的不可控制症状是疾病所致，并非品德问题，不要自己看不起自己，主动和老师、同学们进行沟通、交往，多与同伴进行各种各样的游戏活动，从中学会合作、谦让、讲礼貌，逐渐获得同伴的接纳，在集体活动中勇于尝试新事物，失败了不要气馁，成功了更增添信心；告知患儿疾病影响学习成绩下降，只是暂时的，通过治疗、加倍努力后会追上或超过别人的，能够和其他同学一起学习；学会控制自己的情绪，和同学友好相处，认识玩游戏机的危害，平时少看电视，不看恐怖影视剧。针对家长方面的建议：①发现孩子发病后切莫责怪、打骂孩子，因为越责怪越强制，他就越感到紧张，不自主动作也就越频繁，孩子会逐渐变得胆小、自卑。帮助孩子排除紧张感和恐惧感，无论他的动作如何使人生气，既不要注意他的样子，也不要模仿他、取笑他。让孩子生活在平静和自信的气氛中，给孩子创造一种宽松的治疗环境。②鼓励和引导孩子参加各种有兴趣的游戏和活动，转移其注意力。对极少数顽固抽动障碍的患儿，家长要帮助他们用意念去克制自己的抽动行为，可以采用正强化法，只要孩子的抽动行为有一点减轻，就及时给予适当的表扬和鼓励，以强化孩子逐渐消除抽动行为。对于发展同伴关系有困难的患儿，有必要进行社交技能训练。③不要对孩子期望过高，要求过严。如果管教孩子的方式简单生硬，孩子就会背负着沉重的压力，整天提心吊胆，不利于疾病的恢复。④严格按医嘱服药，决不能治治停停，病情反复拖延再治疗比初治疗要难得多。服药过程中随时注意药物的不良反应。⑤多和老师交流孩子在学校的各种情况，让老师提醒同学们不要因患儿的怪异动作而哄笑、讥讽、嘲弄，要主动与患儿接触，帮助其解决由于疾病带来的生活和学习上的不便，当患儿在学习上有所进步时，要及时鼓励；避免退化性培养和过分保护，尤其是对单亲家庭的孩子。

17. 智力低下儿童如何预防抽动障碍发生？

有关多发性抽动症患儿智力发育情况在过去的研究中没有一致性结论。国内外研究采用正规的智力量表进行筛查，结果表明多发性抽动症患儿中无智商优秀者，也无智力低下者，但由于中下及临界水平智商者所占比例比较高，使多发抽动症患儿的平均智商呈偏低趋势，可能因为多发抽动症患儿的注意力不集中，影响学习和潜力的发挥，以及常伴有的性格和行为问题，影响了患儿与环境的交往和减少了实践机会，妨碍了智力的发展。一般来说，多发抽动症患儿病程长短、起病早晚、治疗与否对智力没有明显影响，智商不随病程延长而下降，提示多发抽动症的预后较好。

病因学研究发现，多发抽动症患儿中既往存在围产期异常者较多，因此认为围产期因素也可能与多发性抽动症发病有关。如早产、双胎、妊娠前3个月反应严重、孕母因素（情绪不良、吸烟、饮酒、喝咖啡、极低频磁场暴露等）、胎儿或新生儿疾病（宫内窒息、宫内感染、脐带绕颈、新生儿窒息、出生低体重、新生儿缺氧缺血性脑病和颅内出血等），这些因素易导致胎儿或新生儿脑部受损，是发生多发性抽动症的危险因素，也是多发性抽动症患儿智力低下的原因。

功能影像学显示，TS 患儿基底节神经元活性降低，前额叶、顶叶、颞叶活性增加。功能影像学显示，TS 患儿基底节神经元活性降低，前额叶、顶叶、颞叶活性增加。正电子发射断层扫描（PET）显示，TS 患者双侧基底节、额叶皮质和颞叶的糖代谢率较正常组明显升高。有学者采用单光子发射计算机断层成像扫描（SPECT）研究发现，TS 患儿左侧尾状核、扣带回、右侧小脑及左侧前额叶背外侧等区域脑血流灌注值显著低于对照组，发生抽动症状严重程度与中小脑、右侧前额叶背外侧及左侧前额叶背外侧区血流量呈正相关。

目前神经解剖与功能影像学研究提示，TS 发病与基底神经节和前额皮质等部位发育异常有关，病变以基底节为中心，大脑皮质—基底节—丘脑—皮质神经环路的结构及功能发生异常。也有观点认为，TS 行为运动异常与杏仁核—纹状体通路障碍有关，不自主发声可能是与扣带回、基底节及脑干不规律放电有关。

智力低下儿童预防抽动发生应从以下几个方面入手：①确诊多发性抽动时应该仔细查找病因，确定其有无中枢神经系统先天发育异常、有无染色体和代谢性疾病；②了解患儿智力发育状态，进行智力测试有时是必要的；③根据患儿智力测试水平进行相应干预，如智力开发、感觉统合训练、语言训练等；给予患儿营养神经药物，促进神经系统发育、治疗已有的神经损伤；教育目标应根据患儿实际水平进行制订，防止拔苗助长现象发生，因地制宜，有目的和针对性进行学习教育；④定期评估，标本兼治。

18. 如何避免铅中毒？

国际上关于儿童铅中毒的防治，有著名的三句话：环境干预是根本手段，健康教育是主要方法，临床治疗是重要环节。家长需要注意的事项有：培养儿童养成勤洗手的良好习惯，特别注意在进食前一定要洗手。常给幼儿剪指甲，因为指甲缝是特别容易匿藏铅尘的部位。经常用湿拖布拖地板，用湿抹布擦桌面和窗台。食品和奶瓶的奶嘴上要加罩。经常清洗儿童的玩具和其他一些有可能被孩子放到口中的物品。位于交通繁忙的马路附近或铅作业工业区附近的家庭，应经常用湿布抹去儿童能触及部位的灰尘。不要带小孩到汽车流量大的马路和铅作业工厂附近玩耍。直接从事铅作业劳动的工人下班前必须按规定洗澡、更衣后才能回家。以煤为燃料的家庭应尽量多开窗通风。儿童应少食某些含铅较高的食物，如松花蛋、爆米花等。有些地方使用的自来水管道材料中含铅量较高，每日早上用自来水时，应将水龙头打开 1~5 分钟，让前一晚囤积于管道中、可能遭到铅污染的水放掉，且不可将放掉的自来水用来烹食和为小孩调奶。儿童应定时进食，空腹时铅在肠道的吸收率可成倍增加。保证儿童的日常膳食中含有足够量的钙、铁、锌等。应加强对学习用品生产及销售的管理，生产厂家应向学校提供质量检验证明等。

19. 如何避免儿童心理刺激？

儿童多发性抽动症是一种起源于儿童期的常见的慢性神经精神障碍疾病。该病除了引发抽动障碍症状外，常常伴发多种心理障碍，患儿容易产生一些自卑感甚至出现孤僻、固执等心理，严重影响患儿身心健康的发育、学习和生活。此外，由于该病治疗较为困难且易复发，因此，家属对患儿的治疗过程易产生焦虑、紧张等负面情绪，给家庭带来了沉重的心理负担。目前，临床主要采取药物疗法和心理疗法治疗该病。心理治疗注意以下问题：①避免精神创伤、精神压力过大、情绪波动等可诱发或加重抽动的因素。②注意家庭教育方式，抽动障碍与家庭教养不当有关，家庭的物质环境、气氛、父母养育方式和家庭结构等对儿童心理发展、个性形成可产生重要影响。③儿童个性调整：抽动障碍患儿有不同程度的个性异常，如孤僻、易冲动、性格内向、焦虑、适应外界环境能力差等，行为问题发生率较高，且存在家庭精神环境不良（如不和谐、多冲突、少娱乐、少情感交流），均提示这些因素对患儿的发病和病情加重可能有一定的影响。④饮食调整：抽动障碍的发病及加重也与饮食有关，如谷氨酸类食物添加剂的滥用，可乐及咖啡可能诱发和加重抽动。因而，改善患儿的家庭生活环境、改变饮食结构，可能减少患者抽动障碍的发生率或减轻症状。尤其对于有家族史者更应注意改善家庭生活环境和合理的饮食结构。⑤心理疏导：加强心理疏导，辅助药物配合心理治疗，达到缓解患者症状的目的。家属应注意缓解患儿焦虑紧张情绪，不宜对孩子的症状表示过分关注，更不能责骂或体罚。引导孩子从事其他正常学习、文体活动，鼓励与其他孩子一起做游戏，以转移注意力，并向孩子说明疾病的性质及可治愈性，以消除顾虑。

20. 为什么重视多发性抽动症患儿物质滥用？

物质滥用是指非医疗目的的自行反复、大量地使用某些物质。精神活性物质的使用不仅能引起令人愉悦欣快的感觉，而且还会引起对欣快感的强烈渴求，并迫使人们无止境地用药，导致非医疗目的的自行反复、大量地使用，即通常所说的"物质滥用"。

精神活性物质是指能够影响人类情绪、行为，改变意识状态，并有致依赖作用的一类化学物质，人们使用这些物质的目的在于取得或保持某些特殊的心理、生理状态。WHO 已经将酒精、烟草、非法药物滥用列入危害健康的 20 个高危因素之一，在全球疾病十大危险因素中，烟草、酒精的使用都被列入前 5 位。我国也同样面临严重的物质滥用问题。2012 年《国家药物滥用监测年度报告》的数据显示，初次滥用药物的人群中约 50% 年龄为 25 岁以下，其中以海洛因与合成毒品为主。精神活性物质的滥用与多种疾病的发生和死亡有关，因此，重视儿童物质滥用非常必要。

青年是青少年和成年的过渡期，因此精神活性物质滥用的干预和治疗措施有必要以青年人为目标，而且针对男性和女性的不同特点，需要采取不同的措施。比如，针对年龄段较低、有家族史的青年男性，青少年多发性抽动症发病后应该采取尽早给予酒精和药物滥用干预措施，同时对其家庭其他成员进行家庭教育宣传，降低家庭成员的酒精或者药物使用率，可能会有助于减少青少年的精神活性物质滥用行为。同时，应为青少年男性提供心理卫生治疗，评估和治疗物质滥用是很重要的。

21. 行为改变阶段理论是什么?

　　行为改变阶段理论由 Prochaska 等人于 1983 年提出。该理论认为行为改变包括一系列过程，分别为无意图期阶段、思考阶段、准备阶段、行动阶段和维持阶段（图 1）。通过了解患者目前所处的行为阶段，结合不同内容的动机访谈技术，帮助患者纠正物质滥用行为。

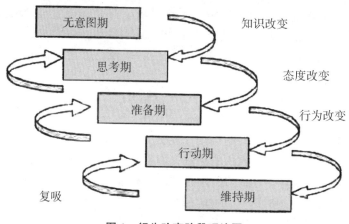

图 1　行为改变阶段理论图

22. 多发性抽动症共患注意缺陷多动障碍患儿应注意什么?

　　国外学者对 1985—2011 年间与抽动障碍患病率有关的研究进行荟萃分析，结果显示儿童 Tourette 综合征的患病率为 0.77%，男童为 1.06%，女童为 0.25%，短暂的抽动障碍患病率为 2.99%。注意缺陷多动障碍（ADHD）是抽动障碍最常见的并发症，主要临床特征为注意力缺陷、多动、易冲动行为。按症状可分为注意力缺陷为主型、易冲动/活动过度型为主型以及混合型。在抽动障碍患儿中 ADHD 的并发概率在 50% 左右，但由于抽动障碍及其并发症的症状都随时间和年龄改变而变化，所以导致不同研究报道有所差异。目前两种疾病病因均不清楚，但大多认为是遗传因素为主，环境因素共同参与作用下发生的。关于两种疾病的基因研究认为两种疾病都是多基因作用的结果。抽动障碍合并 ADHD 的治疗应该是包括行为干预和心理社会治疗等在内的综合治疗，药物治疗应该以非药物治疗为基础。

　　我国大多数孩子为独生子女，家长过于溺爱孩子，导致孩子心理承受能力低、抗挫折能力差，再加之课业负担重，家长期望过高，要求严格，升学压力大，小儿精神负担压力过大或屡遭挫折或批评，则心情压抑、心理冲突频现而容易导致发病。对于这类患儿建议要注意以下事项：①家长平时要注意合理的教养，重视儿童的心理状态，培养良好的生活习惯，不要在精神上施加压力，要善于说服，少责骂或体罚，多安慰和鼓励；②生活上注意饮食，不进食冰冷、兴奋性、刺激性的饮食，尤其是辛辣、海鲜发物等；③注意生活起居，注意休息，少看电视、电脑，不看紧张、惊险、刺激的电视节目；④鼓励患儿参加适当的体育活动，通过运动进行调节，减轻患儿的精神压力，从而帮助疾病恢复；⑤增强机体免疫力，提高患儿体质，避免各种病毒、细菌等感染；⑥培养良好的性格，开朗、乐观、大度、积极向上的心态，避免内向、争强好胜、好大喜功、斤斤计较、脆弱、敏感等心理倾向；⑦建立和善的家庭关系；⑧正确对待疾病。

23. 儿童心理门诊咨询常见疾病是什么？

随着医学模式的转变、生存发展竞争的激烈及儿童背负的附加期望值的增加，儿童的心理行为问题逐渐显性化，儿童心理咨询工作已被人们关注和重视。一项国内对 2000 名儿童心理咨询结果显示：男女儿童咨询比例为 2.87：1，不同年龄儿童来门诊咨询的比例不同，其中以 6~12 岁的小学生咨询比例最高，占61%，其次是 3~6 岁的学龄前儿童，第三位是 12~18 岁初高中阶段的青少年，最末位是 3 岁前的幼儿。儿童咨询心理行为问题类别构成处于前 4 位的心理问题依次是学习困难、精神发育迟滞、抽动障碍及注意缺陷多动障碍，提示这 4 种障碍的发病率较高，同时说明儿童的学习状况及智力低下比较受家长和老师重视，异常的行为动作（指抽动症状）及超出正常的好动、注意力不集中比较容易被发现。

24. 儿童心理行为问题构成有哪些？

儿童心理行为问题构成见表 5。

表 5　儿童心理行为问题构成

心理行为问题	人数	比例（%）	排序
学习困难	447	25.7	1
精神发育迟滞	265	15.2	2
抽动障碍	255	14.6	3
注意缺陷多动障碍	130	7.5	5

心理行为问题	人数	比例（%）	排序
行为问题	78	4.5	6
语言障碍	72	4.1	7
发展咨询	67	3.8	8
情绪情感障碍	62	3.6	9
品行障碍	48	2.8	10
神经症	48	2.8	10
孤独症谱系疾病	32	1.8	12
睡眠障碍	18	1.0	13
精神障碍	3	0.2	14
其他心理行为问题*	217	12.5	4

注：*其他包括交往、适应问题、创伤后应激问题、癔症、社会功能不良如选择性缄默、反应性依恋、身心问题以及不能归类的心理问题。

25. 不同年龄儿童心理行为问题是如何分布的？

儿童心理行为问题分布见表6。

表6　儿童心理行为问题分布

问题	年龄			
	0~3 岁	3~6 岁	6~12 岁	12~18 岁
学习困难	0.1	1.0	21.0	3.6
精神发育迟滞	0.9	4.6	7.6	2.1
抽动障碍	0.1	1.4	11.1	2.1
注意缺陷多动障碍	0.1	1.9	5.2	0.3
行为问题	0.2	1.3	2.5	0.5
语言障碍	1.0	2.1	0.9	0.1
发展咨询	0.9	1.1	1.3	0.6
情绪情感障碍	0.1	0.6	1.5	1.3
品行障碍	0.1	0	1.6	1.1
神经症	0	0.4	1.1	1.2
孤独症谱系疾病	0.1	1.3	0.4	0.1
睡眠障碍	0	0.2	0.5	0.3
精神障碍	0	0	0.1	0.1
其他	0.4	3.7	6.7	1.7

26. 不同年龄儿童的心理行为问题都有哪些？

不同年龄儿童的心理行为问题比例有显著差异，其中0~3岁幼儿处于前4位的心理问题依次是语言障碍、精神发育迟滞、发展咨询和行为问题；3~6岁学龄前儿童处于前4位的心理问题依次是精神发育迟滞、语言障碍、注意缺陷多动障碍和抽动障碍；6~12岁学龄儿童处于前4位的心理问题依次是学习困难、抽动障碍、精神发育迟滞和注意缺陷多动障碍；12~18岁儿童的心理问题处于前4位的依次是学习困难、精神发育迟滞、抽动障碍和情绪情感障碍，可见不同年龄段儿童会出现不同的心理问题。

27. 已经确诊为多发性抽动症的儿童家长日常生活应注意哪些？

抽动障碍是一种起病于儿童和青少年期，以快速、不自主、突发、重复、非节律性、刻板、单一或多部位肌肉运动抽动或（和）发声抽动为特点的一种复杂的、慢性神经精神障碍。根据发病年龄、病程、临床表现和是否伴有发声抽动分为短暂性抽动障碍、慢性运动或发声抽动障碍、Tourette综合征3种临床类型。抽动症疾病对孩子的身心伤害是极大的，疾病的后期孩子发病时面部狰狞，很多小伙伴都会由于害怕患儿的行为而渐渐疏远，孩子的自尊心受到了挑战。如果患儿伴有咽部发声的话，大多数患儿不能正常上学或被迫转学。若治疗不及时的话，孩子只会越来越自卑，往往伴有多发性抽动症的共患病，导致临床上更为难治。因此，家长在发现孩子有抽动症的倾向时应及时带孩子到正规的医院进行检查治疗。

多发性抽动症的家长在日常生活中应该注意以下几个方面：①家长要鼓励和引导孩子参加各种有兴趣的游戏和活动，转移其注意力。另外，要启发孩子从事适当的体育活动，体育活动会帮助孩子摆脱自己的封闭状态，振作精神，完全放松。②家长或老师碰到这种情形，切莫责怪孩子，因为越责怪越强制他就越感到紧张，不自主动作就越频繁，孩子会渐渐变得胆小、自卑。③对极少数顽固性抽动障碍的孩子，家长应该注意帮助孩子自我控制，鼓励患儿自己用意念去克制自己的抽动行为，可以采用正强化法，只要孩子的抽动行为有一点减轻，就及时给予适当的表扬和鼓励，以强化孩子逐渐消除抽动行为。④帮助孩子排除紧张感和恐惧感。家长要千方百计地创造条件，让孩子生活在平静和自信的气氛中。无论他的动作如何使人生气，既不要注意他的样子，亦不要模仿他、取笑他。⑤避免心理精神刺激，如夫妻吵架、激烈动画片及电影、紧张惊险的小说等均对孩子不利，不能太性急，切勿训斥打骂孩子，需要逐渐诱导，耐心劝说。⑥不要认为孩子有病就过分溺爱、顺从，此类患儿多任性、固执，如不注意纠正，易有不良倾向。

除此之外，建议：①家长自己不要过分担心紧张，并对本病要有比较正确的认识，积极配合医生对孩子进行治疗，合理安排孩子的生活和学习，对孩子的抽动症状不能批评指责，也不要总是提醒孩子控制，通过合理安排孩子的生活学习、转移注意力的方法减轻症状，帮助他们正确处理好与同伴的关系，正确面对同伴的讥讽和嘲笑；②正确处理好学习问题，改善学习行为，提高自信心，老师要出于爱心，对此类患儿要更加爱护，并提醒同学们不要因为患儿的怪异动作而哄笑、讥讽看不起，主动与患儿多接触，帮助解决由于疾病带来的学习和生活上的不便，在学习有所进步时，要给予及时的鼓励；③学校和家长处理对策不当、受到歧视、打骂或被停学处理，可使患儿与学校、家长的矛盾激化，造成情绪抵触等情况，常常使病情加重，预后也比较差。因此，家庭和社会的温馨对患儿的心理健康发育和疾病的康复非常重要。在这方面老师和家长的责任非常重大。

综上所述，家长不仅要关注孩子的心理问题，更重要的是家长更应注意自己可能存在或多或少的一些"心理问题"。由于本病的发病目前尚无科学定论，因此家长更不必太过于查找发病的原因，更不必过于自责是不是父母养育失败的结果，甚至于产生绝望的情绪。

28. 家庭为 Tourette 综合征患儿提供什么性质的帮助？

Tourette 综合征协会地方分会及其支持组织让 Tourette 综合征患者家庭互相交流彼此的看法，对相同问题的想法和感受，家庭疗法常常是很有帮助的。对 Tourette 综合征的父母来说，他们必须在认识和过分保护之间做到不偏不倚。对小孩的某些行为，父母要能判断出是否是 Tourette 综合征的症状或是不良的行为习惯，然后再做出适宜的反应。对于社会不可接受的行为，父母要尽可能鼓励小孩控制他（她）的行为，学会用社会更能接受的行为去替代那些不被社会接受的行为。父母要尽可能多地给 Tourette 综合征患儿独立的机会。

29. 与抽动障碍有关的网上信息资源有哪些？

随着计算机的日益普及和互联网的飞速发展，医学领域里各专业网站像雨后春笋般建立起来。通过上网浏览和查询医学专业网站，能够方便和快捷地获取自己感兴趣的医学信息。就抽动障碍而言，一些国家和地区在成立了 Tourette 综合征协会（Tourette Syndrome Association，TSA）后，又相继建立了自己的专业网站；我国目前尚未成立抽动障碍协会，也未建立有关本病的专业网站。抽动障碍协会网站提供的服务内容主要包括介绍该专业协会机构的大致情况，资料信息分类，专业会刊的内容，最新研究成果公示，发布新闻和学术会议通知，医生或研究人员信息交流讨论专栏，患者及其家属俱乐部，与其他网站以及著名搜索引擎的链接，还有广告、启事等。各个国家抽动障碍协会网站提供的服务内容是有所不同的，有些网站内容很丰富，而有的网站内容比较简单。直接进入 Tourette 综合征网站（Web site of Tourette syndrome）浏览其网页上的内容，可以了解本病的有关知识、研究专业动态以及其他相关信息等。下面列举的是一些国家 Tourette 综合征协会建立的抽动障碍专业网址：

美国 Tourette 综合征协会（Tourette Syndrome Association of America）网址为 www. tsa-usa. org

美国新泽西州 Tourette 综合征协会（Tourette Syndrome Association of New Jersey）网址为 www. tsanj. org

美国佛罗里达 Tourette 综合征协会（Tourette Syndrome in America）网址为 www. tsa-fl. org

澳大利亚 Tourette 综合征协会（Tourette Syndrome Association of Australia）网址为 www. tourette. org. au

澳大利亚维多利亚 Tourette 综合征协会（Tourette Syndrome Association of Victoria in Australia）网址为 www. devolution. com. au/tourette

比利时 Tourette 综合征协会（Tourette Syndrome Association of Belgium）网址为 www. tourette. be

巴西 Tourette 综合征协会（Tourette Syndrome Association association of Brazil）网址为 http://toctourette. blogspot. com. br/

加拿大 Tourette 综合征协会（Tourette Syndrome Association of Canada）网址为 www. tourette. ca

欧洲 Tourette 综合征协会（Tourette Syndrome Association of Europe）网址为 http://tourette-eu. org

法国 Tourette 综合征协会（Tourette Syndrome Association of France）网址为 http://www. france-tourette. org

德国 Tourette 综合征协会（Tourette Syndrome Association of Germany）网址为 www. tourette-gesellschaft. de

冰岛 Tourette 综合征协会（Tourette Syndrome Association of Iceland）网址为 www. tourette. is

爱尔兰 Tourette 综合征协会 Tourette Syndrome Association of Ireland) 网址为 www. tsireland. ie

意大利 Tourette 综合征协会 （Tourette Syndrome Association of Italy） 网址为 www. Tourette. it

日本 Tourette 综合征协会 （Tourette Syndrome Association of Japan） 网址为 http://www. dab. hi-hone. jp/fushicho-2lc/

荷兰 Tourette 综合征协会 （Tourette Syndrome Association of Netherlands） 网址为 www. tourette. nl

新西兰 Tourette 综合征协会 （Tourette Syndrome Association of New Zealand） 网址为 http://www. tourettes. org. nz/home

挪威 Tourette 综合征协会 （Tourette SyndromeAssociation of Norway） 网址为 www. touretteforeningen. no

波兰 Tourette 综合征协会 （Tourette Syndrome Association of Poland） 网址为 www. tourette. pl

中国台湾地区 Tourette 综合征协会 （Tourette Syndrome Association of Taiwan） 网址为 www. ttfa. org. tw

一些国家的专业机构还建立了有关抽动障碍的网页，丰富了本病的网上信息资源，如 Tourette 综合征网址为 www. tourettesyndrome. org，抽动障碍帮助网址为 www. tourettehelp. com，抽动障碍病例资料网址为 www. cw. bc. ca/childrens/mhrev05/cats/rescat01. html，Tourette 综合征附加症 （Tourette Syndrome Plus） 网址为 www. tourettesyndrome. net 等。直接访问这些专业网站，能够了解到丰富的抽动障碍知识。

30. 如何搜索抽动障碍的相关信息？

要在海量的互联网信息资源中快速找到自己需要的资讯，就要用到搜索引擎，它是互联网用户进行信息查询的最主要工具。它采用一定的策略在互联网中搜索信息，对信息进行分解、提取、组织和处理，为用户提供检索服务，起到信息导航的作用。搜索引擎包括通用和医学专业搜索引擎。常用的通用搜索引擎如百度 （wvvw. baidu. com）、雅虎 （www. yahoo. com）、搜狗 （www. sogou. com） 等，常用的医学专业搜索引擎如 medexplorer （www. medexplorer. com）、health a to z （www. healthatoz. com）、medical matrix （www. medrriatrix. org/index. asp） 等。使用搜索引擎检索信息，要先设定好搜索的关键字或检索词条。在网络中检索到的文本和图片等信息资料可以进行下载保存。除了使用 IE 自带的下载功能下载网络资源外，还可以使用专业的下载工具来加快下载速度，常用的下载工具有迅雷和网际快车等。医务人员可以通过搜索引擎检索到互联网上海量与医学相关的文献数据，以最短的时间得到最新的中英文医学信息资料或医学指导。

WWW（world wide web）：可简称为 Web，也称万维网，是目前互联网上最方便、使用最火爆的信息服务类型。通过万维网可以存取世界各地的超媒体文件，包括文字、图形、声音、动画、资料库及各种软件。万维网是当今全球最大的电子资料库，存储着大量的信息资源，涉及社会、生活、科学的各个领域，而且每天、每个时刻都在增加新的内容和数据。Web 的特点是超文本，例如对某个高光点的词或者图像有兴趣，用鼠标点一下，与此有关的信息就出现在屏幕上，这种链接方式称作超文本。用户不必知道这些信息储存在何处，它所在的服务器可能近在隔壁，也可能远在万里之外。它的网址以 http://www. 开头，通过超联方式自动寻找目标机构。必要时，通过检索工具 Yahoo（http：//yahoo.com）等可方便地查寻所需机构的网址。互联网上有成千上万个网站，以文字、数据、图像、声音等形式提供信息。

预后篇

1. 多发性抽动症的预后如何？

　　20 世纪 70 年代以前多发性抽动症被认为是一种终身性疾病，但近年来的研究表明本病是一种发育障碍性疾病，至青春期后有自然完全缓解的可能，预后相对良好。对大多数多发性抽动症患者来说，儿童时期起病后往往症状起伏波动，到了青少年时期症状达到顶峰状态，至青少年后期经常是抽动严重性稳定下来和开始缓和的一个时期，在成年早期症状出现相当大的改善。据估计，多发性抽动症患者到了成年时，大约 1/3 的患者抽动症状完全缓解，1/3 的患者抽动症状明显减轻，另有 1/3 的患者抽动症状不会有显著的改善。

　　一般来说，95% 的患儿在 11 岁前发病，青春前期抽动加重最明显，至 18 岁时，50% 的患者的抽动可停止。

　　多发性抽动症的自然完全缓解率为 5%~52%，但真正完全终生缓解是极少见的。延续至成年的抽动症严重程度可明显减轻。抽动不会威胁生命，也不会缩短寿命，几乎不影响智力，大部分患儿可拥有接近正常的生活，可胜任所从事的任何工作。

　　Bruun 于 1988 年对 13 例多发性抽动症患者随访 5~15 年，结果发现 52% 的患者未经药物治疗而有自发的缓解，其中 36% 在 13~19 岁自然缓解，9% 在 20 岁早期自然缓解，5% 在 20 岁晚期或 30 岁早期自然缓解，2% 直到 50 岁时才缓解。虽然多发性抽动症的抽动症状可随着时间的推移逐渐减轻或自行缓解，但仍有不少病例症状迁延或停药后症状复发，亦有少数病例治疗后症状无明显改善，可持续至成年或终生。也有部分难治性病例，尤其伴有行为障碍和精神障碍的病例治疗仍有不少困难，甚至持续终生。

2. 影响抽动障碍预后的因素有哪些？

　　20 世纪 70 年代以前抽动障碍被认为是一种终身性疾病，但近年来的研究表明本病是一种与遗传有一定关系的发育障碍性疾病，预后（prognosis）相对良好。大部分抽动障碍患儿到了成年期后可正常生活，也可胜任所从事的任何工作，但也有部分难治性的病例，尤其伴发行为症状和精神障碍的病例，当前治疗上仍有不少困难，预后较差。一项由 22 个国家 3500 例抽动障碍患者参加的研究结果显示，在接受治疗的情况下，16 岁以后的抽动障碍患者仍有 19.4% 症状明显。影响儿童抽动障碍预后的因素很多，且各家报道不一，主要有以下几个方面。

1）年龄因素：抽动障碍的起病因人而异，可以突然起病，但大多数为逐渐起病，部分在之后自然缓解。部分少年时期起病的患者在以后的 10 年内抽动症状可完全显现，但有时抽动症状每天或每周都有明显变化；部分病例到了少年后期、成年早期抽动症状才开始改善，约 1/3 患者抽动症状完全消失，其余 2/3 患者症状改善、程度减轻，可不造成损害，但有可能偶尔反复直至终生。极少数老年人诊断为抽动障碍，65 岁以上患者不超过全部患者的 1%。此外，也有人认为起病于 4~6 岁抽动障碍儿童预后较差。

来自于临床和人口学研究表明，80% 起病于 10 岁前的抽动障碍患儿在青春期症状会明显减少或减轻；至 18 岁时，50% 的抽动障碍患儿抽动症状可停止，延续至成年的抽动障碍严重性可明显减轻；尽管可能残留轻微抽动症状，但 18 岁后人群抽动强度和频度多数会降至不影响患者社会功能程度。当然，也有部分难治性病例，尤其是伴有共患病的抽动障碍患儿，治疗仍存在不少困难，如约 20% 抽动障碍患儿抽动强度不会减弱，仍存在中等程度总体功能损害，甚至部分患儿成年期症状加重，进而可能出现严重并发症。有研究总结抽动障碍患儿成年期的 3 种结局：1/3 患儿抽动症状缓解；1/3 患儿抽动症状减轻；1/3 患儿抽动症状一直迁延至成年或终生，可因抽动症状或伴发的心理行为障碍而影响患儿生活质量。

2）疾病严重程度的影响：对于抽动障碍预后的评估，有赖于长期随访资料的分析。一般来讲，抽动障碍的病程转归对大多数患者来讲，可能是良性的，但确有一小部分患者可因严重抽动症状、强迫行为、品行障碍等而影响患者的生活质量。有研究资料表明，于儿童期起病的抽动障碍，在青春期过后 40%~50% 的患者抽动症状自然缓解，25%~30% 的患者抽动症状明显减轻，剩下 25%~30% 的患者抽动症状迁延到成年。

3. 多发性抽动症儿童能上学吗？

对多发性抽动症儿童的教育管理，应该和其他普通孩子一样正常管理和教育。抽动障碍儿童的智力发育和普通儿童基本是相同的。多发性抽动症对智力一般不会受影响，所以患儿可以正常上学学习。

4. 多发性抽动症患儿与人如何交流？

家长应该鼓励多发性抽动症患儿与别人正常交往，一般情况，病情较轻且行为基本正常的患儿基本能够与周围的人正常交流、融洽相处。家长可以鼓励患儿多外出玩耍，多交朋友，使其形成外向性格，以最大限度地减少抽动障碍带给患儿的不好影响。但是，病情较重的患儿与他人交往时可能存在一定困难，一方面是表达语言上言不由衷，另一方面是由于学习成绩下降或因自己的特殊症状表现而自卑退缩，再者有可能因为频繁秽语及怪异行为遭到周围人排斥，这样不仅给患儿人格的形成带来影响，也给其日常生活带来诸多不利。此时，家长应尽情发挥亲情关系的优势，主动接近孩子，走进孩子的心灵，积极沟通，帮他解开心中的暗结。也可以积极找医生治疗或找心理医生治疗，鼓励孩子大胆说话，有疑问多请教，家长和周围人的关心可以给孩子创造一个温馨的环境，有利于孩子心理的改善。总之，对本病儿童在积极治疗的同时，鼓励孩子与周围的人正常交往，无疑对孩子的心理有着重大影响。

5. 多发性抽动症患儿有哪些心理损伤？

多发性抽动症患儿的症状会使患儿远离同龄人。在家里或学校，孩子对抽动症状的紧张心理和被周围人讥笑的恐惧及惭愧给他们带来了很多痛苦，使他们产生受害感，甚至抑郁、发怒。他们较正常儿童有更多的焦虑、疲劳和注意力集中困难的表现。伴有多动注意缺陷的孩子更易发生心理问题。青春期后，被同龄人理解和接受的要求及求知欲望逐渐增加，但又在病情未被控制的情况下常难以实现，这就使患儿自尊心受到不同程度的损伤，也使他们更痛苦。想到难以控制的症状，患儿往往会退缩，变得害羞、孤独、抑郁。随着病程的延长与年龄的增长，患儿的心理问题越明显。

6. 多发性抽动症患儿能转变成精神病吗？

抽动障碍可以与精神分裂症作为共患病存在，也可能是精神分裂症的早期阶段的特殊临床表现，目前，两种疾病共存的机制尚不完全明确。研究发现，小儿抽动障碍与精神分裂症具有共同的发病基础：①重叠的受损脑区，如额上回、额中回、额内侧回、中央后回、枕叶、海马回、海马旁回等；②类似的异常神经递质，如5-羟色胺、多巴胺、乙酰胆碱、γ-氨基丁酸、谷氨酸等；③一致的遗传学背景，有研究表明，抽动障碍与强迫行为具有相同的表达基因，而强迫行为及精神分裂症有高度相关性。此外，抽动障碍的神经和行为发育异常也可能是发生精神分裂症的高危因素，或者是它的病理学基础。在西药治疗方面，抗精神病药物氟哌啶醇、利培酮等均可改善抽动障碍的症状。然而，对于二者共存的确切机制尚有待进一步研究。

7. 多发性抽动症患儿长大后适合什么职业？

大多数人一提起多发性抽动症，常常会想到这个疾病对学习的负面影响，甚至多数人认为这样的孩子长大后将很难找到工作，即使找到工作，也会经常更换，在工作中不会有什么成就。确实有很多患多发性抽动症的孩子在长大后在工作上可能出现一些问题。但是，多发性抽动症的孩子长大后还是具有其擅长之处的，因为他们有旺盛的精力、奇特的想象力和好动的特性，因此他们更适合销售、软件设计、股票经营、手工创作和绘画、作曲或某些体育项目等职业，这就是多发性抽动症患儿的优势所在，在这些行业中他们可能会有发明创造，获得成功的概率也很大。据说大发明家爱迪生、天才科学家爱因斯坦、大音乐家莫扎特等名人在小的时候也曾是个多发性抽动症的孩子。与其让他们与别人合作，还不如让他们从事更能发挥自己能力的工作，也许还会有所成就。当然，如果真的要想在事业上有所建树，还是需要克服种种心理障碍的。另外，家长要仔细观察日常生活中抽动症患儿对什么感兴趣、热衷于什么，给他们建立一个能施展其兴趣和能力的环境。

8. 多发性抽动症患儿语言障碍的预后如何？

多发性抽动症患儿的语言功能障碍多是由于喉部肌肉及发音肌群的不自主抽动造成。表现为其语音单调生硬，正常语音节律破坏，有时突然变成难以听清的耳语声，甚至只见口型听不到声音。多发性抽动症患儿一般语言障碍预后良好，随着年龄的增长大多可随着抽动障碍的好转而随之好转，极少见有永久性语言功能障碍，但多发性抽动症患儿由于发声抽动症状干扰同学学习和课堂秩序，受嘲笑、歧视以致性格孤僻、行为偏激，可影响患儿语言功能预后，需重视对患儿的心理精神方面的治疗。多发性抽动症的患儿在幼年阶段如家庭环境及教育不良、社会心理发育缺陷都可能影响多发性抽动症患儿的语言功能。因此，对多发性抽动症的患儿采取正确抚养与教育方法，培养良好健全的性格和行为习惯是改善其语言功能障碍预后的重要条件。

9. 多发性抽动症患儿最终学业成绩如何？

多发性抽动症患儿有 25%~50% 概率会有学习困难，学习困难是指儿童在适当的学习机会时，学业一方面或几方面的成就严重低于智力潜能的期望水平，多发性抽动症患儿的学习困难部分是抽动本身的影响。例如：不能控制的抽动和发声，影响注意力的集中，严重肢体抽动使患儿的眼睛很难盯在书本上，老师和同学的鄙视和嘲笑也使患儿产生厌学情绪等。但是，多发性抽动症患儿的学习困难是可逆的，随着病情的好转学习成绩也会随之提高。

10. 多发性抽动症患儿身体其他器官功能有变化吗？

多发性抽动症患儿并无直接的身体其他器官功能的损伤，然而多发性抽动症往往继发或伴发于其他器质性疾病，如反复上呼吸道感染、鼻窦炎、结膜炎、脑炎、脑外伤、染色体异常、先天性代谢缺陷等，则可因其伴发疾病或继发疾病影响身体其他器官功能。另外，多发性抽动症患儿易存在自伤行为，也可间接造成身体损伤，因此，对多发性抽动症患儿的心理疏导及其基础疾病的治疗是避免多发性抽动症患儿身体其他器官受损的关键。

11. 多发性抽动症患儿神经系统永久功能怎样？

多发性抽动症现无确切证据证明其可导致永久性神经系统功能障碍，但是否多发性抽动症会对神经系统造成一过性或部分性神经功能损伤仍存在争议。Shapiro 等于 1978 年发现 57% 的多发性抽动症患儿有精细神经方面缺损；而近年来采用与正常人群相比较的研究方法，结果发现大多数多发性抽动症患儿神经系统检查正常，仅少部分多发性抽动症患儿表现为姿势异常、反射不对称、运动不协调、轮替运动障碍、肌张力异常、斜颈和发音困难等。

大多数国外研究认为多发性抽动症患儿的智力在平均水平，近年来我国学者对 39 例 7~14 岁多发性抽动症患儿的智力功能进行测查，结果显示患儿的语言智商、操作智商和总智商在正常范围，智商平均约 99，与对照组相比差异无显著意义，表明多发性抽动症患儿总的智力水平正常，与国外的研究结果基本一致。

12. 药物对于多发性抽动症预后有什么影响？

一般多发性抽动症患儿如严格遵守用药原则，服用适当的药物治疗，如氟哌啶醇、泰必利、哌迷清等，大多数症状可获改善或完全缓解，但需要持续服药治疗。由于家长及患儿对多发性抽动症认识程度不高，用药缺乏依从性、过早停药、用量不当或药物种类变换过于频繁都可能造成病情复发或症状恶化；药物突然中断也可能发生撤药症候而影响预后。但部分多发性抽动症患儿在服药治疗过程中，可能因药物副反应而影响学习或日常活动，如表现嗜睡、反应迟钝、记忆减退、情绪低沉、书写操作困难、成绩下降、厌学等。据国内近年对多发性抽动症的记忆功能和记忆模式缺陷的研究结果提示：氟哌啶醇等药物对多发性抽动症患儿总的记忆功能产生影响。

13. 心理精神因素对多发性抽动症患儿预后的影响？

多发性抽动症患者多有心理精神因素的异常，常见有情绪障碍，如表现焦虑不安、过分敏感、紧张恐惧等，或表现忧郁、易激动、好发脾气、冲动、攻击行为等，而这些心理精神因素可能造成多发性抽动症主要症状更为严重，影响病情的恢复和适应社会的能力，使家长和教师对患儿均难以管教，往往出现严重的学习问题，严重影响患儿预后。有的多发性抽动症患儿除了有特殊学习能力缺陷之外，还因抽动症状、受嘲笑、歧视以致不愿上学或辍学，性格、行为的偏激可在少年阶段或更早阶段就出现，并可影响身心健康。多发性抽动症患儿易受精神因素的影响，需及时控制抽动和伴发的行为症状，减轻患儿身体不适和心理困扰，改善患儿的不良行为和情绪，对多发性抽动症的预后和防止精神病性症状的发生具有重要意义。

14. 多发性抽动症患儿家庭因素对患儿预后的影响？

多发性抽动症患儿的家庭因素对其预后的影响至关重要。我国研究人员对多发性抽动症患儿的研究中发现父母的不良嗜好对患儿的预后有显著影响：在166例患儿中父亲有不良嗜好的为20例，占12%，其未愈病例中占2例。而母亲有不良嗜好的病例数较少，仅有2例，未愈病例占1例。父亲不良嗜好主要包括吸烟、喝酒及打牌等。如果在家进行吸烟、喝酒及打牌等活动时，给患儿身心均带来不同程度的影响，如吸烟能刺激患儿呼吸道，可能会引起喉中发声、清喉声、缩鼻等动作；打牌时嘈杂声音可使患儿情绪紧张、不安、睡眠不好，长期必将加重病情或诱发抽动，预后较差。所以父母，尤其是父亲应改掉不良嗜好，养成良好习惯，给患儿树立好榜样，营造一个舒适健康的生活环境，从而改善预后。

15. 多发性抽动症患儿的遗传性背景是否影响患儿预后？

多发性抽动症患儿的发病率目前认为遗传学背景密切相关，其遗传方式经研究表明倾向于常染色体显性遗传，伴不完全外显率，并且其预后也很大程度上被遗传学背景所影响。我国有研究人员发现，伴有精神系统或神经系统家族疾病患儿随访后未愈率明显高于无遗传学背景的患儿，因此，对于有遗传学背景的多发性抽动症的患儿，即家属患有精神系统或神经系统疾病的患儿应尽早就诊，并积极应用药物进行干预，改善患儿预后。

16. 多发性抽动症患儿的预后是否与共患病病史相关？

一般认为多发性抽动症患儿病情严重程度与共患病病史相关。病情较重的多发性抽动症患儿多合并有共患病；合并共患病的患儿病情一般较重。两者相互交叉重叠影响着多发性抽动症的病情进展。有研究显示多发性抽动症越严重，其伴发共患病的概率就越高。而国外学者 Bloch 等对 46 例 14 岁的抽动障碍患儿追踪发现，儿童期抽动严重者成年后抽动亦严重，预后与抽动严重程度相关。我国学者曾对 420 例多发性抽动症患儿追踪研究，发现无共患病的患儿其根据耶鲁综合抽动严重程度量表（YGTSS）所量化的预后数据明显优于有共患病的患儿。因此对于有共患病的多发性抽动症患儿应积极寻求相关病因，积极以药物配合心理辅助治疗，尽可能通过药物及非药物手段逆转疾病转归。

17. Tourette 综合征患儿的预后怎么样？

慢性抽动障碍和 Tourette 综合征患儿提倡早期诊断、早期治疗。大多数患儿药物治疗取得较理想的治疗效果，但在治疗期间应按时复诊，确保及时根据病情调整用药。只有不到 20% 的 Tourette 综合征患儿会发展成药物难以控制的重症，又称为难治性 Tourette 综合征或顽固性 Tourette 综合征。这类患儿还可以通过手术来控制，但手术是有一定的风险，如有极严重的自伤行为，且只有在充分的药物治疗无效时方可考虑。

18. 病程不同抽动障碍儿童预后不同吗？

能够预测将来多发性抽动症患儿症状严重程度的因素包括：目前疾病严重程度、强迫障碍和社会心理压力；抽动障碍的程度越严重，生活质量越低，但有学者认为儿童期抽动症状的频度和严重程度难以预测成年期抽动症状严重程度。另外，随访研究发现，儿童期表现为发声性抽动症状的患儿，成年后社会心理功能的损害程度要高于运动性抽动症状的患儿，但关于儿童期的一些抽动形式是否可以预测成年期抽动症状或共患病症状，目前仍存在争议。

19. 抽动障碍儿童能和正常人一样生活吗？

大部分多发性抽动症患儿在长大后病情逐渐向好的方向发展，甚至完全缓解，所以对患儿的学习及社会适应能力的影响一般不大，而且能够过上和正常人一样的生活。只有少数病人症状会迁延，主要是因为抽动症状或伴发的行为障碍影响患者的学习、生活或社交活动，使患者的生活质量降低。所以发现孩子患了抽动障碍，要积极治疗，预防控制病情的发展和加重。

20. 多发性抽动症影响患儿适应社会生活的能力吗？

适应社会生活的能力也可称社会适应力，是指在自然环境下，个人实际应用自己的认知功能及表现自己社会功能水平的能力。简单地说，就是个人对周围的自然环境和社会需要的适应能力，包括独立生活能力、运动能力、作业能力、交往能力、参加集体活动能力和自我管理能力等。

多发性抽动症患儿由于抽动症状以及抽动相关的一系列并发症，常常导致社会适应能力下降。在学校常常表现为不遵守纪律，学业成绩差，与同龄人的关系差和自尊心下降。在家中与双亲有矛盾，家长觉得难以照顾。在社交活动中行为鲁莽、违反游戏规则和社会准则，容易与人争吵、斗殴，往往表现为社会适应困难。

为此，要注意对多发性抽动患儿的社会适应能力进行训练和培养，提高他们的社会适应能力，提高自信心，促进康复，避免病情加重。

附录　耶鲁综合抽动严重程度量表

（一）说明

耶鲁综合抽动严重程度量表（Yale Global Tic Severity Scale，YGTSS）旨在通过一系列量纲（如数字、频率、强度、复杂性和干扰）评估抽动症状总的严重程度。应用耶鲁综合抽动严重程度量表的评定者需具有多发性抽动症的临床经验。最终评定是基于全部现有的资料并反映出临床医生对每一评定项目总的印象。

会见的形式是半组织的（semistructured），接见者应先填写抽动观察表（即一份上周内发生的运动性和发声性抽动，根据父母或患者的讲述及评定过程中的观察予以填写），然后按照各个项目进行提问，用参考点内容作引导。

（二）抽动调查表

1. 运动性抽动的描述（上周出现的运动性抽动情况）

a. 简单运动性抽动（快的、突然的、无意义的）：

——眨眼

——眼睛转动

——鼻子动

——嘴动

——做怪相

——头动

——耸肩

——臂动

——手动

——腹部紧张

——腿或脚或脚趾动

——其他＿＿＿＿＿＿＿＿＿＿＿＿＿＿＿＿＿

b. 复杂运动性抽动（较慢的、有目的的）：

——眼的表情和转动

——嘴动

——面部动作和表情

——头部姿势和动作

——肩的姿势

——臂和手的姿势

——书写抽动

——肌张力障碍姿势

——弯曲（屈身）或转体

——旋转

——腿、脚或脚趾动

——与抽动相关的强迫行为（触摸、轻拍、修饰发鬓、起夜）

——猥亵行为

——自我辱骂（具体说明）

——阵发性抽动（具体列举出）

持续_____秒

——不抑制的行为（具体说明）_____

其他_____

——说明任何管弦乐队的模式或运动性抽动的顺序_____

2. 发声性抽动的描述（上周出现的发声性抽动情况）

a. 简单发声性抽动（快、无意义的声音）：

声音、喧叫声（周期性的：咳嗽、轻嗓子、嗅、吹口哨、动物的声音或鸟叫声）

其他（具体列出_____）

b. 复杂发声性抽动（语言：单字、短语、句子）：

——音节：（列明）_____

——单字：（列明）_____

——秽语：（列明）_____

——模仿言语_____

——重复言语_____

——言语中断_____

——言语不规则（具体说明）_____

——不抑止的说话（具体说明）_____（不要将此项包括在评定顺序表中）

——陈述任何管弦乐队的模式或发声性抽动的顺序

（三）顺序表（Ordinal Scales）（除非另有说明，分别评定运动性和发声性抽动）

a. 次数：运动性抽动分数（　　）发声性抽动分数（　　）

分数　　说明

0　　　无

1　　　抽动1次。

2　　　多次不连续的抽动（2~5次）。

3　　　多次不连续的抽动（5次以上）。

4　　　多种不连续抽动加上至少有1次是多种同时的管弦乐队的模式或有顺序的抽动，以致难以分清不连续抽动。

5　　　多种不连续抽动加上有2次的多种同时的管弦乐队的模式或有顺序的抽动，以致难以分清不连续抽动。

b. 频率：运动性抽动分数（　　　）发声性抽动分数（　　　）

分数　　说明

0　　　无：无抽动行为的迹象。

1　　　很少：前一周中有抽动行为，不是经常发生，常常不是每天都抽动。如有一阵抽动，常常是短暂和罕见的。

2　　　偶然的：抽动经常每天有，但每天当中也有长时间的不抽动，有时发生一阵抽动，但持续时间一次不超过几分钟。

3　　　时常发作：每天都抽动，长达3小时不抽动是常有的。抽动的发作是有规律的，但可能被限于一个单独的姿势。

4　　　几乎总在抽动：实际上每天醒着的时候都在抽动，持续抽动的间期是有规律的，抽搐常发作且不限于一个单独的姿势。

5　　　总在发作：实际上是一直在抽动，间歇很难看出，且间歇时间最多不超过5~10分钟。

c. 强度：运动性抽动分数（　　　）发声性抽动分数（　　　）

分数　　说明

0　　　无。

1　　　最小强度：抽动看不出也听不见（仅根据患者自己的体验）或者抽动比同样的自主行为更无力，因其强度小，不易被注意到。

2　　　轻微强度：抽动不比同样的自主行为或声音更有力，由于强度小，不易被看出来。

3　　　中等强度：抽动比同样的自主行为较有力，但不超出同样的自主行为和声音的范围，由于其有力的特点，可引起别人的注意。

4　　　明显的强度：抽动比同样的自主行为和声音较有力并有夸张的特征。因其力量和夸张的特点，这种抽动常常引起别人的注意。

5　　　严重的强度：抽动极有力，表情夸张，由于其强烈的表情，这种抽动引起人们的注意并可能导致有身体受伤的危险（意外事故、挑逗或自我伤害）。

d. 复杂性：运动性抽动分数（　　　）发声性抽动分数（　　　）

分数 说明

0 无：如果有抽动，很明显具有"简单"的抽动特征（突然、短暂、无目的）。

1 边缘：抽动，有并不明显"简单"的特征。

2 轻度：抽动有明显的"复杂"性（外表上是有目的的），并有模仿的短暂的"自动"行为，如修饰、发出音节或短的"唉"、"呼"的声音，这些可能就是伪装。

3 中度：抽动更加"复杂"（外表更有目的性并持续），且可有多种肌群同时抽动，以致难以伪装，但可被认为是合理的或"解释"为正常行为或正常说话（撕、轻敲、说"当然"或"宝贝"，短的模仿言语）。

4 明显的：抽动有非常"复杂"的特点并趋向于持续地多种肌群同时性抽动，这些是难以伪装，不能轻易地合理地认为是正常行为或说话，因为有持续性或不正常的、不恰当的、奇怪的或猥亵的特点（长时间的面部扭曲、抚摸生殖器、模仿语言、说话不成句、多次反复地说"你这是什么意思"或发出"fu"或"sh"的声音）。

5 严重：抽动伴有长时间的多种肌群同时抽动或发声，这不可能被掩饰或者轻易地合理地解释为正常行为或说话，因为有持续时间长、极不正常、不恰当、奇怪或猥亵的特点（长时间地显露或说话，常常是带有猥亵行为，自我辱骂或秽语）。

e. 干扰：运动性抽动分数（   ）发声性抽动分数（   ）

分数 说明

0 无。

1 极轻度：抽动时并不中断连贯的行为或说话。

2 轻度：抽动时偶然中断连贯的行为或说话。

3 中度：抽动时常常中断连贯的行为或说话。

4 明显的：抽动时常常中断连贯的行为或说话，偶尔会中断想做事情的行动或交往。

5 严重的：抽动时常常中断想做事情的行动或交往。

f. 损害、全部损害：（   ）（运动性和发声性抽动的全部损害率）

分数 说明（参考点）

0 无。

10 极轻度：抽动在自尊方面、家庭生活、社交、学习或工作上带来一点困难（偶尔的忐忑不安、担心未来、由于抽动家庭紧张气氛有所增加；朋友或熟人有时用一种焦急的方式注视和谈论抽动）。

20　　轻度：抽动对自尊方面、家庭生活、社交、学习或工作带来少量的困难。

30　　中度：抽动对自尊方面、家庭生活、社交、学习或工作带来明显的问题（焦虑发作、家庭里周期性的苦恼和烦乱，经常被人嘲弄或回避社交，由于抽动周期性地影响学习或工作）。

40　　明显的：抽动对自尊方面、家庭生活、社交、学习或工作带来严重的困难。

50　　严重的：抽动对自尊方面、家庭生活、社交、学习或工作带来极大的困难〔带有自杀念头的严重忧郁症、家庭破裂（分开/离婚、分居），断绝社交——由于在社会上名声不好和回避社交，生活受到严格的限制，离开学校或失去工作〕。

（四）分数单

姓名＿＿＿＿＿＿＿＿＿＿＿　　　　日期＿＿＿＿＿＿＿＿＿＿

年龄＿＿＿＿＿＿＿＿＿＿＿　　　　性别＿＿＿＿＿＿＿＿＿＿

信息来源＿＿＿＿＿＿＿＿＿＿＿＿＿＿＿＿＿＿＿＿＿＿＿＿＿

评定者＿＿＿＿＿＿＿＿＿＿＿＿＿＿＿＿＿＿＿＿＿＿＿＿＿＿＿

运动性抽动：

次数　　　　　　　　　　　　　　　　　　　（　　　）

频率　　　　　　　　　　　　　　　　　　　（　　　）

强度　　　　　　　　　　　　　　　　　　　（　　　）

复杂性　　　　　　　　　　　　　　　　　　（　　　）

干扰　　　　　　　　　　　　　　　　　　　（　　　）

总的运动性抽动分数　　　　　　　　　　　　（　　　）

发声性抽动：

次数　　　　　　　　　　　　　　　　　　　（　　　）

频率　　　　　　　　　　　　　　　　　　　（　　　）

强度　　　　　　　　　　　　　　　　　　　（　　　）

复杂性　　　　　　　　　　　　　　　　　　（　　　）

干扰　　　　　　　　　　　　　　　　　　　（　　　）

总的发声性抽动分数　　　　　　　　　　　　（　　　）

总损害率　　　　　　　　　　　　　　　　　（　　　）

总的严重程度分数（运动性+发声性+损害）　　（　　　）